보건프로그램 개발 및 평가

개정판

HEALTH PROGRAM

Planning and Evaluation

보건프로그램 개발 및 평가 개정판

HEALTH PROGRAM Planning and Evaluation

2017년 7월 20일 1판 1쇄 발행
2020년 8월 10일 2판 1쇄 발행

지은이 | 공은숙 · 김현리 · 소애영 · 오미성 · 임재란 · 최애숙 · 유광수
펴낸이 | 김진환
펴낸곳 | 학지사메디컬 HAKJISA MEDICAL
04031 서울특별시 마포구 양화로 15길 20 마인드월드빌딩
대표전화_ 02-330-5188 팩스_ 02-326-0338
등 록 | 2010년 2월 8일 제313-2010-36호
메 일 | hakjisamd@hakjisamd.co.kr
홈페이지 | http://www.hakjisamd.co.kr

ISBN 978-89-6069-883-3 93510

가 격 | 25,000원

보건프로그램 개발 및 평가

개정판

공은숙 · 김현리 · 소애영 · 오미성 · 임재란 · 최애숙 · 유광수 공저

HEALTH PROGRAM

Planning and Evaluation

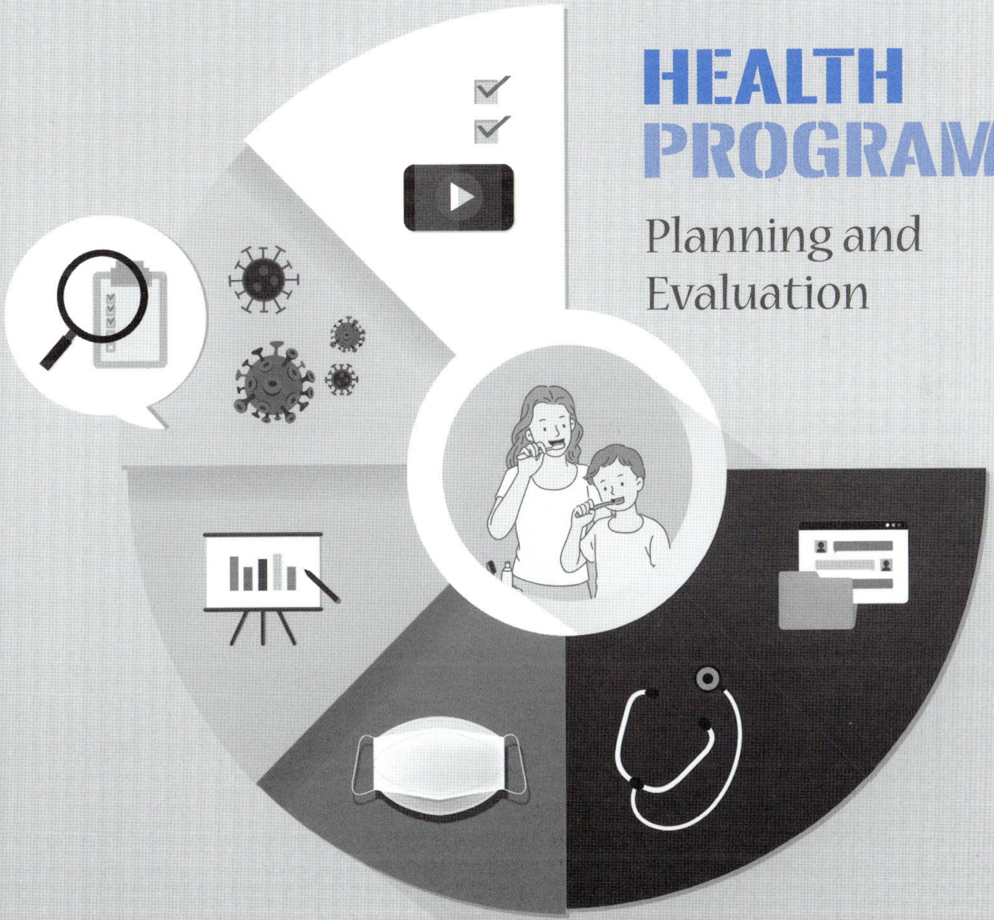

학지사메디컬
HAKJISA MEDICAL

저자 소개

공은숙 예수대학교

김현리 충남대학교

소애영 강릉원주대학교

오미성 청암대학교

임재란 대전보건대학교

최애숙 백석문화대학교

유광수 전북대학교

머리말

광역자치단체와 기초자치단체는 지역보건법 제7조에 의거하여 지역보건의료계획을 수립하고 지역보건정책의 중장기 비전, 목적 그리고 목표를 선정하고, 이를 위하여 지역주민들과 함께 지역보건의료 사업을 수행하고 평가한다.

여러 수준의 지역보건의료기관에 종사하는 보건의료전문인들은 보건프로그램을 개발하고 수행하여 평가하는 사업이 매우 중요한 업무 중 하나이다. 특히 간호사들은 보건프로그램을 개발하고 평가하는 데 주된 역할을 하고 있지만 간호대학에서는 보건프로그램 개발과 평가에 대한 내용을 지역사회간호학을 통해 포괄적으로 학습하고 있는 실정이다. 그러나 2010년부터는 보건프로그램 개발 및 평가 과목이 보건교육사 국가자격시험에서 필수과목으로 지정되어 많은 간호 및 보건관련대학에서 단독과목으로 개발하여 교육하고 있다.

최근 신종코로나 감염(코로나19 감염)이 전 세계적으로 퍼지면서, 특히 국가의 보건의료정책이 사전 예방적 건강관리 중심 체제를 강화하게 되었고, 감염예방과 국민보건을 위한 다양한 보건프로그램이 개발·수행되어 효과를 거두고 있어 보건프로그램 개발 및 평가의 중요성이 더욱 부각되고 있다.

이 교재는 보건교육사 양성을 위한 교육에 활용할 수 있도록 개발되었다. 또한 현장업무에서 보건프로그램을 개발하고 수행하여 평가하는 보건의료전문인도 지침서로 유용하게 사용할 수 있기를 희망한다. 이번 개정은 큰 틀에서는 변화가 없지만 전반적으로 내용을 다듬어 보다 간결하게 재정리하고, 쉽게 이해할 수 있도록 보완하여 설명하는 수준에서 소폭 개정을 수행하였다.

저자들은 보건학이나 간호학을 전공하였고, 지역사회간호학을 오랫동안 교육하였다. 특히 다양한 보건의료기관과 연계하여 보건프로그램의 개발과 평가를 직접 수행한 경험을 바탕으로 논의하면서 좀 더 구체적이고 간결하게 내용을 정리하고, 쉽게 설명하려고 노력하였다.

이 교재의 내용은 총 3부 7장으로 구성하였다. 1장은 보건프로그램의 기본개념을 다루었다. 2장은 보건프로그램 기획관련 이론들을 다루었으며, 건강행위 이론과 기획관련 이론으로 절을 나누었다. 3장에서는 행위변화방법을 소개하였고, 4장의 요구도 조사는 새로운 내용을 보완하였다. 5장에서는 프로그램의 기획단계를 정리하였고, 6장은 보건프로그램의 평가에 대해 설명하였다. 마지막으로 7장에서는 보건프로그램 개발 적용 사례를 제시하였다.

하지만 독자들께서 보시면서 미진한 부분들을 발견하실 것이다. 저자들은 독자들의 질책과 조언을 바라며, 앞으로 더 유익한 교재를 개발하는 데에 더욱 노력할 것을 다짐해 본다. 끝으로 개정작업을 하는 동안 물심양면으로 지지와 성원을 보내주신 학지사메디컬 김진환 사장님과 모든 임직원 여러분께 깊이 감사를 드린다.

2020년 7월

저자 일동

차례

1부 보건프로그램의 이해

chapter 1

보건프로그램의 기본개념

학습개요

보건프로그램이란 국민의 건강한 삶과 삶의 질 향상을 위해 계획적이고 조직적으로 이루어지는 활동이다. 이러한 보건프로그램의 목적과 내용은 정해져 있는 것이 아니라 시대적 상황에 따라 주요한 보건문제를 기준으로 변화해왔다. 따라서 최근에는 금연운동, 비만예방, 생활습관병 관리, 정신보건, 구강보건 등에 초점을 맞추어 진행되고 있다.

또한, 국민 보건교육의 중요성이 날로 증대됨에 따라 보건프로그램의 개발과 필요성이 높아지고 있다. 정부, 공공기관, 사업장, 학교 등에 적합한 보건프로그램 개발은 국민들에게 올바른 보건지식을 제공하여 건강한 생활습관을 유지하게 함으로써 궁극적으로 국가와 국민을 건강하게 만드는 초석이 된다.

본 장에서는 보건프로그램 개발을 위해 보건교육자가 이해해야 할 용어의 이론적인 정의를 알아보고, 보건프로그램이 갖는 사회적인 의미와 필요성, 개발 절차와 기획과정을 거시적인 시각에서 파악하고자 한다.

chapter 1

1절

보건프로그램의 정의 및 필요성

학습목표

- 보건프로그램의 정의를 설명할 수 있다.
- 프로그램과 프로젝트의 의미를 구별할 수 있다.
- 보건프로그램의 필요성을 설명할 수 있다.
- 보건프로그램의 기본 구성요소를 열거할 수 있다.

1. 보건프로그램 개요

1) 프로그램과 프로젝트

프로그램(program)이라는 용어는 오늘날 광범위하게 사용되며, 일상생활에서도 흔히 접할 수 있다. 분야에 따라 조금씩 의미의 차이가 있어 개념을 분명하게 정의하기 쉽지 않지만 정리해 보면 다음과 같다.

① 교육과정, 시간표, 수업

② 각종 행사의 활동 계획

③ 조직이나 부서에서 해야 될 일의 개요

④ 추진 절차에 관한 사전 계획

⑤ 라디오나 TV의 방송내용 또는 순서

⑥ 조직에서 계획한 모든 종류의 활동

⑦ 컴퓨터 자료를 처리하기 위해 수행해야 할 활동의 논리적 배열

프로그램이 내포한 공통적 의미는 어떤 업무의 진행과정을 순서에 따라 구체적으로 제시한 계획표라고 할 수 있지만, 활동내용이나 순서만을 의미하는 것이 아니라 특정한 활동을 구체적으로 실행하기 위해 필요한 총체적인 내용이라 할 수 있다. 이처럼 프로그램은 활동목적과 목표, 내용, 주체, 대상, 방법, 장소 등의 모든 요소를 포함한다.

프로그램이라는 용어는 체계(system)와 기획(planning)의 의미, 기획의 최종 결과로서 계획(plan)의 의미 또는 수행이나 활동의 의미 등으로 사용되고 있다. 이러한 특성은 프로그램이 하나의 활동으로서 순서(order)와 계속성(continity)을 가지고 있으며, 한 개 이상의 사건(event)으로 구성된 목표를 가지고 있고, 각 활동과정에서의 사건들이 상호 관련되어 있다.

최근 보건 분야에서도 보건프로그램이라는 용어가 많이 사용되고 있으며 여러 형태의 프로그램이 많이 적용되고 있지만 전통적으로 보건 현장에서는 프로그램보다는 사업이라는 용어가 익숙하다. 사업이 활동에 초점을 둔 개념이라면, 프로그램은 활동과 관련된 총괄적인 내용을 포함하고 있다고 보아야 할 것이다. 현장에서는 두 개념이 혼용되어 사용되고 있어 실제 활동에서 사업과 프로그램의 차이를 구분하기는 쉽지 않다.

보건프로그램은 기관이나 조직에서 계획한 활동으로서 기관이나 조직의 목적을 달성하기 위해 추진되는 실행과정이므로 정책이 서비스로 구체화되어 전달되는 과정인 동시에 정책의 수단이며 매개체라고 할 수 있다. 즉, 정책이 목적이라면 프로그램은 목적을 달성하기 위해 사용되는 방법론적인 수단이라고 할 수 있다. 그러나 모든 프로그램을 수단으로만 생각해서는 안 된다. 예를 들어, 정부가 흡연율 감소를 위해 전국 보건소에 금연클리닉을 설치하여 운영 중이라면, 금연클리닉은 중앙정부가 개발한 금연정책의 수단이 되는 프로그램이다. 또한 각 보건소가 금연클리닉을 활성화하기 위해 금연상담 및 교육홍보 프로그램을 운영하고 있다면 금연상담 및 교육홍보 프로그램은 금연클리닉을 활성화하기 위한 수단이 되고, 금연클리닉은 목적이 된다. 이와 같이 어떤 프로그램은 상위 프로그램에 대해서는 수단이 되지만, 하위 프로그램에 대해서는 목적이 되는 특성을 가지고 있다.

표 1.1 프로그램의 정의

전문가	정의
랩과 포어트너(Rapp & Poertner, 1992)	특정 목표를 달성하기 위한 활동의 집합체이다.
요크(York, 1983)	목적을 달성하기 위한 일련의 상호 의존적인 활동이다.
스미스(Smith, 1989)	특정 목표를 달성하기 위해 만들어진 조직적인 활동(organized activities)이다.
스위스(Swiss, 1991)	조직적인 활동의 전체를 단일 그룹의 산출(outputs)로 나타내는 것이다.
베이커(Baker, 1995)	해야 할 일에 대한 계획과 지침이다.

이와 같이 프로그램의 의미가 광범위하여 전문가마다 다르게 사용하고 있으며, 각 전문가의 정의는 **표 1.1**과 같다.

프로젝트(project)는 프로그램과 유사한 개념으로 쓰이는데, 프로젝트는 하나의 목표를 달성하기 위한 활동으로 구성되는 반면, 프로그램은 여러 개의 프로젝트가 모여서 형성되는 것으로 정의하고 있다(정진모와 정무성, 2004). 즉, 프로그램은 여러 개의 프로젝트가 모여서 이룬 큰 단위의 계획으로, 절주프로그램, 식생활개선프로그램 등의 소규모 사업에 사용된다.

프로젝트는 단일한 목표를 이루기 위한 활동으로 구성된 세부계획 또는 단위 사업계획을 의미한다. 예를 들어 청소년 절주프로그램의 세부사업으로 음주문화개선 홍보캠페인, 불법주류판매 감시, 음주예방교육 등을 진행하는 것이다. 그러나 현재는 프로그램과 프로젝트를 엄밀하게 구분하지 않고, 두 개념을 혼용하여 사용하고 있다.

2) 프로그램 개발요건과 조직

프로그램은 조직을 통해 개발되고 제공된다. 조직은 다양한 목적을 가지고 있고, 조직의 모든 활동이 구체적인 프로그램으로 나타나게 된다. 모든 활동은 목적을 성취하기 위해 이루어지는데 이는 실제적인 프로그램으로 나타나므로, 프로그램은 조직의 활동요소라고 할 수 있다.

조직에는 국가, 지방정부, 특정 기관 및 단체 등이 포함된다. 대부분의 프로그램은 추상적이지 않은 구체적 수준의 활동으로 현실에 적용된다는 특성이 있다. 따라서 프로그램은 조직화된 노력을 어떻게 구조화하고, 이 노력이 어떻게 목적을 달성할 수 있는가를 객관적이고 과학적인 방법으로 설명할 수 있어야 한다. 이런 이유 때문에 프로그램 개발에서는 이론적인 검토 과정이 중요하게 고려된다. 이론적 근거가 부족하면 프로그램을 지속하거나 확대하기 어렵기 때문이다. 최근에는 근거중심(evidence based)의 프로그램이 강조되고 있다.

양질의 프로그램을 개발하기 위해 다음과 같은 사항을 고려해야 한다.

① 각 프로그램의 종류에 따라 개성과 특성을 고려해야 한다. 각각의 목적, 대상자, 수행방법 등을 통해 프로그램의 방향을 파악해야 한다.

② 효율적인 인력분배를 위해 전문 인력과 비전문 인력을 적재적소에 배치한다.

③ 프로그램을 안정적으로 실행하기 위해 물적자원과 인적자원이 일괄적으로 공급되도록 관리해야 한다.

④ 근거중심의 연구가 되도록 원인과 결과에 따른 조사가 수반되어야 한다.

⑤ 의사소통체계를 구체적으로 시행하여 대상자 간의 업무진행에 혼동이 없어야 한다.

⑥ 프로그램 수행 시 모든 구조, 과정, 수행 등의 활동은 과학적이고 체계적으로 평가되어야 한다. 프로그램의 목적에 적합한 활동이 수행되어야 하며, 수행되는 모든 활동에는 기본 철학이 뒷받침되어야 한다.

⑦ 프로그램 시행 후 평가를 통해 대상자의 노력에 대한 성과가 나타나야 한다.

3) 보건프로그램의 정의와 필요성

(1) 정의

보건프로그램은 국가, 지방정부, 특정 기관 및 단체가 설정한 목적을 달성하는 데 필요한 활동내용, 자원관리, 실행, 평가 등에 관한 전반적인 계획이다. 보건프로그램은 보건정책이 추구하는 목적을 달성하는 수단이므로, 보건문제를 해결하기 위해 개인 또는 집단에 계획적으로 개입하여 변화를 유도한다. 한편, 보건프로그램 개발은 보건문제 해결을 위한 방향과 목적을 결정하고, 이러한 목적을 달성하는 데 필요한 실천 활동을 만들어내는 과정이다.

(2) 목적

프로그램의 궁극적인 목적은 프로그램이 추구하는 가치와 방향으로 두 가지 특성을 갖는데, 하나는 기관의 설립이념이고 다른 하나는 기관의 목적달성을 위한 수단이다. 즉 상향적인 방법으로 통합하는 과정과 하향적인 방법으로 구체적인 목표가 분화 과정을 거쳐 개별 대상자의 변화목표로 세분화되는 것이다.

(3) 보건프로그램의 필요성

① 국민 건강행위 개선 미흡

국가가 건강증진 사업을 시작했던 초기에는 흡연율, 음주율, 비만율, 운동실천율 등이 상당한 진전을 보였으나 2008년 지표와 비교해 보면 「HP 2020」 시행 말기에 비만율, 고혈압 유병율은 악화된 것으로 확인된다.

② 만성질환 및 합병증, 진료비 증가

고혈압, 당뇨병 등 만성질환과 이로 인한 합병증은 지속적으로 증가추세에 있으며, 여전히 사망원인에서 주요 부분을 차지하고 있다. 만성질환 치료비용 또한 계속 증가추세이다.

③ 인구 고령화 심화로 인한 의료비 증가

우리나라는 노인인구의 증가로 고령화 시대를 지나 초고령화 시대로 향하고 있다. 따라서 노인들의 만성질환 관리로 인한 의료비도 계속 증가추세에 있다.

④ 계층 간, 인구집단 간 건강형평성 저하

저소득층 등 취약계층의 건강행태가 나빠져 계층 간 건강수준의 격차가 커지고, 의료서비스의 수준과 범위에서 사회계층 간, 인구집단 간 차이가 점차 증가하고 있다.

④ 소득 및 생활수준 향상으로 인한 건강수요 증가

국민의 소득 향상과 생활수준의 향상으로 보건의료 요구는 점차 증가하고 있는 추세이며, 요구수준도 점차 높아지고 있어 이에 따른 새로운 의료요구가 나타나고 있는 추세이다.

2. 보건프로그램의 기본 구성요소

1) 자원과 기술

보건프로그램에서 자원과 기술은 필수적인 요소이다. 자원이란 인간생활 및 경제생산에 이용되는 노동력이나 기술 등을 말하는 것으로 인적 · 물적자원으로 구분된다. 기술은 사물을 잘 다룰 수 있는 방법이나 능력 등을 의미한다. 보건프로그램 개발에서의 자원과 기술은 분석기법이나 기획모델의 수립을 위한 이론을 의미한다.

2) 계획된 활동

계획된 활동은 기획자 또는 관리자가 프로그램을 일정한 기간 동안 순차적으로 진행하는 활동을 계획적으로 진행시키는 것이다. 이러한 과정이 체계적으로 이루어지기 위해서는 프로그램이 진행되는 과정을 기술한 지침서가 필요하다. 계획된 활동은 서비스 제공활동, 행정활동, 지역사회활동의 세 가지로 구분된다.

① 서비스 제공활동(Service delivery activities)

대상자들에게 다양한 서비스를 제공하는 활동으로, 프로그램을 운영하기 위한 보건교육이나 정보 제공과 상담, 치료, 재활, 보호 등의 활동이다.

② 행정활동(Administrative activities)

프로그램이 진행되는 기관이나 조직 내의 행정적 활동으로, 서류 작성과 기록, 예산 수립과 집행, 권한 위임과 보고, 회의를 통한 비전 제시 등의 활동이다.

③ 지역사회활동(Community activities)

프로그램을 성공적으로 달성하기 위해서는 프로그램 이해관계자와 지역주민, 지역사회와의 지속적인 의사소통이 필요하다. 프로그램에 대한 정부기관의 지지를 확보하고, 지역주민에게 홍보활동을 제공하며, 지역사회와 함께 자원을 동원하는 등의 활동이다.

chapter 1

2절

보건프로그램의 유형

학습목표

- 보건프로그램의 개발주체에 따른 유형을 구별할 수 있다.
- 보건프로그램의 구성범위에 따른 유형을 구별할 수 있다.
- 보건프로그램의 대상 수준에 따른 유형을 구별할 수 있다.
- 보건프로그램의 내용에 따른 유형을 구별할 수 있다.
- 국민건강증진종합계획에 의한 중점과제별 사업과 보건프로그램의 관계를 설명할 수 있다.

1. 개발주체에 따른 유형

1) 국가 수준 보건프로그램

국가 수준 보건프로그램이란 전 국민을 대상으로 실시하는 각종 보건프로그램을 국가적인 차원에서 정책적으로 수행하는 것이다. 국가에서 시행하는 보건프로그램은 국민건강 증진과 국민보건 향상을 위해 실시되기 때문에 기본적이고 필수적인 내용이 중심이 된다. 국가 수준 보건프로그램은 건강검진프로그램이나 건강생활실천과 같이 국민 전체를 대상으로 진행되는 경우도 있고, 금연운동이나 비만예방운동과 같이 특수계층을 대상으로 진행되는 경우도 있다.

2) 기관 수준 보건프로그램

기관 수준 보건프로그램은 해당 기관의 목적을 달성하기 위한 개별적인 성격의 사업활동을 의미한다. 각 기관의 고유한 특성과 목표에 따라 다양한 보건프로그램의 개발이 가능하다. 예를 들어, 성인 흡연율 감소 프로그램은 개발주체가 보건소인지 국민건강보험공단인지에 따라 그 프로그램의 특성과 내용에서 차이가 나타난다. 기관 수준 보건프로그램은 대상자의 여건을 보다 자세하게 고려하기 때문에 활동내용이 구체적이고 명확하다.

2. 구성범위에 따른 유형

1) 단일 보건프로그램

단일 보건프로그램은 일회성 사업으로 특정한 한 가지 목적을 달성하기 위해 진행된다. 일반적으로 달성 목적이 분명하기 때문에 프로그램의 진행기간이 비교적 짧고, 다른 보건프로그램과의 연계성이 거의 없다. 단일 보건프로그램의 예로는 고혈압환자 운동교실, 청소년 금연교실 등이 있다.

2) 연속 보건프로그램

연속 보건프로그램은 일정한 주제를 가진 여러 가지 활동을 분류하여 계획적인 순서에 따라 실행하는 프로그램으로, 동일한 특성의 여러 활동 보건프로그램이 단일 목적을 달성하기 위해 연속적으로 진행된다. 각 보건프로그램의 활동내용은 일목요연하게 조직되어 있을 뿐만 아니라 서로 긴밀하게 연결되어 있다. 연속 보건프로그램은 어떤 보건프로그램이 종료되면 그 다음 보건프로그램이 시작되는 연결 형태로 운영된다. 예를 들어 생애주기별 건강교실, 초급 · 중급 · 고급 운동교실 등이 있다.

3) 통합 보건프로그램

통합 보건프로그램은 한 주제에서 세분화된 여러 활동이나 비슷한 성격을 가진 여러 활동을 하나의 체계 속에 연결시켜 구성한 것으로, 각 활동의 독자성을 어느 정도 유지하면서 적절하게 연결하여 하나의 큰 활동을 구성한다. 통합 보건프로그램은 연속 보건프로그램과 같은 복합적인 성격을 가지고 있으나, 그 의미는 매우 다르다. 즉, 연속 보건프로그램을 구성하고 있는 개별 보건프로그램은 그 자체로서 미완성 활동이기 때문에 독립적으로 존재하기 어려우나 통합 보건프로그램은 여러 보건프로그램이 각 개별 보건프로그램으로 독립적인 분리가 되면서도 전체적으로 조화롭게 연결되어 있다. 그러므로 다양한 보건프로그램이 수평적인 관계에서 서로 보완하고 강화할 수 있도록 조직되어 있다. 예를 들어, 흡연예방 교육, 금연상담, 금연실천 지원, 금연 캠페인은 금연활동을 위한 개별 보건프로그램이지만 하나의 통합 금연프로그램으로 구성할 수도 있다.

4) 종합 보건프로그램

종합 보건프로그램은 여러 영역의 보건프로그램을 하나로 결집하여 종합적으로 전개하는 프로그램이다. 각 보건프로그램의 고유한 목표와 특성을 그대로 유지하면서 그 연계성을 합리적으로 조합하여 종합적인 기능이 이루어지도록 한다. 주로 편성 규모가 크고 특정 기간 동안 진행되는 행사 보건프로그램이 여기에 해당된다. 일반적인 종합 보건프로그램으로는 각 영역별로 다양한 주제의 세부 보건프로그램을 운영하는 건강박람회를 예로 들 수 있다.

3. 대상 수준에 따른 유형

1) 개인 수준 보건프로그램

개인 수준 보건프로그램은 개인이 위기상황이나 문제에 직면했을 때 지식과 기술 등을 제공하여 대처할 수 있는 능력을 키워주는 프로그램이다. 개인을 대상으로 하는 보건프로그램은 개인의 생활방식 및 습관, 살아온 배경 등에 따라 보건프로그램의 적용 효과가 달라지므로 신념이나 지식, 태도, 행동에 영향을 주는 개인적 특성을 다각적으로 고려해야 한다. 예를 들어, 개인을 대상으로 실시되는 청소년 성교육, 금연 교육, 만성질환예방 운동교실 등의 보건교육이 여기에 해당된다.

2) 개인 간 수준 보건프로그램

개인 간 수준 보건프로그램은 개인의 건강행동에 영향을 미치는 가족, 친구, 학교친구, 직장동료 등의 공식적 · 비공식적 사회적 관계망과 사회적 지지시스템에 역점을 두는 프로그램이다. 개인이 속한 사회적 관계망에 따라 건강행동이 달라지기 때문이다. 개인 간 수준 보건프로그램의 내용은 사회적 네트워크의 강화, 집단규범 변경과 사회적 지지그룹 구성에 역점을 둔다. 예를 들어, 각 경로당의 회장을 건강리더로 양성하여 금연경로당을 실천하도록 유도하거나, 소속 회원들이 함께 참여해서 매일 운동을 하도록 하는 보건프로그램이다.

3) 조직 수준 보건프로그램

조직 수준 보건프로그램은 행동을 제약하거나 조장하는 규칙, 규제, 대책, 비공식적 구조 등이다. 조직 내에 들어가면 개인은 조직의 규범과 질서를 따라야 한다. 따라서 조직의 구조, 규범, 질서를 건강지향적으로 만드는 것이 중요한 과제이다. 조직 수준 보건프로그램은 각 부서, 집단, 구성원의 요구를 보다 잘 충족시키고 상호연결을 원활하게 하는 데 중점을 둔다. 예를 들어, 직장 내에서 걷기실천을 유도하기 위해 건물 3층까지는 승강기가 작동하지 않도록 하거나, 전 직원에게 만보계를 제공하여 매월 각 부서별로 직원들의 활동량을 합산하여 우수 부서를 시상하는 보건프로그램 등이다.

4) 지역사회 수준 보건프로그램

지역사회 수준 보건프로그램은 개인, 집단, 조직 간에 공식적 또는 비공식적으로 존재하는 네트워크를 활성화시켜 각 집단 간의 상호협력을 강화하고, 지속적인 의사소통을 통해 협조체계를 구축하는 활동이다. 예를 들어, 보건소와 어린이집연합회가 공동으로 '건강한 어린이집 인증제'를 실시하여, 지역의 모든 어린이집이 건강한 환경요건을 갖추도록 유도하는 보건프로그램이 해당된다.

5) 정책 수준 보건프로그램

정책 수준은 국가 단위에서 주로 시행하므로 국가 수준이라고도 하는데, 정책 수

표 1.2 대상 수준에 따른 보건프로그램

수준별 분류	내용	
개인 수준	• 동기화	• 대상자별 맞춤형 중재
개인 간 수준	• 사회적 관계망 활용	• 사회적 지지 제공
조직 수준	• 조직 활용	• 직장 및 학교에서의 중재
지역사회 수준	• 지역사회 자원 활용 및 환경적 중재	• 각 부분 간의 협력 체계
정책 수준	• 법률 제정	• 규제 조치

준 보건프로그램은 건강을 위한 법률 제정이나 규제 조치를 통해 건강과 관련된 제도를 확립하는 것이다. 법률 제정이나 규제 조치 등의 정책은 거시적 수준에서 건강한 사회구조를 만드는 것을 목적으로 한다. 예를 들어, 국민건강증진법에서 금연구역을 확대하거나 각 보건소에서 지정된 금연구역 내 흡연을 단속하도록 하는 보건프로그램등이 해당된다(**표 1.2**).

4. 내용에 따른 유형

1) 인식 보건프로그램

인식(awareness)은 건강에 관한 지식을 획득하는 것이다. 인식 보건프로그램은 건강에 대한 교육과 홍보를 통해 인식 수준을 향상시키는 데 중점을 둔 프로그램이다. 인식 보건프로그램에서 추구하는 효과는 건강습관 변화나 건강 향상 등이지만, 그 효과는 단기간으로 제한되므로 하나의 인지 보건프로그램으로는 거의 가치가 없으며, 다른 보건프로그램과 함께 제공될 때 매우 유용하며 소수의 경우에는 보건프로그램 결과로 대상자의 건강이 향상되거나 건강행동에 변화가 나타날 수 있다. 즉, 인식 보건프로그램 하나만으로는 그 효과가 매우 제한적이기 때문에 다른 보건프로그램과 함께 결합되어 제공될 때에 유용하다. 인식 보건프로그램의 예로는 화보, 포스터, 유인물, 건강박람회, 상호 간의 조언(상담) 등이 있다.

2) 생활양식변화 보건프로그램

생활양식변화 보건프로그램은 대상자의 행동변화를 유도하여 행동변화와 관련된 생활양식을 정착시키는 데 중점을 둔 프로그램이다. 행동변화는 그 효과가 나타나기까지 시간이 필요하므로 적어도 12주 이상은 유지하도록 권고하고 있다. 예로는 금연, 절주, 규칙적인 운동과 식사, 체중관리 등이 해당된다.

생활양식변화 보건프로그램의 문제는 변화된 행동을 장기간 유지하기가 곤란하다는 것이다. 따라서 행동변화를 장기간 유지할 수 있는 사람은 극소수이므로 지속적으로 대상자를 지지할 수 있는 보건프로그램을 개발하는 것이 필요하다. 일차적으로 건강지원 환경을 조성한 후에 생활양식변화 보건프로그램을 운영하는 것이 바람직하다.

3) 건강생활 환경 보건프로그램

건강생활 환경 보건프로그램은 조직 또는 지역사회에 건강한 생활양식을 지원하는 환경을 만들어주는 프로그램이다. 즉, 건강지원 환경은 새롭게 획득한 건강생활 습관을 유지하도록 돕는 것이다. 금연구역 설정, 재떨이 제거, 건강식품을 구입할 수 있는 자동판매기 설치, 운동시설 설치 등의 물리적 지원은 건강한 생활양식을 유지하는 데 큰 도움이 된다.

5. 국민건강증진종합계획에 의한 중점과제별 사업유형

'국민건강증진종합계획'은 포괄적 건강의 정의이자 건강증진의 기본이념인 '스스로 건강관리이념 및 기본권으로서의 건강개념'을 적용하여 국민 모두가 활기찬 건강과 장수를 누리는 사회의 구축을 위해 건강수명의 연장과 건강형평성의 제고를 추구하였다. 이 목표를 달성하기 위한 주된 과제는 건강결정요인에 근거하여 건강생활실천 확산, 예방 중심의 상병관리, 안전환경보건 관리, 인구집단별 건강관리, 사업체계의 확충과 효과적 관리로 구분된다.

1) 건강생활실천 분야

생활습관은 만성퇴행성 질환의 발병 및 경과와 밀접한 연관이 있으므로 건강의 가장 중요한 근원적 결정요인이라 할 수 있다. 건강생활실천 분과에서는 만성질환과 관련성이 높은 금연, 절주, 신체활동, 영양의 4개 중점과제를 선정하였다.

2) 예방 중심의 상병관리 분야

현재 유병률이 높거나 조기사망의 원인인 질환에 대한 예방관리를 통해 유병률과 조기사망률을 낮출 수 있는 예방적 관리 분야이다. 예방 중심의 상병관리 분야는 주요 만성질환 발병위험요인 관리분과와 감염질환 관리분과의 두 가지로 구분된다. 발병위험요인 관리분과는 만성질환인 암, 심뇌혈관 질환, 고혈압, 고지혈증, 당뇨, 비만, 정신보건, 구강보건 등이 포함되며, 만성질환의 예방을 위한 건강검진 또한 중점과제로 포함된다. 감염질환 관리분과는 결핵, 에이즈, 신종감염병 대응을 위한 예방접종, 비상방역체계, 의료관련감염이 중점과제로 선정되었다.

3) 안전환경보건 관리 분야

사회적 · 물리적 환경보건 관리 분야로서 식품안전과 손상에 대한 예방이 중점과제로 선정되었다. 제3차 종합계획 중점과제인 '건강영향평가'는 건강증진 인프라 강화로 집중하기 위해 사업체계관리 과제로 통합되었다.

4) 인구집단별 건강관리 분야

인구집단별 건강관리 분야는 인구대상별 건강증진정책목표와 사업개발을 위해 인구집단별 건강관리 분과를 구성하였다. 생애주기별 구분(영유아, 모성, 노인 등) 또는 비교적 공통적인 건강문제를 지니고 있으며, 접근이 용이한 대상집단별 구분(근로자, 학생 등)을 포함시켰다. 인구집단별 건강관리 분과에서 대상 인구집단을 선정할 때 형평성 제고를 감안하였고, 이에 따라 저소득층 및 다문화가정 등의 취약가정과 장애인 등의 인구집단을 건강증진 분야의 대상으로 선정하였다.

5) 사업체계 관리 분야

사업체계 관리 분야에서는 다양한 건강증진사업 추진을 위한 수단을 정비하고, 효과적으로 관리하기 위하여 사업체계 관리과제를 두었다. 이를 통해 인프라, 평가, 정보 및 통계, 재원 등 정책 추진체계 강화를 위한 전략을 정비하였다.

chapter 1

3절

보건프로그램의 요건 및 특성

학습목표

- 보건프로그램의 요건을 설명할 수 있다.
- 보건프로그램의 특성을 열거할 수 있다.

1. 보건프로그램의 요건

보건프로그램이 원활히 수행되기 위해서는 최소한의 요건이 필요하다. 요건은 어떤 상태(또는 의미)가 되기 위해 최소한으로 갖추어야 할 전제조건을 말한다. 예를 들어, '의료급여 혜택을 받기 위해 의료급여수급권자의 요건을 갖추어야 한다.', '법률에 규정된 요건을 충족하지 못하면 의료급여수급권자가 될 수 없다.' 이와 같이 모든 보건활동이 보건프로그램이 될 수는 없다. 보건프로그램이 되기 위해서는 필요한 요건을 충족해야 하며, 이 요건들이 충족되지 않으면 보건프로그램이라고 말할 수 없다. 따라서 보건프로그램을 개발할 때에는 요건들을 충분히 고려해야 한다.

보건프로그램의 목적은 대상자의 건강요구를 충족시켜 문제를 해결하는 것이다. 보건프로그램은 이 목적을 달성하기 위해 최소한 목적성, 조직성, 계획성, 통제성, 공평성, 공인성, 접근성, 통합성, 지속성의 요건을 갖추어야 한다. 이 요건들을 구체적으로 살펴보면 다음과 같다.

1) 목적성

보건프로그램은 구체적인 목적이 세워져야만 보건문제를 해결할 수 있기 때문에 누구나 그것을 쉽게 이해할 수 있도록 명시해야 한다. 이런 이유로 모든 보건프로그램 계획서에는 그 목적을 명확히 기술하도록 하고 있다.

2) 조직성

조직성은 보건프로그램의 전체적인 구성이라고 할 수 있다. 즉, 조직성은 보건프로그램의 목적을 달성하기 위해 선정한 내용, 수행방법, 추진절차 등이 순차적으로 체계에 맞추어 구성되어 있는 상태를 말한다. 조직성이 우수한 보건프로그램 계획서는 목적, 내용, 수행방법, 추진절차가 서로 연계되어 있을 뿐만 아니라 전체 보건프로그램의 흐름을 쉽게 파악할 수 있도록 구성되어 있다.

3) 계획성

보건프로그램은 계획된 변화를 유도하기 위한 활동이므로 준비단계에서부터 모든 진행이 계획적이어야 한다. 보건프로그램의 내용을 선정할 때도 사전에 철저히 계획해야 하지만 그것을 실행하는 방법과 절차도 충분히 검토하고 준비해야 한다. 계획성은 조직성을 포함하여 전체적인 보건프로그램의 구성 및 실행과 관련있다고 볼 수 있다. 조직화된 보건프로그램이라도 충분한 준비와 계획이 없는 상태로 진행될 경우에는 기대한 효과를 얻기 어렵다.

4) 통제성

통제성은 보건프로그램의 목적과 관련성이 낮은 내용들을 배제하고 실행시켜 실용성을 높이는 것이다. 실용성을 높이기 위해서는 운영절차를 통제하여 구조성과 체계성을 높여야 한다. 예를 들어, 성인흡연율 감소를 목적으로 하는 보건프로그램에 청소년 흡연예방교육이 포함되어 있을 경우에는 이를 프로그램에서 제거해야 한다.

한편, 보건프로그램의 내용에 따라 다소 비 구조화될 수도 있지만 원칙적으로 보건프로그램은 최대한 구조화시켜야 한다. 비 구조화된 보건프로그램은 상대적으로 계열화, 구조화, 체계화가 결여되어 있어 조직성이 떨어지므로 보건프로그램의 구조성과 체계성을 높이기 위해서는 프로그램의 내용 구성과 추진절차를 통제해야 한다.

5) 공평성

보건프로그램의 시행 단계에서 프로그램 대상자의 사회·경제적 지위, 교육수준, 직업, 연령, 성별 등에 차이를 두지 않고 공평하고 균등하게 서비스가 제공되어야 한다. 또한 약간의 지식과 경험이 있는 대상자라면 누구나 프로그램을 쉽게 실행할 수 있도록 해야 한다.

6) 공인성

공인성은 보건프로그램의 효과가 검증된 내용으로 구성되어야 하는 것이다. 여기서 효과가 입증되었다는 것은 보건프로그램이 대상집단의 건강요구를 충족시켜 주고, 건강상태를 향상시킬 수 있다는 것이다.

근거중심의 보건프로그램 개발은 공인성과 관련되며, 이러한 보건프로그램을 개발하기 위해서는 과학적 연구결과나 공인된 통계자료를 이용하여야 한다. 좋은 보건프로그램이 되려면 과학적인 연구조사 활동이 지속적으로 이루어져야 하며 이러한 연구활동의 결과를 근거로 필요한 건강요구를 예측하여 새로운 보건프로그램이 개발되고, 실행과 평가과정을 거쳐서 더욱 발전된 보건프로그램이 제시되어야 한다.

7) 접근성

접근성은 보건프로그램을 필요로 하는 대상자에게 프로그램을 보다 쉽게 이용할 수 있도록 하는 것이다. 접근성에는 시간과 장소가 중요한데, 특히 보건프로그램은 대상자가 쉽게 이용할 수 있는 시간과 장소에서 운영되어야 한다. 또한 대상자의 관심과 접근을 이끌어내기 위해서는 그 내용도 중요하게 고려되어야 한다. 따라서 보건프로그램의 내용을 구성할 때에는 현실적이고 실용적인 것으로 대상자의 관심을 유도해야 하며, 대상자의 요구도를 파악하여 실제 활용할 수 있는 수준으로 보건프로그램을 제공해야 한다. 접근성에 대한 평가는 서비스에 대한 요구와 비교하여 대상자가 실제로 그 서비스를 이용하는 수준을 파악하는 것이다.

8) 통합성

통합성은 개별적으로 분산된 보건프로그램을 하나로 묶어서 제공하는 것이다. 특정 분야의 전문가는 자신의 제한된 분야에 대해서만 다루는 경향이 있어 지나치게 전문화되면 단편적이 될 수 있다. 대상자의 복잡한 건강문제를 해결하기 위해서는 각 분야별 전문적인 보건프로그램을 제공하는 것보다 다양한 보건프로그램을 통합하여 일차적으로 제공해야 한다. 그러기 위해서는 보건프로그램을 무조건 통합하는 것이 아니라, 상황이나 여건에 따라서 개별 보건프로그램으로 운영하면서 각 프로그램을 연계시키는 것이 중요하다.

9) 지속성

지속성은 보건프로그램을 일정 기간 동안 계속해서 운영하는 것이다. 일회성으로 운영되는 보건프로그램은 그 효과를 기대하기 어렵기 때문에 보건프로그램의 목적을 달성하기 위해서는 지속적으로 운영하는 것이 필요하다. 행동변화를 유도하려는 보건프로그램은 건강문제의 원인, 연령과 같은 관련요인들을 고려하여 개발된 프로그램에서 검증된 최소한의 일정 기간이 필요하다. 예를 들면, 비만 여고생들의 행동변화를 통한 체중감소를 위해서는 최소 4주 이상의 프로그램 참여가 필요한 것으로 확인되었다(차규정 외, 2004).

보건프로그램의 지속성을 확보하기 위해서는 대상자와의 안정된 관계, 계획에서 실행에 이르기까지의 의사소통, 탈락자에 대한 조사 및 사후관리 등의 활동이 구체적으로 이루어져야 한다.

2. 보건프로그램 구성의 특성

보건프로그램은 목적과 목표를 달성하기 위한 수단이므로 체계적이고 과학적으로 이루어져야 하며, 형식과 내용이 다양하고 개발과정이 복잡하기 때문에 다음과 같은 특성을 지니고 있어야 한다.

1) 대상자의 요구와 특성에 적합

대상자의 요구를 바탕으로 그 목적과 목표가 설정되고, 이를 성취할 수 있도록 구체화되어야 한다. 또한 대상자가 지니고 있는 특성과 상황적 요소를 고려한 것이어야 한다. 무엇보다 대상자를 동일한 특성을 지닌 한 집단으로 간주하지 말고, 개별적인 특성을 지닌 집합체로 인식하여 다양성을 고려하는 것이 중요하다.

2) 보건프로그램 실행에 필요한 제반 여건의 고려

추상적이고 이론적인 방향만 제시해서는 안 되며, 보건프로그램 적용과 활용을 위해 제공되어야 하는 여러 가지 요소들을 고려하여 실행 가능성을 높이고 일반화시켜야 한다. 즉, 보건프로그램 운영자의 실행 능력과 기술, 재정 여건, 장비와 시설, 행정적 지원, 대외적인 협력관계 등의 현실적 여건이 충족되어 있어야 한다.

3) 대상자의 참여 고려

대상자의 요구와 자발적인 참여를 전제로 한 보건프로그램이어야 한다. 특히, 대상자는 계속 변화하기 때문에 대상자의 특성을 충분히 고려하여 영유아부터 노인에 이르기까지 전 생애주기를 대상으로 해야 한다. 어떤 문제가 발생할 때만 문제를 해결하기 위해 작성하는 것이 아니라 대상자의 여러 가지 문제를 사전에 예방하기 위해 작성되어야 한다.

4) 대상자의 전체 생활과 통합될 수 있도록 포괄성 확보

지나치게 세분화되면 전체를 보지 못하므로 대상자의 특정 생활영역보다 전체 활동과 통합될 수 있어야 기대한 목표를 달성할 수 있다. 따라서 다양한 활동영역을 포함한 내용이 합리적이고 균형 있게 구성되어야 한다.

5) 변화하는 환경에 신축적으로 대응

보건프로그램의 대상자인 개인, 집단, 지역사회 등은 정체 상태에 있는 것이 아니라 항상 변화하는 대상자이므로 변화하는 환경을 고려할 수 있어야 한다. 또한, 보건프로그램을 운영하는 조직의 내부 및 외부 환경도 끊임없이 변화하기 때문에 이를 충분히 고려하여 신축성 있게 구성되어야 한다.

chapter 1

4절

보건프로그램의 기획

학습목표

- 보건프로그램 기획의 정의를 기술할 수 있다.
- 보건프로그램 기획의 속성을 설명할 수 있다.
- 보건프로그램 기획의 필요성을 설명할 수 있다.
- 보건프로그램 개발을 설명할 수 있다.

1. 프로그램 기획의 개념

1) 기획의 정의

기획(planning)은 어떠한 행동을 하기 전에 무엇을 어떻게 해야 하는지를 결정하는 것으로, 목표를 달성하기 위해 장래의 행동에 대한 사전 결정을 준비하는 합리적이고 지적인 과정이다. 즉, 특정 목표를 달성하기 위해 누가, 언제, 어떠한 방법으로, 어느 정도의 예산으로, 어떤 활동을 할 것인가를 결정하는 것이다.

기획은 계획(plan)과 혼용되기도 하는데, 기획은 절차와 과정을 의미하고, 계획은 기획을 바탕으로 하여 목표와 수단을 구체화시킨 형태를 의미한다. 또한 기획은 계획을 작성하는 과정이며, 계획은 기획의 결과로 나타난 최종산출물이다. 계획서는 기획의 결과물을 글로 작성한 문서를 의미한다.

기획과정은 현재의 사회 · 경제적 상태와 가용자원 등을 고려하여 실현 가능성이 있는 대안을 선택하고 검토하여 우선순위를 결정하는 과정이다. 이렇게 결정된 실행 가능한 대안은 실행 후 최종적 결과로 평가되어 새로운 기획과정에 환류 · 순환되는 단계를 거치게 된다.

기획은 개인 수준 · 조직 수준 · 국가 수준에서의 기획으로 구분되며 구체적인 내용은 다음과 같다.

(1) 개인 수준에서의 기획

개인 수준에서의 기획은 단순히 문제를 해결하는 과정이다. 개인이 장래에 발생할 일을 미리 생각하는 과정으로 머리 속에 각종 정보를 종합하고 분석해서 해결방안을 찾는 것이다. 즉, 개인 수준에서의 기획은 우리가 일상생활에서 문제를 해결하기 위해 세우는 계획을 의미한다.

(2) 조직 수준에서의 기획

조직 수준에서의 기획은 관리기능의 단계로 이해한다. 행정의 POSDCoRB [Planning(기획), Organization(조직), Staffing(인사), Directiong(지휘), Coordination(조정), Reporting(보고), Budgeting(예산)]라는 단계로 연결되는데, 여기에서 기획은 처음 단계로 매우 중요한 위치에 있다. 즉, 조직 수준에서의 기획은 수립된 정책을 능률적으로 집행하기 위한 수단을 의미한다.

(3) 국가 수준에서의 기획

국가 수준에서의 기획은 사회변화나 국가의 발전을 위한 중요한 수단을 의미한다. 즉, 국가 수준에서의 기획은 국가 발전 목표를 효율적으로 달성하기 위한 수단을 의미한다.

2) 기획의 유용성

① 지휘와 통제의 수단

기획은 기관의 목표와 목표달성에 필요한 전략을 즉흥적이고 우발적인 태도로 수행하는 것을 통제해준다. 목적설정 및 계획된 수행방법의 수립은 업무를 측정하고 평가하는 데 필수적이다.

② **가용자원의 효율적 사용**

기획은 목표를 달성하기 위해 구성원들이 활동을 수행하게 하고, 최적 대안을 선택하여 가용자원을 최대한 효과적으로 사용하게 한다.

③ **효과적 성과 측정도구의 제공**

기획은 업무성과에 대한 올바른 측정을 가능하게 하며, 업무의 성취도를 높여줌과 동시에 업무수행 역량을 증가시켜 준다.

④ **미래에의 대비**

기획을 통해 장래에 발생 가능한 위험에 대한 대처전략을 준비할 수 있다.

⑤ **자아실현의 수단**

기획은 조직의 성과에 긍정적 영향을 미칠 뿐만 아니라 구성원의 자아실현에도 기여한다. 그 이유는 업무의 본질을 이해하는 데 도움이 되고 시야가 넓어지고 문제의식을 키울 수 있으며, 기본적인 업무능력을 강화할 수 있고 자신감이 높아지고 일에 대한 의욕이 증가하기 때문이다.

3) 유사 용어

기획과 유사하게 사용되는 용어는 모형(model), 정책(policy), 예측(forecasting), 체계분석(system analysis) 등이 있다. 이 용어의 구체적 의미와 기획과의 차이는 다음과 같다.

(1) 모형 Model

모형은 실제 현상을 추상적으로 그리는 것으로 이론을 바탕으로 추출한 예측도구이다. 정책 및 계획수립에 중요한 수단으로 활용되는데 예측 대상은 수량적인 변화에 국한되지 않으며 사회현상에 대한 형태의 변화도 포함된다. 흔히 모형은 서식이나 기호의 형태로 제시한다.

(2) 정책 Policy

정책은 상비계획으로서 장래 의사결정에 대한 일반적인 지침이 된다. 그러나 정책이 반드시 계획보다 상위개념이라고 할 수는 없으며, 오히려 계획 속에 서로 연관되고 얽혀 있는 여러 개의 정책결정이 포함되어 있다. 이러한 관점에서 의사결정과 정책결정은 기획과 많은 공통점을 가진다. 의사결정은 목표를 달성하기 위해 두 개 이상의 상충하는 수단 중 하나를 선택하는 과정으로서 목표지향적이고 합리성을 추구한다는 점에서 기획과 유사하다. 한편, 기획은 정책결정보다는 장기적인 전망 속에서 포괄적이고 일관성 있게 이루어지며, 정책보다 실현가능성이 낮다.

(3) 예측 Forecasting

예측은 장래를 예상하는 활동으로 기획에서 가장 중요한 기초이다. 장래를 예측하는 방법에는 주관적인 예견과 과거의 추이나 현상 속에 나타난 지속적인 경향이나 재현성을 바탕으로 미래를 내다보는 예보가 있다. 예측의 가장 대표적인 기법은 시계열분석이다. 예를 들면, 병원에 내원하는 환자수를 월별이나 계절별로 구분하여 특정 질환이 자주 발생하는 시기나 추이를 파악하는 것이다.

기획은 이러한 예측에 인간의 소망과 의지를 반영한 또 다른 형태의 미래예측이라고 할 수 있다. 즉, 자연적인 추이를 근거로 추정하고 목표와 방향을 정립하여 장래를 예상하는 상태가 되도록 인위적으로 이끌어가려는 노력이다.

(4) 체계분석 System analysis

체계분석은 문제를 분석하고 목표와 대안을 모색하여 각각 예상되는 결과를 비교 평가하여 의사결정을 돕는 기법이다. 체계분석과 기획은 다음과 같은 차이가 있다. 첫 번째, 체계분석이 당면한 문제를 해결하려는 데 중점을 두는 것과 달리 기획은 장래에 발생할 수 있는 문제를 사전에 예방하는 데 중점을 둔다. 두 번째, 체계분석은 단일의 해결책을 추출할 수 있는 일원적인 문제를 주로 다루는 반면, 기획은 서로 얽혀 있는 복합적인 문제를 대상으로 한다. 세 번째, 기획은 체계분석보다 장기적인 조망을 가지고 수량적인 기법을 적게 사용한다.

4) 기획의 유형

기획은 범위, 대상, 수단, 계획기간, 대상지역, 고정성 등에 따라 분류하며, 범위에 따른 분류는 **표 1.3**과 같다.

표 1.3 범위에 따른 분류

범위	분류	
전략기획	• 비전 • 미션	• 가치, 방침 • 전략
사업기획	• 목적과 표적집단 • 목표	• 활동
실행기획	• 세부사항: 예산, 일정, 역할	

(1) 범위에 따른 분류

① 전략기획(strategic planning)

종합적 또는 통합적 기획이라고 한다. 거시적 관점에서 조직차원의 총괄적이고 장기적인 대책을 강구하는 것으로, 조직의 비전과 미션에 입각하여 사업별 · 부서별로 우선순위를 정하고 가용자원의 한계에서 사업 간의 조정을 꾀한다.

② 사업기획(program planning)

사업부서에서 작성하는 단위사업의 목적과 목표, 사업활동에 대한 기획이다. 대부분 철학이나 장기전망과 같은 기본 방향이 결여되어 있어, 전략적 기획이 선행되지 않는다면 제시된 사업이나 정책이 조직의 목표나 우선순위와 연관되지 못해 상대적인 비용효과나 실현가능성을 비교하기 어렵다. 하지만 기획의 초기단계에서는 기획경험을 제공한다는 점에서 매우 중요하다.

③ 실행기획(operational planning)

사업의 실행을 위한 예산, 일정, 담당자의 역할에 대한 기획이다.

(2) 대상에 따른 분류

① 물리적 기획

도시계획, 토지이용계획 등과 같이 공간 및 자연을 개발하고, 공공편익을 증진하기 위해 수립하는 기획이다.

② 경제기획

경제의 성장과 균형발전, 안정화 등을 위한 기획이다.

③ **사회기획**

계층과 지역 간 부의 불균형을 해소하고, 나아가서는 국민 복지를 증진하기 위한 기획이다.

④ **행정기획**

조직을 효율적으로 관리하고, 목표를 효과적으로 달성하기 위해 수립하는 기획이다.

(3) 수단에 따른 분류

① **규제적 기획**

바람직한 상태를 기술하고, 이러한 상태를 이루기 위해 승인된 범위나 한계를 벗어나는 개인적인 의사결정 또는 행동에 규제를 가하는 것으로, 계획을 집행하고자 할 때는 공권력이 필요하다. 각 지방의 종합기본계획이나 환경에 대한 규제, 소비자 보호를 위한 규제 등이 해당된다.

② **배분적 기획**

자원공급을 통해 바람직한 목표나 활동을 유도하는 것으로 직접적인 규제가 아니라 유인에 의존하는 기획이다. 예로는 조세 혜택 등이 해당된다.

③ **예시적 기획**

확실한 정보와 분석, 미래에 대한 정확한 추계, 대안적인 기준의 제시 등을 통해 목표를 달성하고자 하는 것이다. 따라서 예시적 기획이 실행되기 위해서는 기획과정에서 중요한 당사자들의 적극적인 참여가 필수적이다.

(4) 계획기간에 따른 분류

① **단기기획**

연차기획이 해당된다.

② **중기기획**

5년(3~7년) 정도에 걸친 기획이다.

③ **장기기획**

10~20년에 걸친 기획으로, 구조적 변동이나 획기적인 발전을 유도할 수 있

다. 보건사업에서 최종목표인 건강수준의 변화는 장기기획을 통해 확인할 수 있다. 그러나 기획가의 능력, 정보의 축적, 미래예측을 위한 기법 등이 확보되어 있지 않으면 장기기획은 시행하기 힘들다. 기획의 목적과 활동에 따라 단기 · 중기 · 장기기획 중 어떤 기획을 할 것인가를 선택해야 하며, 단기 · 중기 · 장기기획은 별개의 기획이 아니라 상호 연결된 것임을 명심해야 한다.

(5) 대상지역에 따른 분류

① 지방기획

시 · 군 · 구 단위의 기획으로 시 · 군 · 구 보건사업계획이 그 예이다.

② 지역기획

광역지역을 대상으로 하며, 시 · 도 보건사업계획이 그 예이다.

③ 국가기획

국가보건계획 등이 그 예이다.

④ 국제기획

세계보건기구, 국제개발은행 등이 보건에 대한 국제기획을 하고 있다.

(6) 고정성에 따른 분류

고정성에 따라 고정기획(fixed planning)과 연동기획(rolling planning)으로 분류된다. 고정기획은 기획기간을 고정시키고 운영하는 것이다. 연동기획은 장기기획 혹은 중기기획의 집행과정에서 계획내용을 매년 수정 · 보완하지만 계획기간을 계속해서 1년씩 늦추어가면서 동일한 연한의 계획을 유지해 나가는 것이다.

2. 보건프로그램 기획의 개념

보건프로그램 기획의 중요한 핵심 업무는 보건프로그램을 설계하여 수행하고 평가하는 것이다. 앞서 살펴본 기획의 개념과 의미를 통해 보건기획의 속성에 대해 설명하고자 한다.

1) 보건기획의 정의

보건기획은 국민의 건강향상을 목표로 보건정책, 보건목표, 보건프로그램을 개발하고 수행하는 총체적인 보건활동이라고 할 수 있다. 세계보건기구(WHO)에서는 보건기획을 '보건상의 목표를 달성하기 위해 여러 개의 프로그램 중에서 최선의 안을 선택하여 조직적 · 의식적 · 계속적으로 수행하는 것'이라고 정의하고 있다. 한편 미국 보건교육사자격심의위원회(NCHEC, 2006)에서는 보건프로그램 기획이란 '요구를 파악하고, 우선순위를 결정하며, 보건문제를 일으키는 원인을 진단하고, 자원을 모아 적절하게 배치하며, 목표달성에 장애가 되는 요인을 극복할 수 있는 방안을 강구하는 모든 과정'이라고 하였다. 즉, 보건에 관한 실제적인 프로그램이 성공적으로 실행되어 국민건강이라는 목적을 달성하기 위한 필수적인 과정이라는 것이다.

2) 보건기획의 특성

보건프로그램을 어떻게 기획하느냐에 따라 프로그램 전체의 성공 여부가 달려 있을 만큼 기획단계는 매우 중요하다. 보건기획의 특성을 살펴보면, 첫 번째, 목표달성을 위해 예측하고 대비하기 위한 효율적인 수단을 강구하는 것뿐만 아니라 과거의 시행착오를 시정하는 조직적인 과정이다. 두 번째, 여러 가지 대안 중 최선의 대안을 선택하는 합리적 의사결정과정이다. 세 번째, 전문적 지식과 기술 및 다양한 관리기법이 필요한 전문화된 기능이다.

3) 보건기획의 필요성

보건프로그램을 개발하기 위해 보건기획이 필요한 이유는 다음과 같다. 첫 번째, 국민의 건강은 국가의 책임이므로 국가의 정치이념과 사회 · 경제 · 문화 · 보건에 대한 가치기준에 따라 보건사업에 대한 국가 책임의 정도와 범위가 달라진다. 세계보건기구헌장(1948)에서는 건강이 인간의 권리(human right)이며 정부의 책임임을 강조하였다. 또한 우리나라 헌법 제36조제3항(1987)에서는 '모든 국민은 보건에 관하여 국가의 보호를 받는다.', 보건의료기본법 제10조(2010)에서는 '모든 국민은 자신과 가족의 건강에 관하여 국가의 보호를 받을 권리를 가진다.'와 같이 국가의 책임 범위를 정의하고 있다. 두 번째, 보건기획은 경제적 편익을 가지고 있다. 사망률, 이환율, 영양, 환경오염 등과 같은 문제에 관해 보건기획을 통해 해결책을 제시해왔으며, 건강증진 등과 같은 직접적 편익과 노동 생산성의 향상 등 간접적 편익에도 도움을 주었다. 세 번째, 보건행정영역이 확대되었기 때문이다. 보건예산의 증대, 공공수요 기대 증가, 행정과 정부의 복잡성 등에 따라 보건 분야의 범위가 확대되고 있다. 마지막으로, 보건향상은 경제적 성장의 필수 요건이기 때문이다. 보건개발은 지역사회 개발 노력의 하나로 사회변화의 중재자 역할을 하게 될 것이다.

4) 보건프로그램 기획의 특성

① 미래지향성

프로그램을 기획한다는 것은 과거의 문제점을 인식하고 현재의 상태를 파악하여 미래의 해결방안을 모색하는 과정이다. 현재 상태에 대한 면밀한 분석과 평가도 의미가 있지만 미래의 변화에 대한 전망 혹은 예측은 기획의 수립과 실행에 영향을 미친다.

② 연속성

기획의 수행기간 동안에는 수많은 의사결정과정이 이루어지고 이러한 연속적인 의사결정과정을 통해 하나의 프로그램이 완성된다. 단계별로 이루어지는 수많은 의사결정과정이 하나로 체계화되어 마침내 프로그램의 기획안이 되고, 이러한 측면에서 연속적인 의사결정과정은 기획에서 매우 중요한 부분이 된다.

③ 목표지향성

기획은 목표와 수단의 선택과정이다. 가장 적합한 목표가 무엇인지 또는 가장 효율적인 수단이 무엇인지를 적절하게 선택함으로써 프로그램의 전체 방향을 결정하게 된다. 프로그램 기획의 전 과정은 프로그램의 목표가 설정됨으로써 체계화 · 구조화 · 구체화된다고 할 수 있다.

④ 연계성

기획에서 설정된 목표는 수단과 서로 상호보완적인 역할을 한다. 목표가 방향을 제시하는 역할을 한다면 수단은 그것을 구현하는 실질적인 도구의 역할을 한다. 이때 목표와 수단은 실현 가능성과 타당성과 함께 연계되어야 한다. 목적에 따라 가장 적합한 수단인지를 판단하고 수행 시 인과적인 논리성을 확인하고 수단을 통해 목표실현이 현실적으로 가능한지를 고려해야 한다.

5) 보건프로그램 기획의 필요성

(1) 불확실성 감소

기획과정은 급변하는 보건조직의 환경과 미래상황에 대한 불확실성을 감소시킬 수 있다. 불확실성이 증가하면 조직은 목표에 대해 혼란을 초래할 수 있으며, 그로 인한 외부의 압력 등에 의해 기획의 방향성이 본래 목적을 상실할 수 있다. 따라서 프로그램을 개발하는 과정에서 기획단계는 미래의 변화에 대한 예측을 도와주고 불확실성을 감소시켜 보다 안정적인 보건계획을 진행할 수 있게 한다.

(2) 합리성 증진

기획은 보건프로그램의 합리성을 증진하기 위해 필요하다. 보건문제가 발생하면 이를 해결하기 위해 의사결정과정을 거친다. 의사결정과정은 단순히 대상자 간에 의견을 교환할 뿐만 아니라 과학적 · 경험적으로 검증된 수단과 방법을 선택할 수 있도록 하기 때문에 보건계획의 타당성과 목표의 정당성을 제시하는 기초가 된다.

(3) 효율성 증진

목적 달성을 위해 투입되는 자원과 산출되는 효과의 분석은 효율성을 증진시킨다. 투입되는 비용과 인력을 사전에 고려하고 최종 목표달성에 가장 효율적인 수단과 방법을 결정하여 의사결정에 반영하기 때문이다. 효율성의 증진은 업무성과 및 결과에 대한 올바른 측정을 가능하게 하여 업무성취의 증진에도 기여한다.

(4) 책임성 증진

기획에서 책임성은 조직 외부에 정당성을 제시하는 역할을 한다. 보건프로그램은 지역사회 주민이나 대상자 집단 또는 관련 집단이나 단체의 요구를 종합적으로 수용하여 바람직한 목표를 세우고 기획을 실행하고 있다는 증거를 제시해야 한다. 이러한 관점에서 책임성은 의도된 목표를 효율적이고 효과적으로 달성할 수 있는 방안을 모색하고 의사결정과정에 도움을 줄 수 있다.

(5) 동기부여

기획은 대상자에게 동기를 부여하고 보건프로그램 수행자의 사기를 고취시키기 위해 필요하다. 기획에서 동기부여는 대상자의 참여 욕구를 높이는데 대상자의 참여 욕구가 중요시되는 이유는 참여를 통해 대상자 스스로 변화의 의지를 강건히 하여 목표달성을 확고히 함으로써 지속적으로 동기부여가 가능하기 때문이다. 기획은 대상자뿐만 아니라 조직구성원과 보건프로그램 수행자의 사기를 높여 원만한 조직문화를 형성하는 데 중요한 역할을 한다.

3. 보건프로그램의 개발

1) 보건프로그램 기획의 과정

(1) Taylor CE의 기획과정(planning process) 8단계

① 기획의 구상(developing the capacity to plan)

보건행정가, 보건경제학자, 보건통계학자, 사회과학자, 의학자, 보건학자 등이 기획담당자로 참여하여 기획책임조직을 결정하고 기획능력을 고취시킨다. 기획이론, 자료수집 방법, 경제이론, 분석기법 등을 내용으로 하는 단기기획 교육과정을 조직하여 모든 계층의 보건인력이 참석 가능하도록 한다.

② 정책과 목적의 공식화(statement of policy and broad goal)

기획의 목적은 정책의 결정에 영향을 받으므로 정치집단의 정책과 조화를 이루어야 한다. 기획의 목적은 장기목적과 단기목적으로 구별된다.

③ 자료의 수집(data gathering)

자료의 수집은 기획의 과정 중 가장 기초가 되며, 장래 예측이 가능한 상황분석 및 지역사회진단 등이 포함된다. 생존통계, 보건문제 및 수요조사, 보건사업의 비용 및 회계, 시설인력 등의 자료를 수집하므로 상당히 많은 시간과 노력이 필요하다.

④ **우선순위의 결정**(priority statement of health problems)

우선순위를 결정하는 일은 기획과정의 핵심으로 균형된 관점이 필요하다. 브라이언트(Bryant J.)는 유병률(prevalence), 심각성(seriousness), 지역사회관심도(community concern), 관리의 난이도(vulnerability to management)를 기준으로 하고, 경험과 판단력을 기초로 1~4점 척도로 점수를 산출하여 우선순위를 결정한다.

⑤ **대안의 제시**(plan outline with statement of major alternative proposal)

우선순위별 해결대안을 마련해야 하고, 실현 가능성이 있는 합리적인 대안이 있어야 한다. 사업계획의 기술적 측면에 관한 설명, 요구되는 행정조직체계, 필요한 인력 및 시설, 소요비용, 기대효과 등이 포함되고, 비용-편익(cost-benefit)에 기초하여 결정할 수 있다.

⑥ **구체적인 계획 작성**(development of detailed plan with targets and standards)

세부계획서를 작성하며 목표량을 정확히 기재해야 하고, 월간 또는 연간 등 기간별 목표를 설정하는 것이 포함된다.

⑦ **사업의 수행**(implementation as part of the planning process)

프로그램의 실제적인 전달과정이다. 관계담당자로부터 업무를 승인받고 법적 조치 및 행정수단 등을 확인하는 것으로 합리적인 감시통제체계와 계획추진체계의 달성을 위해 필요하다. 기획, 조직, 감독, 지위 및 예산집행 등을 통해 업무집행을 관리하고, 행정인력이나 기술에 대한 교육을 시행하는 것이 포함된다.

⑧ **평가**(evaluation)

프로그램의 지속적인 목적 달성을 위해 계속적이고 주기적으로 집중적인 평가가 필요하다. 새로운 프로그램의 환류과정을 통해 도출한 결과를 평가에 적용할 수 있으며, 평가기준은 업무량 분석, 업무의 효과, 효과발생과정, 효율 등이다.

2) 일반적인 기획과정

많은 학자들이 보건프로그램 기획의 과정을 제시하였는데, 일반적인 보건프로그램 기획의 기본과정은 **표 1.4**와 같다.

표 1.4 기획의 기본과정

기본과정	세부내용
사전조사(기획 · 구상)	• 요구사정 • 자원과 인력에 관한 정보수집 • 조직 내외의 태도에 관한 정보수집
과업, 목적 및 목표설정	• 전체적인 개요, 사명 또는 임무 구성 • 목적을 이루기 위한 측정 가능 지표 개발
현황분석(자료수집)	• 보건의료 분야의 정확한 자료수집 • 보건프로그램의 대상자 파악
기획전제의 설정(우선순위 설정)	• 통제 불가능 변수의 전제화 • 비상계획, 상황적응계획 수립
대안의 탐색과 평가를 통한 최종안 선택 (대안제시, 구체적 계획)	• 전문가의 조언을 활용 • 국민의 측면에서 방향성 결정 • 대안선택 관리기법의 검토 • 선택자의 가치관 개입을 고려 • 불확실성의 통제 • 합리적인 대안 결정인자를 검증(Pilot run)
실행	• 수립된 모든 계획을 실행
평가	• 프로그램의 결과를 분석하여 새로운 프로그램에 환류

1부 보건프로그램의 이해

chapter **2**

보건프로그램 기획관련 이론

1절 개인 수준의 건강행위 이론

2절 개인 간 수준의 건강행위 이론

3절 집단 및 지역사회 수준의 보건사업기획 이론

학습개요

간호사와 보건교육사 등의 건강전문인은 대상자의 불건강한 행위를 바람직한 건강행위로 변화시키는 일을 수행하기 위해 보건프로그램을 개발한다. 그래서 보건프로그램 개발 시 다양한 유형과 수준의 이론을 파악하고 적용하는 전략이 필요하다.

이 장에서는 개인 수준의 건강행위 이론, 개인 간 수준의 건강행위 이론, 집단 및 지역사회 수준의 건강행위 이론, 그리고 기획관련 이론의 배경과 도식화된 모형을 소개한다. 또한 주요개념을 간략하게 소개하여 보건프로그램 개발 능력을 향상시키는 데 도움을 주고자 한다.

chapter 2

1절

개인 수준의 건강행위 이론

학습목표

- 건강신념 모형의 구조와 개념을 설명할 수 있다.
- 합리적 행위 모형의 구조와 개념을 설명할 수 있다.
- 계획된 행위 모형의 구조와 개념을 설명할 수 있다.
- 합리적-계획적 통합행위 모형의 구조와 개념을 설명할 수 있다.
- 건강증진 모형의 구조와 개념을 설명할 수 있다.
- 범(횡)이론 모형의 구조와 개념을 설명할 수 있다.

1. 건강신념 모형

1) 배경

건강신념 모형(Health Belief Model, HBM)은 1950년대 초 결핵반응검사나 자궁경부암검진, 예방접종 등을 무료나 실비로 제공한 공중보건사업에서 사람들의 참여가 저조한 이유를 확인하기 위한 목적으로 미국에서 처음 개발되었으며(Rosenstock, 1960, 1974), 질병예방 행위를 실천하는 사람과 질병예방 행위를 실천하지 않는 사람 간의 차이를 탐구하기 위해 활용되었다. 또한 이 모형은 질병증상에 대한 개인의 반응, 진단받은 질병에 대한 개인의 반응 그리고 식이요법을 준수하는 개인의 행동 등의 탐구에도 활용되었다.

건강신념 모형은 레윈(Lewin)의 장(field) 이론을 근거로 하고 있으며, 개인의 행위 결정은 개인의 주관적인 지각에 달려있다고 가정한다. 레윈은 인간의 삶에는 긍정적 가치공간, 부정적 가치공간, 중립적 가치공간이 있다고 가정하였다. 또한 질병은 부정적 가치공간에 속하며, 행위란 개인이 특정한 결과에 부여하는 가치이고, 개인은 질병을 피하는 행위를 하며, 행위 후 결과가 나타날 것이라는 기대를 한다고 가정하였다.

건강신념 모형은 이러한 맥락에서 가치-기대이론이라고 볼 수 있다. 건강행위 측면에서 보자면 가치-기대의 개념은 질병을 피하려는 욕망과 질병치유에 대한 욕망(가치), 개인의 특정한 건강행동이 질병을 예방하거나 치유할 것이라는 신념(기대), 지각된 질병에 대한 개인의 취약성이나 질병의 심각성 그리고 위험을 감소시킬 수 있는 가능성을 판단하는 데 적용할 수 있다.

2) 모형의 구조

건강신념 모형의 구조는 **그림 2.1**과 같다.

3) 주요개념 이해

(1) 지각된 민감성

지각된 민감성은 개인이 어떤 질병에 걸릴 위험성을 지각하는 것이며, 질병에 이미 걸린 경우에는 재발위험성을 지각하는 것이다.

(2) 지각된 심각성

지각된 심각성은 개인이 어떤 질병에 걸릴 것에 대해 심각하게 지각하거나 이미 질병에 걸린 경우에는 죽음이나 장애로 인한 신체적 또는 사회적 고통이 발생할 것을 심각하게 지각하는 것이다.

(3) 질병위험성의 지각

질병위험성의 지각은 개인이 건강을 상실하게 될 위협을 지각하는 것이다.

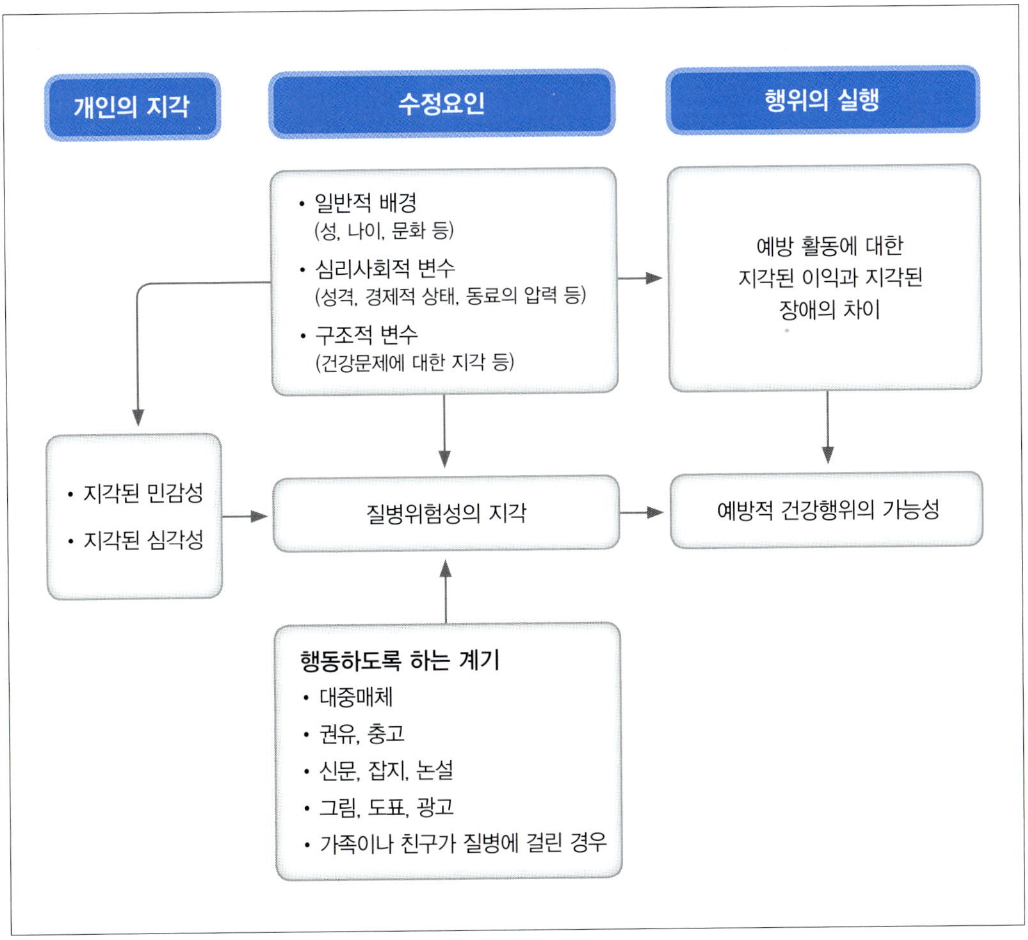

그림 2.1 **건강신념 모형**

출처: Becker et al(1974). A new approach to explaining sick-role behavior in low income populations.

(4) 지각된 이익

지각된 이익은 개인이 건강행위를 수행했을 때 얻을 수 있는 이익이 무엇인지를 지각하는 것이다. 효과적으로 이득을 얻을 것이라고 지각하면 건강행위의 실천을 시작하고, 지속적으로 실천한다.

(5) 지각된 장애

지각된 장애는 개인이 건강행위를 수행하려 할 때 소요되는 비용과 시간, 위험성, 부작용, 고통, 불편감, 습관변화 등의 잠재적이고 부정적인 면을 장애라고 지각하는 것이다.

(6) 일반적 장애

일반적 장애의 배경 요인에는 성, 나이, 문화 등이 포함되며, 심리사회적 요인에는 성격, 사회 · 경제상태, 동료의 압력 등이 포함되고, 구조적 요인에는 건강문제에 대한 지각 등이 속한다. 이러한 요인은 개인의 지각된 민감성과 심각성, 지각된 질병위험성 그리고 지각된 이익과 장애 등에 영향을 미친다고 가정한다.

(7) 행동하도록 하는 계기

행동하도록 하는 계기에는 대중매체, 신문, 잡지, 논설, 그림, 도표, 광고, 권유, 충고, 가족이나 친구의 질병 등 다양한 요인이 있다. 이러한 요인은 질병위험성의 지각에 영향을 미친다.

(8) 예방적 건강행위의 가능성

최종 결과변수이며 권고된 예방행위를 실천할 준비가 되어 있다.

2. 합리적 행위 모형

1) 배경

합리적 행위 모형(Theory of Reasoned Action, TRA)은 피시바인(Fishbein, 1975)이 건강행위가 개인의 의지에 의해 수행될 수 있는지를 설명하기 위해 개발하였다. 이 모형은 개인이 의지적인 조절을 통해 의도한 건강행위를 수행하는 데 장애가 없다면 사회적 행위나 건강관련행위를 예측할 수 있다고 가정한다.

또한 인간은 환경에 대처하기 위해 정보를 사용하는 합리적인 존재라고 가정한다. 개인이 어떤 행위를 수행하려는 의도가 있으면 그 의도가 행위의 직접적인 결정요인이 된다고 가정한다.

2) 모형의 구조

합리적 행위 모형의 구조는 **그림 2.2**와 같다.

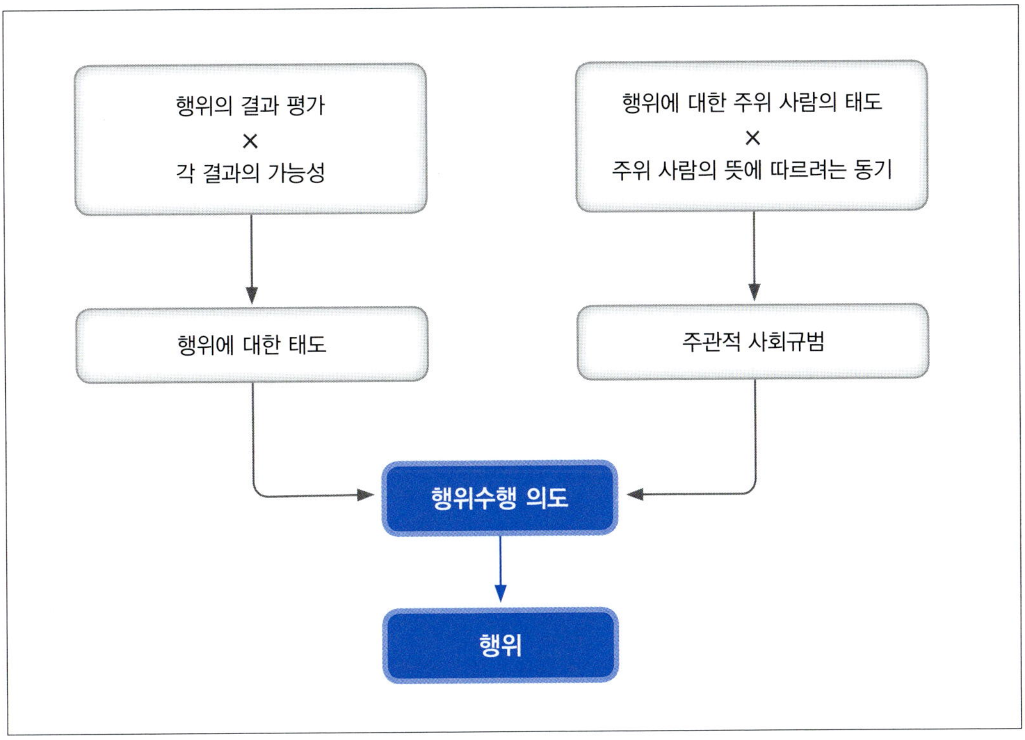

그림 2.2 **합리적 행위 모형**

출처: Ajzen(1988). Attitudes, personality, and behavior.

3) 주요개념 이해

(1) 행위의 결과 평가와 각 결과의 가능성

행위의 결과 평가와 각 결과의 가능성은 개인이 평가하는 어떤 행위수행의 결과와 그 결과가 나타날 가능성이다. 신념은 행위의 태도에 영향을 미친다.

(2) 행위에 대한 주위 사람의 태도와 주위 사람의 뜻에 따르려는 동기

개인이 수행한 행위에 대한 주위 사람의 태도가 어떻게 나타나는지와 주위 사람의 뜻에 따르려는 동기이다. 주관적 사회규범에 영향을 미친다고 가정한다.

(3) 행위에 대한 태도

행위에 대한 태도는 개인이 어떤 행위가 긍정적인 결과를 가져올 것이라고 믿으면, 그 행위수행에 대해 긍정적인 태도를 갖게 되고, 반대로 부정적인 결과를 가져올 것이라고 믿으면, 부정적인 태도를 갖게 된다고 가정한다. 즉 행위에 대한 태도는 행위의 결과에 대한 가치와 결과가 발생할 가능성에 의해 결정된다고 가정한다.

(4) 주관적 사회규범

주관적 사회규범은 개인이 주관적으로 판단하는 사회규범으로, 자신의 행위에 대한 주위 사람의 기대에 따른 개인적 판단과 그 기대에 부응하고자 하는 개인적 동기에 의해 결정되며, 행위에 대한 의도에 영향을 미친다고 가정한다.

(5) 행위수행 의도

행위수행 의도는 인간이 어떤 행위를 할 것인지 말 것인지에 대한 의도를 갖는 것이다.

(6) 행위

행위는 개인이 건강을 위해 매일 어떤 행위를 수행하는 것이다.

3. 계획적 행위 모형

1) 배경

계획적 행위 모형(Theory of Planned Behavior, TPB)은 아젠(Ajzen, 1975)이 피시바인(Fishbein)의 합리적 행위 모형을 확장한 것이다. 합리적 행위 모형이 행위는 잘 예측하지만 너무 단순하다고 평가되어 추가적으로 고려해야 할 요인의 필요성에 의해 확장하게 되었다. 계획적 행위 모형에는 통제감이 행위 의도에 영향을 미친다는 가정이 추가되었다.

아젠은 합리적 행위 모형에 지각된 행위 통제를 첨가하여 인간의 다양한 사회적 행동을 이해하고 예측하며 설명하는 데 관심을 두었으며, 바람직한 행위로 변화시키려는 목적을 갖고 이론을 개발하게 되었다.

2) 모형의 구조

계획적 행위 모형의 구조는 **그림 2.3**과 같다.

3) 주요개념 이해

(1) 행위에 대한 태도

개인이 어떤 행위가 긍정적인 결과를 가져올 것이라고 믿으면, 그 행위수행에 대해 긍정적인 태도를 갖게 되고, 반대로 부정적인 결과를 가져올 것이라고 믿으면 부정적인 태도를 갖게 된다고 가정한다. 즉, 행위에 대한 태도는 행위수행 의도에 영향을 미친다고 가정한다.

(2) 주관적 사회규범

주관적 사회규범은 개인이 주관적으로 판단하는 사회규범이다. 주관적 사회규범 또한 행위수행 의도에 영향을 미친다고 가정한다.

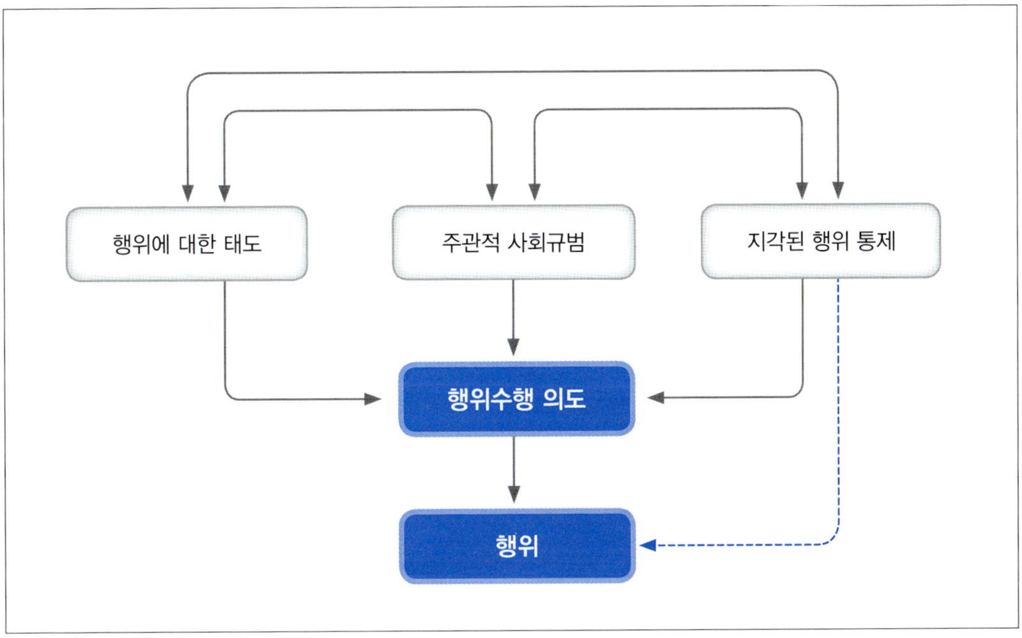

그림 2.3 **계획적 행위 모형**

출처: Ajzen(1988). Attitudes, personality, and behavior.

(3) 지각된 행위 통제

지각된 행위 통제는 개인이 특정 행위를 수행하는 것이 어려울 것이라고 지각하거나 쉽게 할 수 있을 것이라고 지각하는 것으로, 행위에 대한 과거경험과 행위를 수행하는 데 필요한 자원, 기회, 예상되는 장애물이나 방해요인이 포함된다. 지각된 행위 통제는 행위수행 의도에 직접적인 영향을 주며, 또한 행위에는 간접적인 영향을 줄 수 있다고 가정한다.

(4) 행위수행 의도

행위수행 의도는 인간이 어떤 행위를 할 것인지 말 것인지에 대한 의도를 갖는 것이다.

(5) 행위

행위는 개인이 건강을 위해 매일 어떤 행위를 수행하는 것이다.

(6) 기타

행위에 대한 태도와 주관적 규범은 상호 영향을 미치고, 주관적 규범과 지각된 행위 통제도 상호 영향을 미치며, 행위에 대한 태도와 지각된 행위 통제 또한 상호 영향을 미친다고 가정한다.

4. 합리적-계획적 통합행위 모형

1) 배경

아젠과 피시바인(Ajzen and Fishbein, 1980; Ajzen, 1991; 2006)은 합리적 행위 모형과 계획적 행위 모형을 통합하여 모형의 개념 간 인과관계를 더욱 구체적이고 명확하게 가정하고, 측정과 계산을 더욱 정확하게 할 수 있도록 하여 합리적-계획적 통합행위 모형(Theory of Reasoned Action and Theory of Planned Behavior)을 수립하였다.

합리적-계획적 통합행위 모형에 첨가된 인구학적 특성이나 환경적 특성, 개인적 차이 등의 요인은 독립적으로 행위에 영향을 미치는 변수가 아니며, 전반적으로 모형구축을 통해 작동되는 것으로 가정한다. 합리적-계획적 통합행위 모형은 다양한 보건사업 프로그램의 개발에 활용되고 있다.

2) 모형의 구조

합리적-계획적 통합행위 모형의 구조는 **그림 2.4**와 같다.

3) 주요개념 이해

(1) 외적 변수

외적 변수에는 인구학적 변화, 목표지향적 태도, 개인적 특성 그리고 기타 개인적인 차이 등이 변수에 포함되고 행위에 대한 태도, 주관적 규범, 지각된 통제가 행위수행 의도에 영향을 미친다고 가정한다.

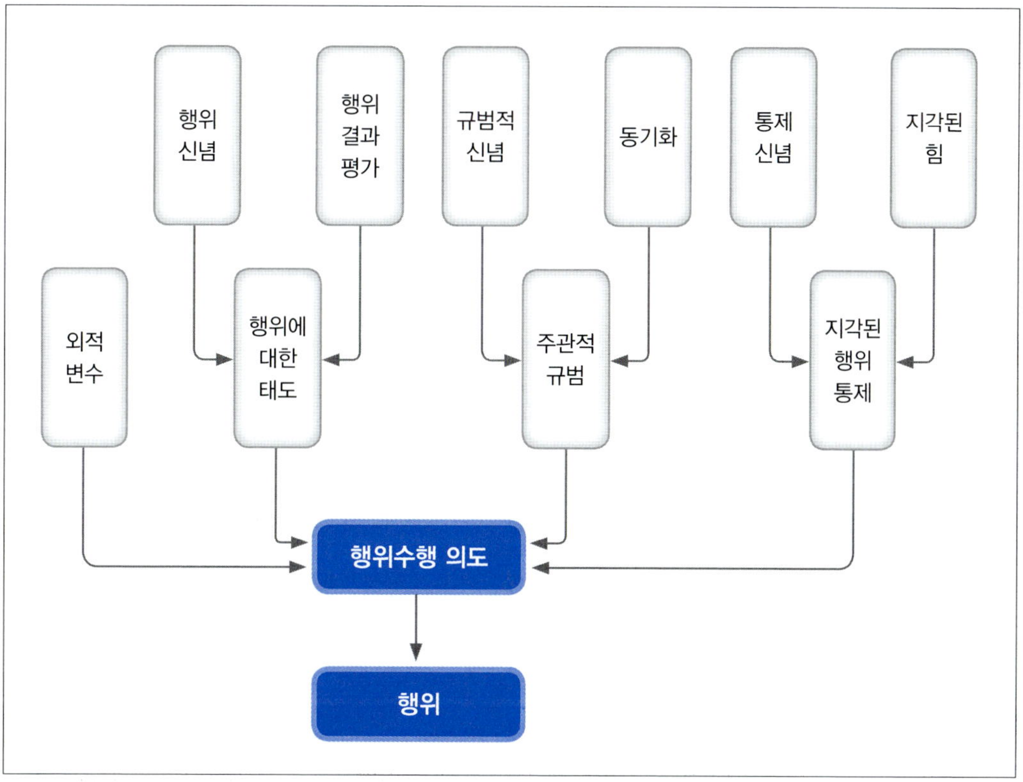

그림 2.4 **합리적-계획적 통합행위 모형**

출처: Glanz, Rimer, & Viswanath(2008). Health Behavior and Health Education. Jossey-Bass.

(2) 행위에 대한 태도

행위에 대한 태도는 개인의 특정 행위를 수행하는 것에 대한 긍정적이거나 부정적인 평가의 정도를 의미하며, 개인의 행위에 대한 신념과 행위의 결과에 대한 평가에 의해 결정된다고 가정한다. 또한 태도는 행위수행 의도에 영향을 미친다고 가정한다.

① 행위신념

행위신념은 행위를 수행한 후 기대되는 결과에 대한 신념이다.

② 행위결과 평가

행위결과 평가는 개인이 자신의 어떤 행위에 대한 평가를 의미하며, 긍정적인 결과를 가져올 것이라고 평가하면 개인은 그 행위수행에 대해 긍정적인 태도를 갖게 되지만 부정적인 결과를 가져올 것이라고 평가하게 되면 부정적인 태도를 갖게 된다고 가정한다. 즉, 행위결과의 평가에 의해 결정된다고 가정한다.

(3) 주관적 규범

주관적 규범은 개인이 주관적으로 갖고 있는 사회규범을 의미하며, 규범적인 신념과 동기화에 의해 결정된다고 가정한다. 또한, 행위수행 의도에 영향을 준다고 가정한다.

① 규범적 신념

규범적 신념은 주위의 중요한 사람들이 행위수행을 지지할 것인지 반대할 것인지 대한 믿음을 의미하고, 주관적 규범에 영향을 준다고 가정한다.

② 동기화

동기화는 주위 사람들이 개인의 행위에 대해 어떻게 기대하는지에 대한 개인의 판단과 그 기대에 부응하고자 하는 개인의 동기 정도를 의미하며, 주관적 규범에 영향을 준다고 가정한다.

(4) 지각된 행위 통제

지각된 행위 통제는 개인이 특정행위를 수행하는 데 어렵거나 쉽게 할 수 있을 것이라고 지각하는 것으로 행위에 대한 과거경험과 행위를 수행하는 데 필요한 자원, 기회의 유무, 예상되는 장애물이나 방해요인이 포함된다. 이러한 지각된 통제는 행위수행 의도에 영향을 준다고 가정한다.

① 통제신념

통제신념은 행위실행에 필요한 자원, 기회, 행위실행에 방해가 되는 요인의 존재유무에 대한 신념으로 지각된 행위 통제에 영향을 미친다고 가정한다.

② 지각된 힘

지각된 힘은 개인이 특정행위를 수행하는 데 장애물이나 방해요인들을 잘 해결할 수 있을 것이라고 자신이 가진 자원에 대해 지각하는 것을 의미하며, 지각된 행위 통제에 영향을 준다고 가정한다.

(5) 행위수행 의도

행위수행 의도는 개인이 건강행위를 수행할 것인지 수행하지 않을 것인지에 대한 의향을 의미하며, 행위에 영향을 준다고 가정한다.

(6) 행위

개인은 건강을 위해 각자 매일 어떤 행위를 수행한다고 가정한다.

5. 건강증진 모형

1) 배경

건강증진 모형(Health Promotion Model, HPM)은 펜더(Pender, 1982)가 건강신념 모형을 근거로 하여 개발하였다. 이 모형은 건강증진에 대한 관심이 고조되던 1982년에 처음 소개되었고, 이후 1996년에 수정된 모형이 소개되었다. 펜더의 건강증진 모형은 건강신념 모형에서 건강행위를 동기화하는 요인 중 두려움과 공포를 제외시켰다. 펜더는 즉각적인 위협이 어느 정도 효과를 나타낼 수 있지만 청소년과 젊은층을 동기화하는 데는 한계가 있다고 생각하였다. 즉 긍정적인 보상이 부정적인 보상에 비해 효과적일 것이라는 점을 제시하였다.

펜더의 수정된 건강증진 모형은 건강증진 행위의 결정인자를 개인적 특성과 경험, 행위와 관련된 인지와 감정 그리고 행위의 결과로 구분하였다. 개인적 특성과 경험에는 개인적 요인과 이전의 관련 행위가 포함되는데, 건강증진 행위에 직접 영향을 줄 수 있고, 행위와 관련된 인지와 감정요인을 거쳐 간접적으로 영향을 줄 수 있다고 가정한다.

행위와 관련된 인지와 감정요인은 건강증진 행위에 직접적인 영향을 주거나 행동계획에의 몰입을 통해 간접적으로 영향을 미친다고 가정한다. 행위결과에 속하는 경쟁하는 갈등적 요구와 선호도는 직접 건강증진 행위에 영향을 미친다고 가정한다.

2) 모형의 구조

수정된 건강증진 모형의 구조는 **그림 2.5**와 같다.

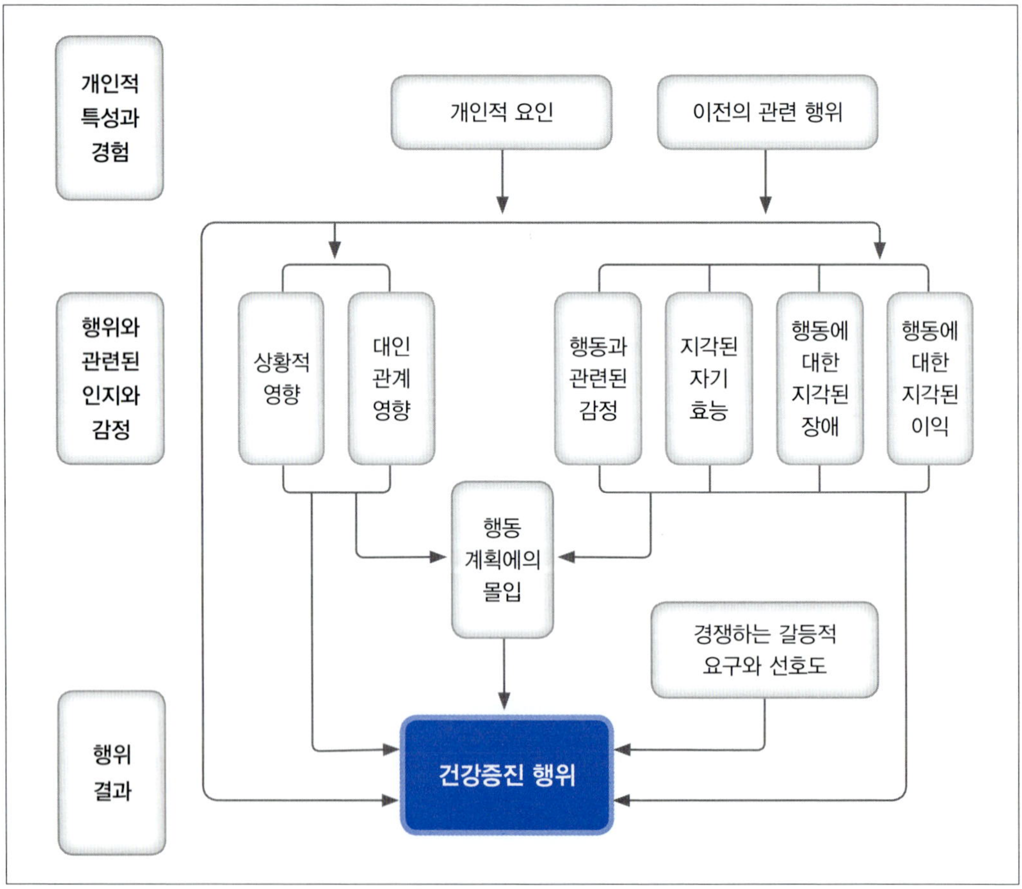

그림 2.5 **수정된 건강증진 모형**

출처: Pender et al(2006). Health promotion in nursing practice.

3) 주요개념 이해

(1) 행동에 대한 지각된 이익

개인이 특정 건강행위를 하면서 기대하는 이익이나 결과에 대한 신념이 높으면 시간과 자원을 투입하게 된다. 내적 이득에는 과민성과 피로감이 감소되는 것이 포함되며, 외적 이득에는 경제적 보상이나 사회적 상호작용의 증가 등이 포함된다. 건강행위를 지속하도록 동기화하는 것은 내적 이득이 더 효과적일 수 있다. 건강증진 행위에 영향을 직접 미치기도 하나 행동계획에 몰입하는 것을 통해 간접적으로 건강증진 행위에 영향을 미친다고 가정한다.

(2) 행동에 대한 지각된 장애

행동에 대한 지각된 장애는 개인의 건강행위를 방해하는 불편감이나 어려움, 시간이나 경비소요 등이 실제적으로 나타날 수 있다고 인식하는 것이다. 행동에 대한 장애를 지각하는 것은 건강증진 행위에 직접적인 영향을 미치기도 하나 활동 계획에 몰입하는 것을 통해 간접적인 영향을 미친다고 가정한다.

(3) 지각된 자기효능

지각된 자기효능은 반두라(Bandura)의 정의에 따르면 개인이 특정 활동을 계획하고 실행하는 자신의 능력을 판단하는 것을 의미한다. 자기효능은 활동과 관련된 정서의 영향을 받아 자신의 능력에 긍정적일수록 자기효능에 대한 인식이 커지고, 활동에 대한 지각된 장애에 영향을 미치므로 결국 자기효능이 높아지고 장애 지각 정도는 낮아진다. 건강증진 행위에 직접적인 영향을 주거나 행동계획에의 몰입을 통한 간접적인 영향을 준다고 가정한다.

(4) 행동과 관련된 감정

개인의 주관적 감정 상태는 행위 전, 중, 후에 일어나며, 행위 자체의 자극 속성에 따라 다르게 나타난다. 또한 특정 행위에 대한 정서적 반응도 행동자체와 관련된 정서, 개인과 관련된 정서, 환경과 관련된 정서 등으로 구분된다. 행위를 일으킬 수 있게 하는 감정은 건강증진 행위에 직접적인 영향을 주거나 행동계획에의 몰입을 통해 간접적인 영향을 준다고 가정한다.

(5) 대인관계 영향

대인관계 영향은 개인이 다른 사람의 태도나 신념, 행위를 고려하는 것을 의미하며, 주로 영향을 미치는 사람은 가족, 동료, 의료요원 등이고, 중요한 사람의 기대, 사회적 지지 그리고 대리학습 등이 포함된다. 대인관계 영향은 건강증진 행위에 직접적인 영향을 주며, 행동계획에 몰입하도록 영향을 미쳐 건강증진 행위에 영향을 미친다고 가정한다. 대인관계 영향에 대한 민감도는 개인차 및 문화적인 차이가 있다. 예를 들어, 청소년은 또래친구에게 더 민감하고 깊은 영향을 받는다.

(6) 상황적 영향

개인의 상황적 여건은 직접적으로나 간접적으로 행위를 촉진하거나 방해한다. 상황적 영향은 건강증진 행위에 직접적으로 영향을 주고, 또한 행동계획에의 몰입을 통해 건강증진 행위에 간접적으로 영향을 미친다고 가정한다.

(7) 행동계획에의 몰입

개인은 자신의 변화에 따라 건강증진 행위를 강화시키는 전략을 선택할 수 있다. 전략과 관계되지 않은 의지는 좋은 의도를 갖게 해주더라도 건강증진 행위를 실천하게 하지는 못한다. 건강증진 행위가 실행될 때까지 유도하려면 시간 및 장소, 개인 및 집단, 참석자 명단 등을 명시하고, 행위수행 및 행위강화에 대한 명확한 전략에의 몰입이 필요하다. 행동계획에의 몰입은 건강증진 행위에 직접적인 영향을 준다고 가정한다.

(8) 경쟁하는 갈등적 요구와 선호도

갈등적 요구는 개인상황이나 가족상황을 책임지고 다루어야 하는 환경적 여건에서 개인 자신의 건강에 방해가 되는 행위를 선택하는 경우이다. 예를 들면 부모가 비만을 예방하기 위해 가족 내 성장기 청소년에게 저칼로리 영양식이를 섭취하게 하는 경우를 들 수 있다. 갈등적 선호는 개인의 조절에 대한 반대속성을 가진 행위를 선택하는 것이다. 예를 들어, 비만 환자가 저지방식이보다 고지방식이의 맛과 향이 좋아서 고지방식이를 선택하는 경우이다. 경쟁하는 갈등적 요구와 선호도는 독립적으로 건강증진 행위에 직접적인 영향을 준다고 가정한다.

(9) 건강증진 행위

건강증진 모형의 마지막 단계는 건강증진 행위의 수행이다. 건강증진 행위는 개인이 긍정적으로 건강증진 행위의 수행을 성취하도록 돕고, 건강한 습관을 형성하여 지속적으로 삶의 질을 높여가는 삶의 경험이다.

6. 범(횡)이론 모형

1) 배경

범이론 모형(Transtheoretical Model, TTM)은 1983년에 프로카스카(Prochaska)와 디클레멘테(DiClemente)가 개발한 이론으로, 심리적 이론의 역동성을 행위변화에 적용하여 건강행위의 과정을 설명하였다. 이 모형의 개발자는 프로이트(Freud), 스키너(Skinner), 로저(Roger) 등의 정신치료와 행동변화이론을 비교분석한 결과, 변화에 여러 단계가 있다는 점을 발견하였다. 즉 기존의 주요 중재이론에서 나온 변화의 원리 및 과정을 통합하여 변화 단계를 설명하려는 모형이다.

범이론 모형은 광범위한 건강영역에서 사용되고 있다. 알코올 중독, 물질남용, 불안장애, 공포장애, 섭취장애 등의 정신보건 영역뿐만 아니라 비만, 에이즈 예방, 유방암 검진, 자궁암 검진, 치료권고에 대한 이행, 임신과 흡연, 좌식생활 등의 다양한 프로그램을 개발하는 데 활용되고 있다.

범이론 모형은 10개의 변화과정과 6개의 변화단계로 구성되어 있으나 변화단계의 마지막 단계를 제외한 5단계 과정이 사용되고 있다. 변화과정은 변화단계를 유지하기 위해 대상자가 사용하는 암묵적 활동이나 명시적 활동을 의미한다. 중재프로그램의 지침이 되는 것은 변화과정이며, 변화과정은 변화단계에 직접적인 영향을 주고, 인지적 · 정서적 · 행동적 과정을 적용한다. 또한 변화과정은 의사결정의 균형과 자기효능감에 영향을 미쳐 간접적으로 변화단계에 영향을 준다고 가정한다. 의사결정의 균형과 자기효능감은 상호 간에 영향을 미친다고 가정한다.

2) 모형의 구조

범이론 모형의 변화과정 구조는 **그림 2.6**과 같으며, 변화단계별 변화과정은 **그림 2.7**과 같다.

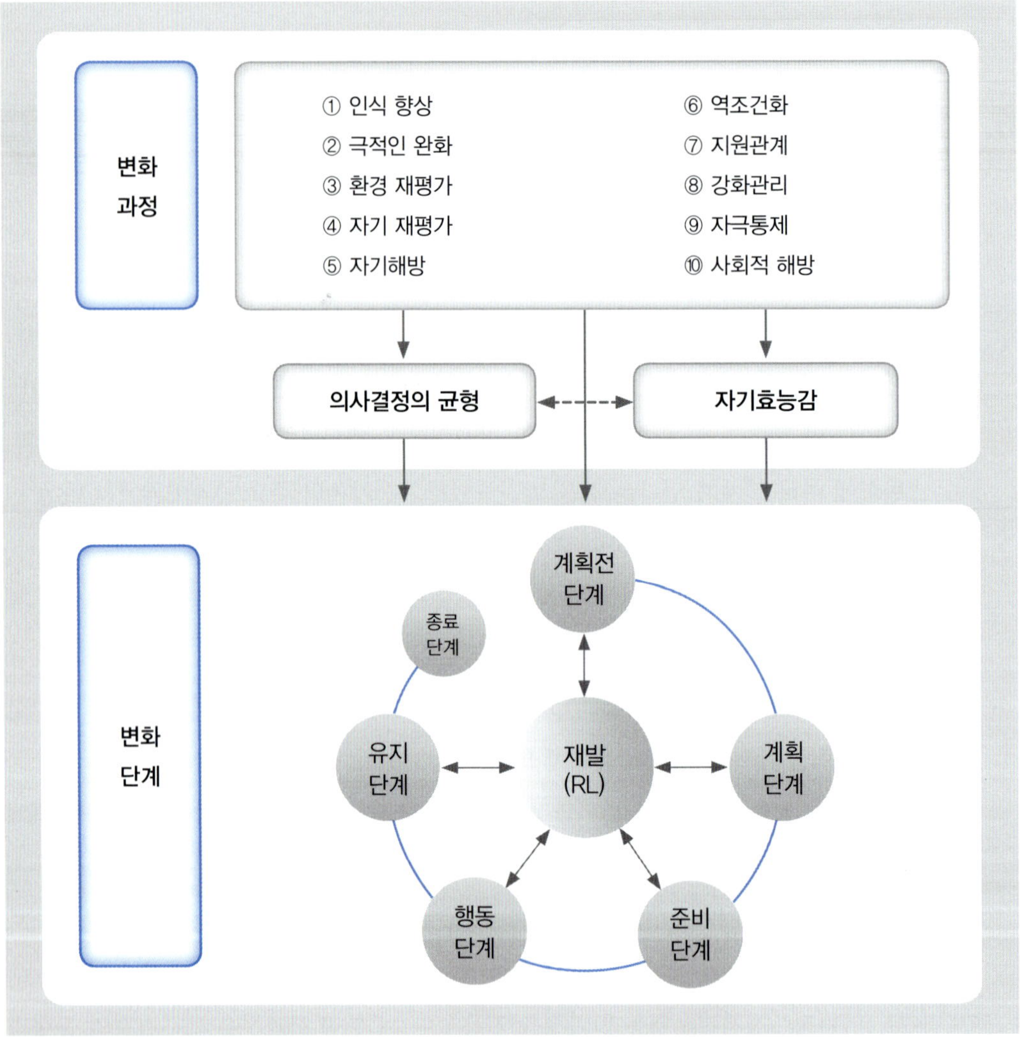

그림 2.6 범이론 모형

출처: Karen Glanz et al.(2008). Health Behavior and Health Education. Jossey-Bass.

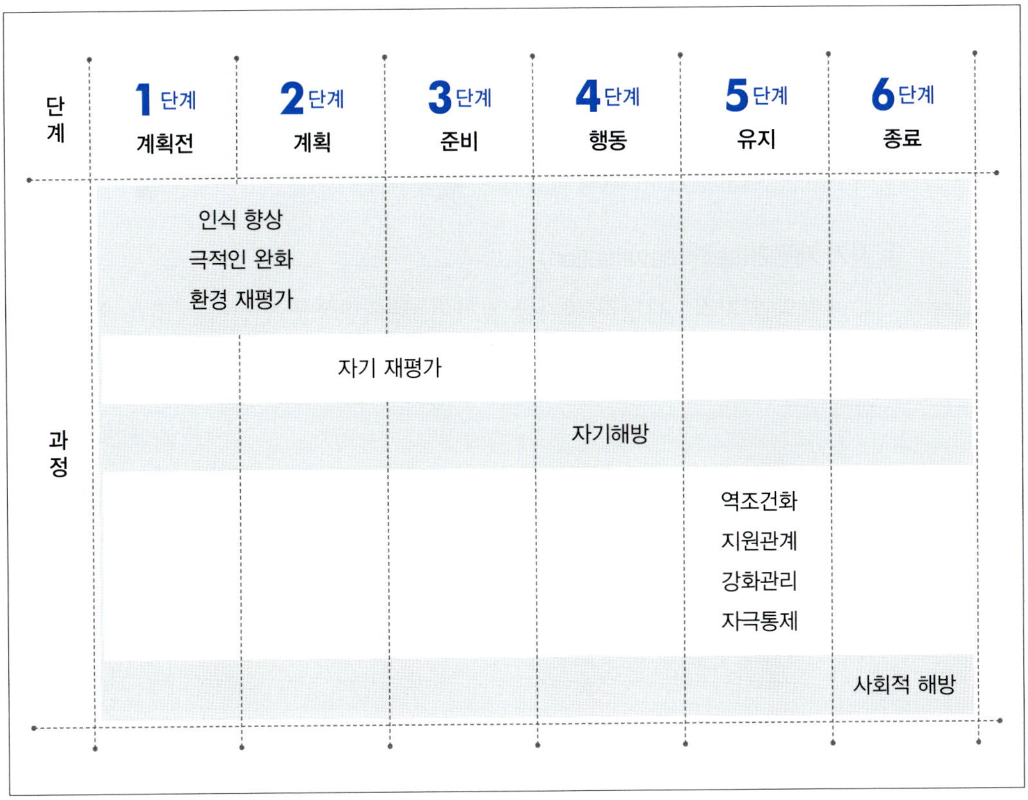

그림 2.7 **변화단계별 변화과정**

출처: Prochaska & Velicer(1997). The transtheoretical model of health behavior change. Am. J Health Promot. 12 (1): 38–48.

3) 주요개념 이해

(1) 변화과정

① 인식 향상(consciousness raising)

개인이 문제행동을 변화시키는 데 도움이 되는 새로운 정보나 아이디어 또는 조언 등을 찾고 배우는 것을 의미한다.

② 극적인 완화(dramatic relief)

개인이 불건강한 행위로 인한 위험요소에 따라 느끼는 공포, 불안, 걱정 등과 같은 부정적 감정의 경험을 극적으로 완화하는 것이다. 대표적으로 심리극이나 역할극, 애도, 개인적 고백, 미디어 캠페인 등이 활용된다.

③ 환경 재평가(environmental reevaluation)

개인 주변의 사회적 · 물리적 환경이 불건강한 행동에 미치는 부정적인 영향이나 건강한 행동에 미치는 긍정적인 영향에 대해 평가하여 인식하는 것이며, 감정이입훈련, 다큐멘터리, 가족개입 등이 활용된다.

④ 자기 재평가(self-reevaluation)

개인의 인지적 · 감정적 평가를 말하며, 행위변화를 인식하는 것은 인간의 자아정체성에 중요한 부분이다. 가치명료화, 건강한 역할모델, 심상요법 등이 활용된다.

⑤ 자기해방(self-liberation)

개인이 스스로 행동변화를 실천할 수 있다고 확고한 신념을 갖는 것을 의미하며, 다양한 수단을 확보하여 갖는 것이 도움이 된다. 다른 사람에게 자신의 계획 말하기, 새해의 결심 등이 활용된다.

⑥ 역조건화(counterconditioning)

개인이 불건강한 행위를 더 건강한 행위와 인식으로 대체하는 것을 의미하며, 긴장완화, 주장, 둔감화, 대체물, 긍정적 자기진술 등이 활용된다.

⑦ 지원관계(helping relationships)

개인이 불건강한 행동을 건강한 행동으로 변화시키기 위해 다른 사람으로부터 사회적 지지를 구하고 활용하는 것을 의미하며, 라포 형성, 치료적 협력, 상담가 전화, 동료그룹 등이 활용된다.

⑧ 강화관리(reinforcement management)

개인이 스스로 건강행위의 긍정적인 변화가 있으면 보상을 증가시키고, 불건강한 행위를 하는 경우에는 보상을 감소시키는 것을 의미하며, 조건부 계약, 명시적 또는 암시적 강화, 집단적 인정 등이 활용된다.

⑨ 자극통제(stimulus control)

개인이 불건강한 행위의 유발요소를 제거하고 건강한 행위의 유발기회를 증가하도록 통제하는 것을 의미하며, 회피, 환경재조정, 자조집단의 도움 등이 활용된다.

⑩ **사회적 해방(social liberation)**

개인이 사회적 규범도 건강한 행위변화를 지지하는 방향으로 변하고 있다고 인식하는 과정을 의미한다. 이 과정을 통해 옹호, 역량강화, 다문화 가족의 건강증진, 빈곤층의 건강증진 기회를 증가시킬 수 있다. 금연구역 설정, 학교폭력예방, 콘돔 사용 등이 활용된다.

(2) 의사결정의 균형

개인이 행동변화를 시도하면서 얻을 수 있는 긍정적 측면과 부정적 측면을 상대적으로 비교하여 평가하는 것을 의미한다. 긍정적 측면은 자신이나 다른 사람에게 이익이 되거나 인정을 받는 요소를 말하고, 부정적 측면은 행위변화에 소요되는 비용이나 자신과 다른 사람이 반대하는 요소를 말한다. 긍정적 측면은 행위변화를 지향하게 하고, 부정적 측면은 행동변화를 방해하게 된다.

(3) 자기효능감

어떤 상황에서 문제해결에 필요한 행동을 잘 수행할 수 있다는 개인의 주관적 판단이나 신념을 의미한다고 주장한 반두라(Bandura, 1982)의 자기효능감 이론에서 도입한 개념이다. 여기서는 자신이 건강하지 않거나 위험성이 높은 상황에 잘 대처할 수 있다는 자신감을 말한다. 또한 도전적인 상황에 대면하여 이전의 불건강한 행동을 반복하는 유혹에 빠지지 않을 것이라는 확신을 갖는 것을 의미한다.

(4) 변화단계

① **계획전단계(stage of precontemplation)**

개인이 6개월 이내에 어떠한 행동도 취하지 않는 단계로, 무관심단계라고도 한다. 일반적으로 개인이 가져올 행동변화에 대한 정보가 부족하거나 이전의 시도에서 실패한 경험이 있어 회피하는 경향을 가진 경우가 많다. 주로 건강유지나 건강증진에 대해 아직 준비되지 않았고, 접근이 어려운 대상자가 이 단계에 해당한다.

② **계획단계(stage of contemplation)**

개인이 6개월 이내에 어떤 행동을 취하려고 노력하는 단계로, 관심단계라고도

한다. 대개는 개인이 행위변화의 장점을 알고 있지만 단점도 알고 있어 손익계산을 하면서 망설이는 경우가 많다. 장기간 고민하므로 행위변화가 지연되며, 즉각적인 행동이행을 가져올 수 있는 프로그램을 수용할 준비가 미비한 대상자가 이 단계에 해당한다.

③ 준비단계(stage of preparation)

개인이 1개월 이내에 어떤 행동을 수행하려고 하거나 이미 그 방향으로 약간의 행동을 수행하고 있는 단계이다. 개인은 건강교육에 참여하거나 상담을 요청하거나 의사를 방문하거나 스스로 소행하는 방법을 안내하는 서적을 읽고 스스로 변화하려는 시도를 계획한다. 금연이나 비만클리닉 등 기존의 프로그램에 참여하는 대상자가 이 단계에 해당한다.

④ 행동단계(stage of action)

개인이 6개월 이내에 자신의 행동을 구체적으로 수정하는 단계이다. 어떤 불건강한 행위의 수정이 건강한 행위로 인정받기 위해서는 질병위험을 감소시키기에 충분한 과학적이고 실증적인 근거가 있어야 한다.

⑤ 유지단계(stage of maintenance)

개인이 6개월 이상 불건강한 행동을 구체적으로 명백하게 수정하여 원래의 불건강한 행위를 보이지 않는 단계이다. 개인은 불건강한 행동으로 돌아가고자 하는 유혹이 점차 줄어들고 수정된 건강한 행위를 지속하는 데 자신감을 갖게 된다. 유지단계는 약 6개월부터 5년까지 지속될 수 있다. 금연의 경우 1년간의 금연을 유지하다가 다시 흡연하는 경우가 약 43%인 것으로 알려져 있다(U.S. Department of Health and Humman Service, 1990).

⑥ 종료단계(stage of termination)

개인이 더 이상 이전의 행동으로 돌아가는 유혹에 빠지지 않고 완전한 자기효능감을 갖게 되는 단계이다. 이 단계는 개인이 아예 이전의 행동을 하지 않았던 것 같은 상태를 말하며, 어떤 상황에서도 이전의 행동을 하지 않는다는 확신을 갖는 단계이다. 대부분의 사람에게는 종료단계가 비현실적인 것일 수도 있다. 그러므로 프로그램 개발이나 연구에서는 종료단계를 강조하지 않는다.

chapter 2

2절

개인 간 수준의 건강행위 이론

학습목표

- 사회인지 이론의 구조와 개념을 설명할 수 있다.
- 사회관계망과 사회지지 간 모형의 구조와 개념을 설명할 수 있다.
- 스트레스와 대처 모형의 구조를 설명할 수 있다.

1. 사회인지 이론

1) 배경

사회인지 이론(Social Cognitive Theory)은 반두라(Bandura, 1962, 1977, 1978)에 의해 개발되었다. 인간행동은 개인, 환경 그리고 행동의 역동적 상호작용에 의해 학습된다는 이론이다. 파슬과 바라노프스키(Fosl & Baranowsky, 1981)는 건강교육 영역에 사회인지 이론을 적용하여 행동변화과정의 단계를 기술하였다.

사회인지 이론은 인간이 건강과 관련된 행동을 하게 되는 저변에 사회적 요소와 상호작용하여 행동변화를 촉진시킨다고 주장한다. 또한 이 이론은 인간의 특성이나 인지를 포함한 요소가 환경적 요소와 서로 작용하여 개인의 행위가 결정된다는 점을 강조한다.

2) 모형의 구조

사회인지 이론의 모형은 **그림 2.8**과 같다.

3) 주요개념 이해

(1) 상호결정론 Reciprocal determinism

개인의 특성, 환경 그리고 행동 간의 지속적인 상호작용이 일어나는 것을 상호결정론이라고 한다. 행동은 환경과 개인의 상호작용에 의한 결과가 아니라 세 가지 구성요소의 계속적인 영향으로 변화가 일어난다고 가정한다.

(2) 환경과 상황 Environment and Situation

환경은 개인의 행동에 영향을 미치는 사회적·물리적 환경을 의미한다. 사회적 환경에는 가족구성원, 친구, 동료, 기타 주변 사람의 생각이나 조언, 지지 등이 포함된다. 물리적 환경에는 장소의 크기, 주변 문화양식, 기후 등이 포함된다.

상황은 개인의 행동에 영향을 미치는 환경에 대한 인지나 정신적 표현을 의미하는 것으로, 장소, 시간, 물리적 특성, 활동, 참여자, 상황 내에서의 개인의 역할 등에 대한 개인의 인식이 포함된다. 환경과 상황은 인간의 행동을 이해하는

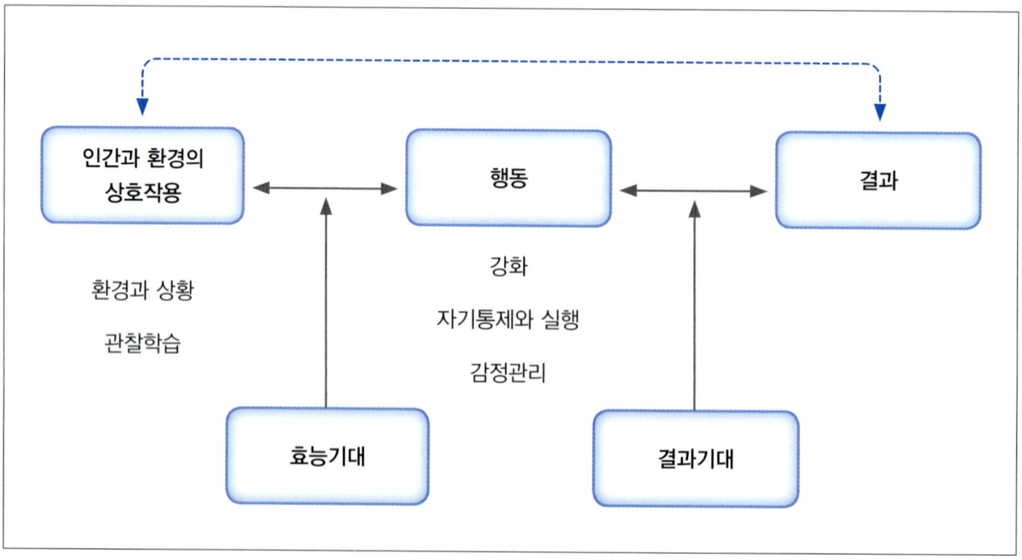

그림 2.8 사회인지 이론

출처: Karen Glanz et al.(2008). Health Behavior and Health Education, Jossey-Bass.

생태학적인 틀을 제공한다.

(3) 관찰학습Observational learning

관찰학습은 대리경험 또는 대리보상이라고 불리며, 개인이 타인의 행동과 타인이 받는 강화를 관찰하면서 학습이 이루어진다는 가정이다. 관찰학습에서는 관찰자가 불확실한 상황에서 경험하는 시행착오과정을 경험할 필요가 없다. 개인은 타인의 행동과 타인이 받는 강화를 관찰하여 타인의 행동을 설명하는 규칙을 발견한다.

(4) 기대Expectation

반두라는 기대를 행동의 선행결정인자라고 제안했는데, 개인은 특정 사건을 경험한 후 동일한 상황이 다시 발생하면 사건과 행동을 예측하며, 전략을 세워 검증하고, 특정 상황에서 행한 행동의 결과로 어떤 일이 일어날지 예상하게 되는 것을 의미한다. 기대는 걱정을 감소시키고 상황을 다루는 능력을 증가시킨다. 기대는 유사한 상황에서 이전 경험으로부터 행동을 습득하거나 유사한 상황에 처한 타인의 행동을 관찰하는 대리경험을 통해 또는 타인이나 사회로부터 유사한 상황을 듣고 설득되어서, 그리고 행동에 대한 심리 · 사회적인 각성을 통해 배운다고 가정한다.

(5) 자기효능감Self-efficacy

자기효능감은 개인이 특정 행동을 수행하면서 느끼는 자신감을 의미하며, 행동수정에 장애가 되는 요인을 극복하는 것을 포함한다. 반두라와 동료들은 자기효능감이 개인의 행동수정에 가장 중요한 필수적인 조건이라고 강조하였다.

자기효능감이 높을수록 건강행위의 변화와 유지, 그리고 이행을 잘 하는 것으로 많은 연구결과에서 나타났다. 자기효능감은 얼마나 노력을 투입할 것인지, 어느 수준에서 수행을 할 것인지 등에 영향을 미치며, 자신의 사고방식과 정서에도 영향을 준다고 가정한다.

(6) 행동능력Behavioral capacity

행동능력은 특정 행동을 수행하고자 하는 개인이 그 행동이 무엇인지에 대한 지식을 갖고 있어야 하며, 어떻게 행동하는지에 대한 기술을 습득하고 있어야 한다고 가정한다. 이 개념은 학습과 수행을 구별하고 학습 후에 수행이 된다고 가정한다. 또한 하나의 행동은 학습될 수는 있지만 학습되지 않은 상태에서 수행될 수는 없다고 가정한다.

(7) 강화 Reinforcement

강화는 사회인지 이론을 조직화하는 데 가장 핵심적인 개념으로, 긍정적 강화와 부정적인 강화가 있다. 사회인지 이론에서는 직접강화, 대리강화, 자기강화의 세 가지로 분류하고 있다. 직접강화는 관찰자인 개인이 모델의 행동을 성공적으로 재생하고 직접적으로 강화를 받는 것으로, 행동의 결과에 대한 개인의 인지된 결과가 중요하다. 대리강화는 관찰자인 개인이 직접 경험하지는 않았지만 다른 사람의 직접강화를 목격한 후 강화를 받는 것이다. 자기강화란 관찰자인 개인이 스스로에게 강화를 주거나 통제하는 것을 의미한다. 또한 이 세 가지 종류의 강화를 다시 외적강화와 내적강화로 재구분하고 있다. 외적강화란 외부의 보상이며, 내적강화란 개인 스스로 심리적인 보상을 하는 것을 의미한다.

(8) 자기통제와 실행 Self-control and performanc

실행은 개인이 정한 목표를 달성하기 위해 하는 행동을 의미하며, 자기통제는 목표달성을 위해 스스로 행동을 통제하도록 하는 것이다. 반두라는 자기통제체계에는 자신의 행동이나 행동에 영향을 미치는 요인을 모니터링하고, 개인적인 기준과 비교하며, 개인적으로 자기보상을 하고, 심리적인 반응을 하는 등의 여러 구성요소의 하위기능이 있다고 주장하였다. 실행기준을 설정하는 것은 중요한 요인이며, 자기통제 증진을 위한 노력은 구체적인 행동에 초점을 두어야 한다.

(9) 감정관리 Emotion management

반두라는 지나친 감정이 학습과 실행을 방해한다는 점을 제시하면서 어떤 자극은 개인에게 방어적 행동을 취하게 한다고 주장하였다. 방어적 행동은 자극을 잘 다루므로 공포, 걱정, 적대감과 감정의 상승을 감소시킨다. 이에 대해 무스(Moose, 1976)는 네 가지 행동관리의 범주를 제시하였다. 첫 번째는 심리적인 방어로, 부정, 억제, 순화 등이다. 두 번째는 문제 재구성과 같은 인지기술에 관한 것이다. 세 번째는 점진적 긴장완화나 운동 등의 스트레스 관리기술이다. 네 번째는 문제를 명료화하고 해결책을 파악하여 선택 · 이행하는 문제해결방법이다. 대체로 사회인지 이론에서는 행동기술 관리를 배우는 데 사용한다.

2. 사회관계망과 사회적 지지 간 모형

1) 배경

바네스(Barnes)는 1954년에 기존의 확대가족이나 집단의 개념으로 설명할 수 없는 사회적 관계를 설명하기 위해 처음으로 사회관계망이라는 개념을 소개하였다. 사회관계망의 특성은 관계 밀도가 높은 관계망의 구성원이 더 친밀하고 수단적인 지지를 교환하며, 구성원에게 관계망의 규범에 순응하게 하는 사회적 영향을 더 많이 미친다. 즉 상호연결이 더 많은 관계망과 지리적 인접성이 더 큰 관계망이 친밀도가 높고 다양한 지지를 많이 제공한다는 개념이다.

사회적 지지는 1976년 카셀(Cassel)에 의해 처음 소개되었다. 카셀은 사회적 지지가 핵심적인 심리사회적 보호요인으로 작용하며, 스트레스가 건강에 미치는 유해한 영향에 대한 개인의 취약성을 감소시킨다고 하였다. 또한 카셀은 사회적 지지는 다양한 건강결과의 발생과 빈도에 영향을 줄 수 있다고 하였다.

사회관계망과 사회적 지지 간 모형은 이론이 아니다. 다만 사회적 관계와 건강 간의 관련성에 있어서 개인과 환경 간의 기본적인 과정을 설명하기 위해 사회심리적 이론이 활용되어 모형이 개발되고 있다.

2) 모형의 구조

사회관계망과 사회적 지지 간 모형의 구조는 **그림 2.9**와 같다.

3) 주요개념 이해

(1) 사회관계망Social networks

인물 중심의 사회관계망을 의미한다. 사회관계망의 구조는 쌍방관계의 특성

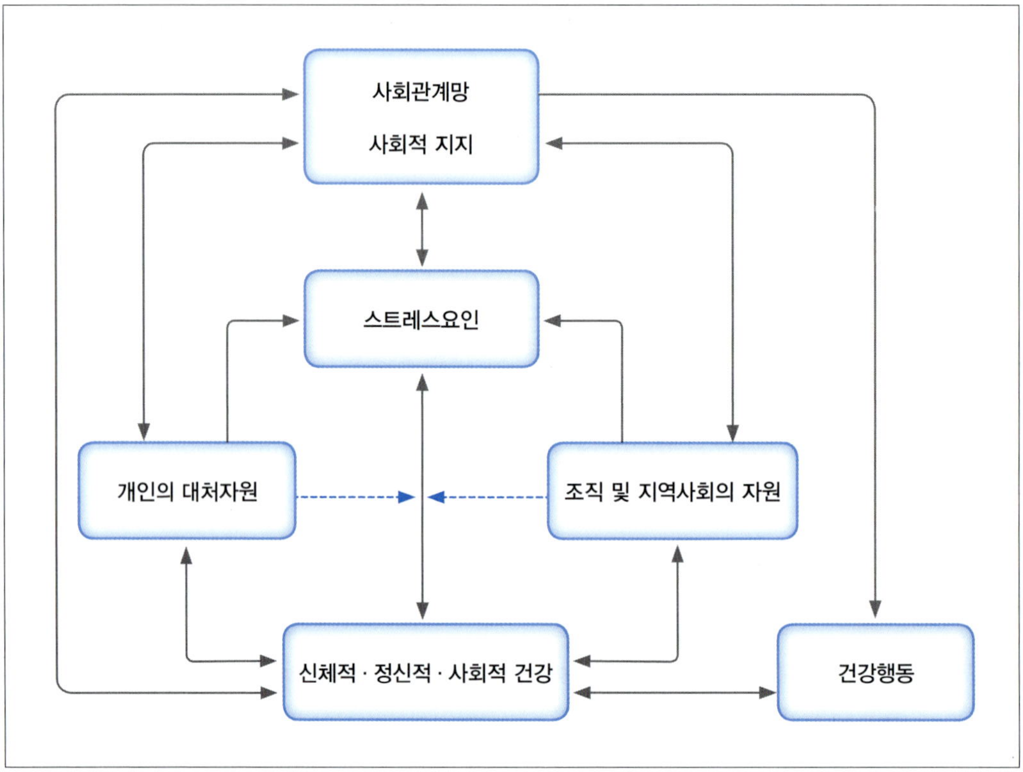

그림 2.9 사회관계망과 사회적 지지 간 모형

출처: Glanz, Rimer, & Viswanath(2008). Health Behavior and Health Education. Jossey-Bass.

으로 표현하기도 하고 관계망 전체의 특성으로 표현하기도 한다. 쌍방관계의 특성은 관계 내에서 서로 지원과 지지를 주고받는 상호성, 정서적 친근감을 제공하는 강도, 관계구성원이 서로 상호작용하는 복잡성, 관계구성원의 인구학적으로 유사한 동질성 그리고 관계구성원의 핵심인물로부터의 거주거리인 지리적 인접성 등 다양하다. 사회관계망은 건강행동에 직접적인 영향을 미치며, 개인의 신체적 · 정신적 · 사회적 건강과 상호영향을 미친다.

(2) 사회적 지지 Social support

사회적 지지는 타인에게 도움을 주려는 의도를 갖고, 의식적으로 타인이 필요로 하는 면에서 지지를 제공하는 것을 의미한다. 하우스(House, 1981)는 네 가지 영역으로 지지적인 행동을 구분하였다. 정서적 지지는 공감, 애정, 신뢰, 관심을 제공하는 것이고, 수단적 지지는 도움이 필요한 사람에게 실제적인 원조나 서비스를 직접 제공하여 돕는 것이다. 정보적 지지는 문제해결에 활용할 수 있는 조언이나 제안 등의 정보를 제공하는 것이며, 평가적 지지는 긍정적인 피드백의 확인 및 사회적인 비교 등을 통해 자기평가에 유용한 정보를 제공하는 것이다. 정보적 지지는 타인의 생각과 행동에 영향을 미칠 수 있으므로 관심과 신뢰 그리고 타인의 자기결정권을 존중하는 맥락에서 지지가 제공되어야 한다. 사회적 지지 또한 건강행동에 직접적인 영향을 미치며, 개인의 신체적 · 정서적 · 사회적 건강과 상호영향을 미친다.

(3) 스트레스요인 Stressors

스트레스요인은 인체에 가해지는 비특이적 반응으로 인간의 모든 활동에는 스트레스요인이 존재하며, 누구나 스트레스를 받으면서 살고 있다는 셀리에(Selye, 1956)의 스트레스 개념을 근거로 하고 있다. 스트레스요인은 긍정적 스트레스요인과 부정적 스트레스요인으로 분류하며, 긍정적 스트레스요인이 증가하면 건강과 건강행위가 증가하고 유쾌한 경험을 하게 되고, 부정적 스트레스요인이 증가하면 건강수준과 건강행위가 감소하여 불유쾌하고 병리적인 상태가 나타난다(Lazarus & Folkman, 1984). 스트레스요인은 사회관계망과 사회적 지지와 상호영향을 미치며, 개인의 신체적 · 정신적 · 사회적 건강에 상호영향을 미친다.

(4) 개인의 대처자원 Individual coping resources

개인의 대처자원에는 문제해결능력, 새로운 연결 및 정보에 대한 접근성, 통제인식 등이 포함되어 있다. 개인의 대처자원요인은 직접적으로 개인의 신체적 · 정신적 · 사회적 건강과 상호영향을 미치며, 스트레스에 직접적인 영향을 주어 대처할 수 있게 한다.

(5) 조직 및 지역사회의 자원 Organizational and community resources

조직 및 지역사회의 자원에는 지역사회의 역량강화와 지역사회의 경쟁력이 포함되어 있다. 조직 및 지역사회의 자원요인은 개인에게는 사회적 환경이 될 수 있고, 직접적으로 스트레스에 영향을 미치며, 개인의 신체적 · 정신적 · 사회적 건강과 상호영향을 주고, 궁극적으로 건강행동에 간접적인 영향을 미칠 수 있다.

(6) 신체적 · 정신적 · 사회적 건강Physical mental, social health

개인의 신체적 · 정신적 · 사회적 건강상태를 의미한다. 사회적 관계망과 사회적 지지, 스트레스요인, 개인의 대처자원, 조직 및 지역사회의 자원 그리고 건강행동과 모두 상호영향을 미친다고 가정한다.

(7) 건강행동Health behaviors

건강행동이란 개인의 건강과 관련된 행동을 의미하며, 행동위험요인, 예방, 질병을 초래하는 행동 등이 포함된다. 건강행동은 개인의 신체적 · 정신적 · 사회적 건강과 상호영향을 미친다고 가정한다.

3. 스트레스와 대처 모형

1) 배경

건강, 스트레스, 대처에 대한 개념화는 1930년대에 생물학과 정신생리학 분야에서 주로 이루어졌으며, 점차 역학이나 심리학 분야에서도 스트레스와 건강 관계를 이해할 목적으로 개념화가 이루어지기 시작했다.

셀리에(Seyle, 1956)는 연구를 통해 스트레스원에 대한 반응으로 경보반응, 저항, 탈진 등 일반적응증후군 3단계를 기술하였다. 1960년대와 1970년대에는 생애주기에서의 스트레스 사건을 수량화하기 시작하였으며, 스트레스란 이를 인식하는 사람에게 자극의 의미가 무엇인가에 따라 달라지는 상호반응적 현상으로 받아들여지기 시작했다. 이 시기의 스트레스와 대처 모형은 주어진 사건이나 상황이 개인에 따라 다르게 인식된다는 것이 핵심개념이었다.

스트레스와 관련된 생물학과 역학 분야의 연구결과는 성격적 특성과 심리적 상태가 발병과 관련이 있다고 시사한다. 또한 만성적 스트레스원에 대한 반응은 신체적인 교감신경계와 내분비계에 영향을 미쳐 다양한 건강문제를 유발하는데, 복잡한 관련성 때문에 생물학적 요인과 심리학적 요인을 분리하는 데 어려움이 있다.

스트레스와 대처 모형은 스트레스 상황에 대처하는 과정을 평가하는 이론적 틀이다. 스트레스 경험은 사람과 환경 간의 교류로 구성되는데, 교류란 외적인 스트레스원의 자극에 대한 개인의 평가 및 심리 · 사회 · 문화적으로 가능한 자원에 의해 중재되는 것을 의미한다.

개인이 스트레스원에 접하게 되면 1차적으로 잠재적 위협을 평가하고, 2차적으로 자신이 상황을 변화시킬 수 있는 능력과 부정적인 정서반응을 다룰 수 있는 능력을 평가한 후에 문제관리와 정서조절 등의 대처를 통해 그 결과를 얻게 된다고 가정한다. 즉 개인이 스트레스원에 대한 조정과정을 거치고, 조정요인을 동원하여 결과에 이르게 되는 교류과정이다.

2) 모형의 구조

스트레스와 대처 모형의 구조는 **그림 2.10**과 같다.

3) 주요개념 이해

(1) 1차 평가Primary appraisal

1차 평가는 개인이 스트레스원이나 위협적인 상황의 심각성을 평가하여 판단을 내리는 것을 의미한다. 1차 평가에서 가장 기본적인 두 가지 평가는 위협에 대한 취약성 인식과 심각성 인식이다. 1차 평가는 스트레스원에 대처하기 위한 노력에 영향을 준다. 만일 상황이 긍정적이거나 유익하거나 무관하다고 인식되면 부정적인 위협은 크게 일어나지 않는다.

(2) 2차 평가Secondary appraisal

2차 평가는 개인이 가지고 있는 대처자원과 대안을 평가하는 것을 의미한다. 개인은 스트레스 상황에 대해 무엇을 어떻게 대처할 것인지를 다룬다. 2차 평가는 상황을 변화시킬 수 있는 능력을 인식하는 것으로 결과 통제력의 인식, 정서 통제력의 인식, 개인의 자기효능감이 포함된다.

(3) 상황적 대처유형과 사회적 지지Dispositional coping style & social support

상황적 대처유형은 스트레스원에 대한 개인의 정서적 또는 기능적 반응에 영향을 줄 수 있는 일반화된 행동방식이다. 사회적 지지는 타인에게 도움을 주려는 의도를 갖고, 의식적으로 타인이 필요한 지지를 제공하는 것을 의미한다. 사회적

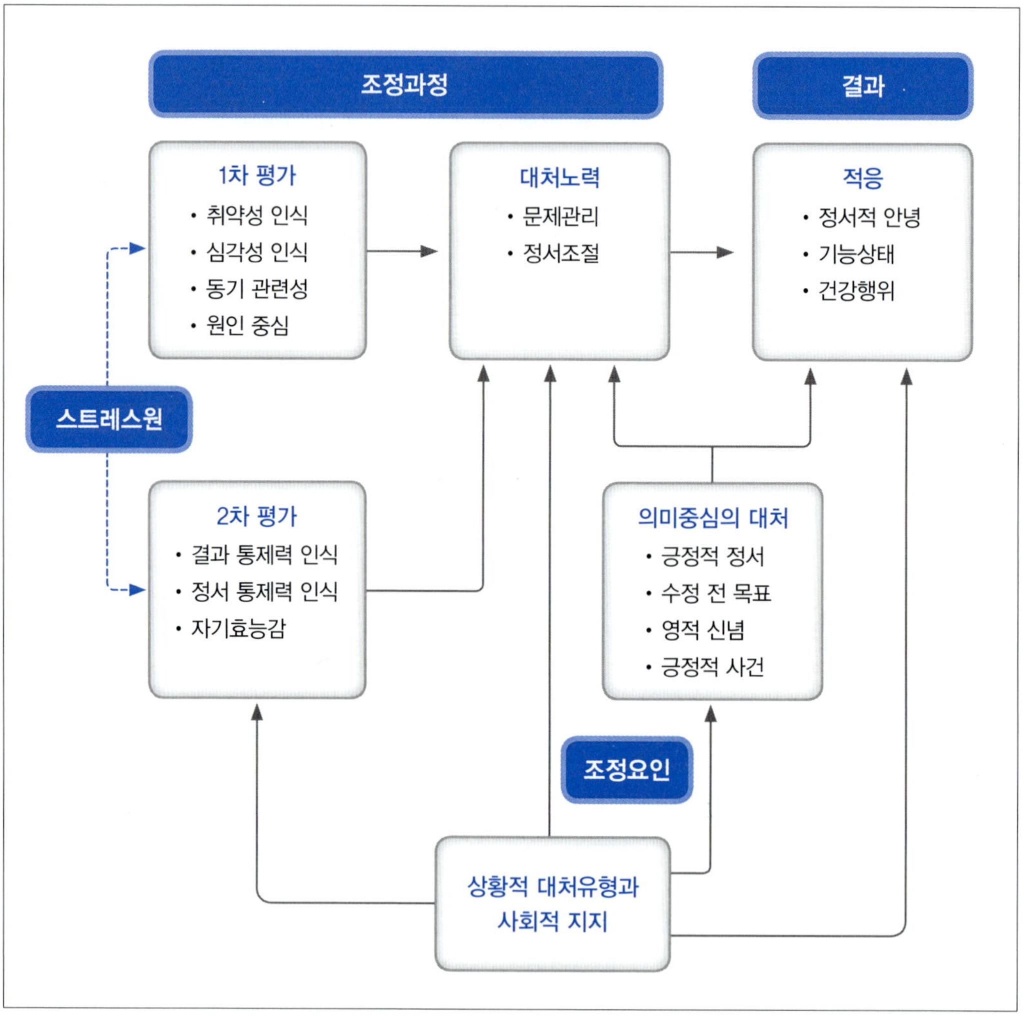

그림 2.10 **스트레스와 대처 모형**

출처: Glanz, Rimer, & Viswanath(2008). Health Behavior and Health Education. Jossey-Bass.

지지에는 네 가지가 있는데, 정서적 지지는 공감, 애정, 신뢰, 관심을 제공하는 것이고, 수단적 지지는 도움을 필요로 하는 사람에게 실제적인 원조나 서비스를 직접 제공하여 돕는 것이다. 정보적 지지는 문제해결에 활용할 수 있는 조언이나 제안 등의 정보를 제공하는 것이며, 평가적 지지는 긍정적인 피드백의 확인 및 사회적인 비교 등을 통해 자기평가에 유용한 정보를 제공하는 것이다. 2차 평가나 대처노력, 의미기반 대처, 적응에 모두 직접적인 영향을 미친다고 가정한다.

(4) 대처노력Coping effort

대처노력은 문제관리와 정서조절이라는 두 가지 차원에서 개념화되고 있다. 문제중심적 대처인 문제관리 방안은 스트레스 상황을 변화시키는 데 초점을 두는 것으로, 적극적인 대처, 문제해결, 정보추구 등이 포함된다. 정서중심적 대처인 정서조절은 스트레스 상황에 대한 개인의 생각과 느낌을 변화시키는 데 초점을 두고 있으며, 사회적 지지, 감정해소, 회피 또는 부정 등이 포함된다. 스트레스원이 가변적인 경우에는 문제관리적 방안이 적합하고, 스트레스원이 고정된 경우에는 정서중심적 대처방안이 적합하다. 결과인 적응에 직접적인 영향을 준다.

(5) 의미중심의 대처Meaning-based coping

긍정적 정서를 이끌어내는 대처과정으로 긍정적 정서는 문제중심 또는 정서중심 대처를 재규정할 수 있게 하여 대처과정이 지속될 수 있게 해준다. 수정 전 목표, 영적 신념과 긍정적 사건 등이 포함된다. 대처노력과 적응에 직접적인 영향을 준다고 가정한다.

(6) 적응Adaptation

대처노력에 의해 영향을 받아 스트레스원에 적응하는 상태를 의미한다. 문제나 스트레스원은 시간이 지남에 따라 변하므로 적응은 다른 시간대에서 나타난다. 적응은 정서적 안녕, 기능상태, 건강행위라는 세 가지 적응형태로 구분된다. 적응은 대처전략에 따라 장기적 또는 단기적으로 나타나며, 긍정적이거나 부정적으로 나타나게 된다.

chapter 2

3절

집단 및 지역사회 수준의 보건사업기획 이론

학습목표

- PRECEDE-PROCEED 모형의 구조와 개념을 설명할 수 있다.
- 사회마케팅 모형의 구조와 개념을 설명할 수 있다.
- 디그난과 카알 모형의 구조와 개념을 설명할 수 있다.
- 혁신확산 모형의 구조와 개념을 설명할 수 있다.
- PATCH 모형의 구조와 개념을 설명할 수 있다.
- MATCH 모형의 구조와 개념을 설명할 수 있다.
- MAPP 모형의 구조와 개념을 설명할 수 있다.

1. PRECEDE-PROCEED 모형

1) 배경

PRECEDE-PROCEED 모형은 이론적용을 위한 구조를 제공하여 가장 최적의 중재전략을 찾아 수행하게 한다. 프리시드(PRECEDE)는 그린(Green)과 동료들이 1970년대에 개발한 것으로 교육환경적 진단 및 평가에 있어 성향적, 강화적 그리고 역량강화적 개념구성체(Predeisposing, Reinforcing & Enabling Constructs in Educational/Environmental Diagnosis & Evaluation)의 약자이다.

프로시드(PROCEED)는 1991년에 추가 확장된 교육 및 환경개발 측면의 정책적 · 규제적 · 조직적 개념구성체(Policy, Regulatory & Organizational Contructs in Educational & Environmental Development)의 약자이다.

이 모형은 2005년에 총 8단계로 수정되었으며, 실천을 위한 계획 모형으로 중재대상의 상황과 요구를 여러 단계의 기법을 통해 파악하도록 하고, 보건프로그램을 개발하여 실행하도록 안내한다. 또한 보건프로그램의 목적이 얼마나 성취되었는지를 평가해보는 진단과 평가 모형으로 구성되어 있다.

이 모형은 우선순위를 정하는 데 도움이 되는 구체적인 지침을 제공하므로 투입자원을 더 효율적이고 효과적으로 사용할 수 있다. 그리고 개인이 특정 건강행동을 할 때 그 책임을 개인 당사자에게 지우지 않고 사회적 상황이 개인의 건강행동에 미치는 영향을 고려하도록 조직, 법규와 제도 그리고 공공정책의 변화 등을 강조하고 있다.

이 모형은 투입보다는 결과를 중시하며 삶의 질을 강조하는 보건교육 및 건강증진의 한 부분이다. 체계적인 모형에 기초한 계획모델의 이용은 모든 이론적 개념을 포함하고, 문제해결을 위한 포괄적인 접근방법을 갖게 한다. 이 모형은 예측 이론이 아니며, 실천에 올바르게 적용할 수 있게 도와주는 통합적인 계획 모형이다.

2) 모형의 구조

PRECEDE–PROCEED 모형의 구조는 **그림 2.11**과 같다.

3) 주요개념 이해

(1) 1단계: 사회적 사정

건강증진 사업의 궁극적인 목적은 건강한 삶을 통해 삶의 질을 향상시키는 데 있다. 사회적 사정이란 지역사회의 삶의 질을 수집하는 것으로 주관적이고 객관적인 정보를 수집한다. 객관적 사정은 실업률 지표, 주택밀도 지표, 대기오염이나 수질오염 등의 환경지표 등이 포함된다. 주관적 사정은 지역주민의 스트레스, 대처, 삶의 만족도 등을 포함한다. 사회적 사정을 위해서는 면담, 포럼, 포커스그룹, 설문조사, 각종 사회적 지표 통계자료, 연구논문이나 국가적 자료 등의 고찰

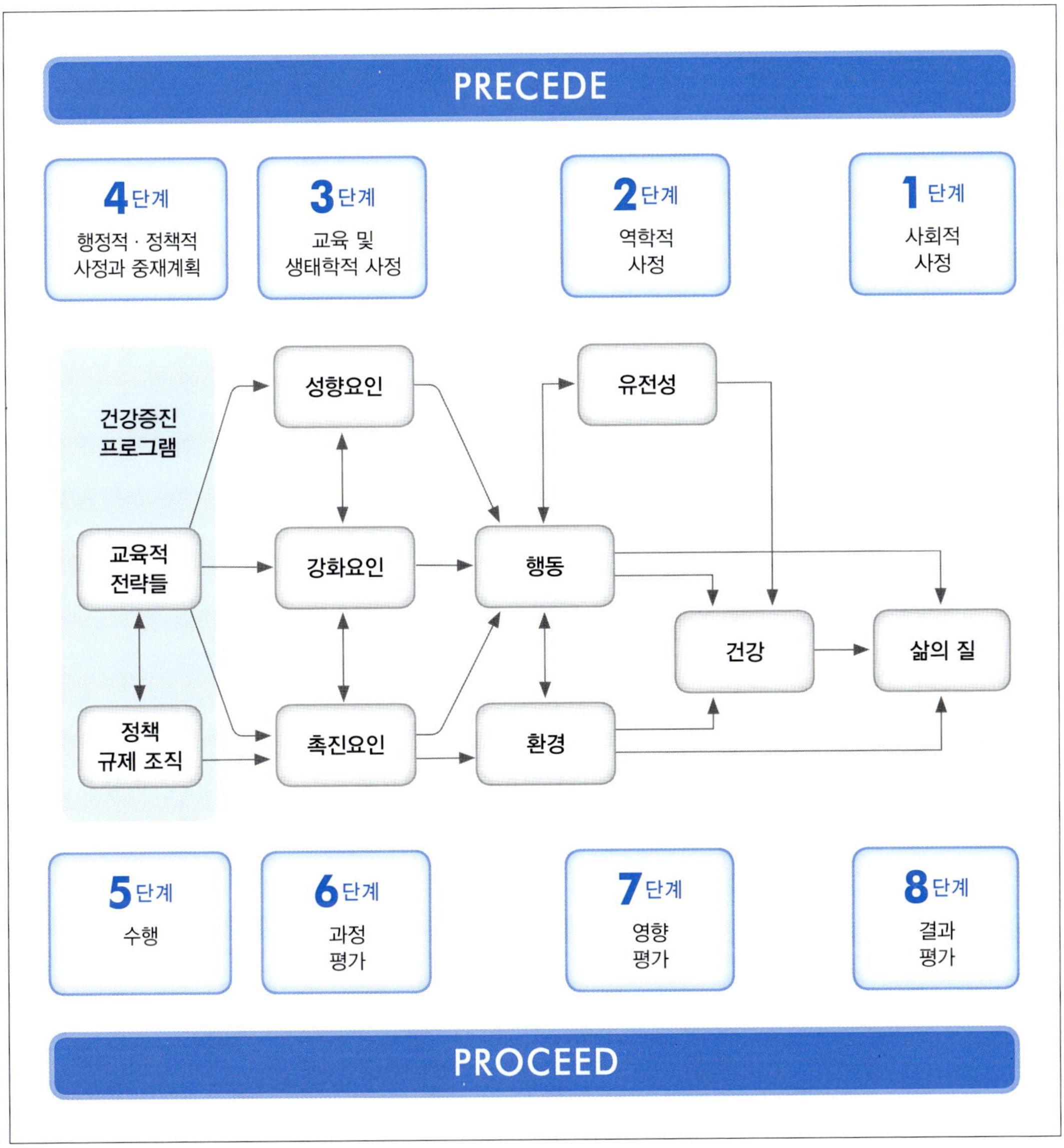

그림 2.11 PRECEDE–PROCEED 모형

출처: Green et al(2005). Health Program Planning: An Educational and Ecological Approach (4th. ed.).

방법을 활용할 수 있다.

(2) 2단계: 역학적 사정

대상자의 삶의 질에 영향을 미치는 구체적인 건강문제나 건강지향 목표를 규명하고 가장 시급하게 필요한 건강문제가 무엇인지 규명해보고, 우선순위를 설정하는 단계이다. 이를 위해 전형적인 생명지표인 사망률, 만성질환 유병률, 암 유병률, 이환율 그리고 장애율 등의 역학자료를 수집하여 유전학적 · 행동적 · 환경적 요소가 건강에 미치는 영향을 분석하여 다양한 질병위험 요소의 관계를 규명한다. 여기에 불편감이나 불만족을 포함하여 삶의 질을 예측하는 5가지 요소라고 말하기도 한다. 건강상태에 관한 긍정적인 자료로는 평균 여명과 체력상태 등이 포함된다.

(3) 3단계: 교육 및 생태학적 사정

보건사업의 내용을 구성하기 위해 건강이나 삶의 질에 관련된 건강행위나 환경상황에는 무엇이 있는지를 규명한다. 주로 건강행위에 영향을 주는 성향요인, 강화요인, 촉진요인을 규명한다. 이 세 가지 요인은 건강행동에 직접적으로 영향을 준다고 가정한다.

① 성향요인

건강행위를 초래하거나 근거가 되는 인지와 정서적인 요인으로 지식, 태도, 신념, 가치, 자기효능, 의도 등이 속한다. 사회경제상태, 연령, 성, 가족상황 등의 인구학적 요소들은 성향요인에 속하지는 않으나 건강전문인이 중재전략을 세우기 위해 고려해야 할 요인이다.

② 강화요인

건강행위가 반복되고 지속되도록 보상을 제공하는 행위와 관련된 요인으로 사회적 지지, 동료영향, 의료제공자의 충고 및 피드백 등이 속하며, 건강행위를 함으로써 신체적으로 얻은 결과도 포함된다. 건강전문인은 사업대상자가 변화된 새로운 건강행위에 대한 지지적 보상을 받는 기회를 최대한으로 가졌는지에 대해 사정해야 한다.

③ 촉진요인

건강행위가 실제로 나타나도록 촉진하는 행위 이전의 요인으로, 집단이나 지역사회가 행동을 취하도록 촉진한다. 지역사회 보건의료나 자원이용 가능성, 접근성, 시간적 여유 등이 속한다. 건강전문인은 지역사회의 촉진요인을 직접 변화시키는 중재전략을 기획하기 위해 촉진요인에 대한 사정을 해야 한다.

(4) 4단계: 행정적 · 정책적 사정과 중재계획

① 행정적 · 정책적 사정

보건프로그램을 실행하기 위한 조직과 행정적인 자원을 검토하고 평가한다. 행정적 사정에는 정책, 자원환경, 조직상황을 판단하고 실행하며, 정책적 사정은 프로그램의 목적과 목표가 조직의 정책목적과 목표에 일치하는지 확인한다. 특히 보건프로그램을 지원할 수 있는 예산, 가능한 자원, 장애요인, 현 정책과의 관련성 및 정책의 개선점을 확인한다.

② 중재계획

사회적 · 생태학적 면을 고려하여 우선순위 결정요인을 보건프로그램 구성요소에 연계시키는 과정으로 조합, 배치, 공유, 조화의 과정으로 이루어진다. 먼저 조합과정은 보건프로그램의 목표를 사회 및 생태학적 수준에 따라 구분하고 중재전략을 조합하는 과정이다. 이때 개인, 조직, 지역사회, 정부 수준에 따라 목표와 중재활동을 연계한다. 배치과정은 프리시드 사정을 통해 파악된 건강문제 결정요인과 후속결과 간의 관계를 설명하는 이론과 활동 간의 논리를 설명하는 프로그램 이론을 설정하는 과정이다. 공유과정은 이전부터 현재까지 사용한 프로그램을 파악하여 경험적 정보를 얻거나 자원을 공유한다. 이러한 전략은 시행착오를 줄이는 데 효율적이다. 조화과정은 기획된 프로그램에 대한 현장의견이나 전문가의 의견을 반영하고 현상의 맞춤과 전문성을 함양하고 차이점을 줄이는 과정이다.

(5) 5단계: 수행

자원의 제약, 시간적 장애, 프로그램을 실행할 인력의 자질 등을 확인한다. 또한 프로그램의 실행을 성공적으로 하기 위해 중재방안을 검토하고, 행정적 문제를 파악하며, 자원의 배분상태 등을 점검한다. 4단계와 5단계는 구분이 불명확하며 연계되어 진행된다.

(6) 6단계: 과정평가

보건프로그램을 수행하는 과정에서 평가를 실시하고 문제가 발견되면 즉시 수정한다.

(7) 7단계: 영향평가

보건프로그램 수행의 단기적 효과를 평가한다.

(8) 8단계: 결과평가

보건프로그램 수행의 장기적인 결과인 건강수준과 삶의 질을 평가한다.

2. 사회마케팅 모형

1) 배경

사회마케팅(Social Marketing) 모형은 개인과 사회의 안녕 수준을 향상시키기 위해 사회적 이념 또는 행동실천에 대한 집단구성원의 수용성을 증대시키는 보건프로그램을 설계하고 실행하며 통제하는 과정이다. 사회마케팅 과정을 통해 사회적인 변화가 나타날 수 있는데, 주로 정부기관이나 공공단체가 주도하는 사회공익을 위한 프로그램을 개발하는 데에 사용된다.

사회마케팅 접근은 기업의 이익에 초점을 두는 것이 아니라 개인과 사회의 이익에 초점을 두고 있다. 또한 개인의 인식이나 태도의 변화가 아니라 행동변화에 초점을 두고 있으며, 특히 표적집단의 역할에 초점을 두고 있다. 즉 시장 확보의 원리와 기법을 사용하여 소비자가 사회적 가치와 이념을 실천하고 건강유지와 건강증진을 실천하도록 하는 과정이다.

보건사업에서의 사회마케팅 접근은 상업적인 마케팅에서 나타나는 것과 같이 재화로 측정되지 않고, 직접적인 보상이 없으므로 행동변화를 수용하는 사람이 많아져야 목표를 성공적으로 성취할 수 있다. 또한 보건사업에 상업적인 마케팅을 그대로 사용하기보다는 보건문제를 해결할 수 있는 방향으로 사용해야 한다.

2) 모형의 구조

사회마케팅 모형의 구조와 과정은 **그림 2.12**와 같다.

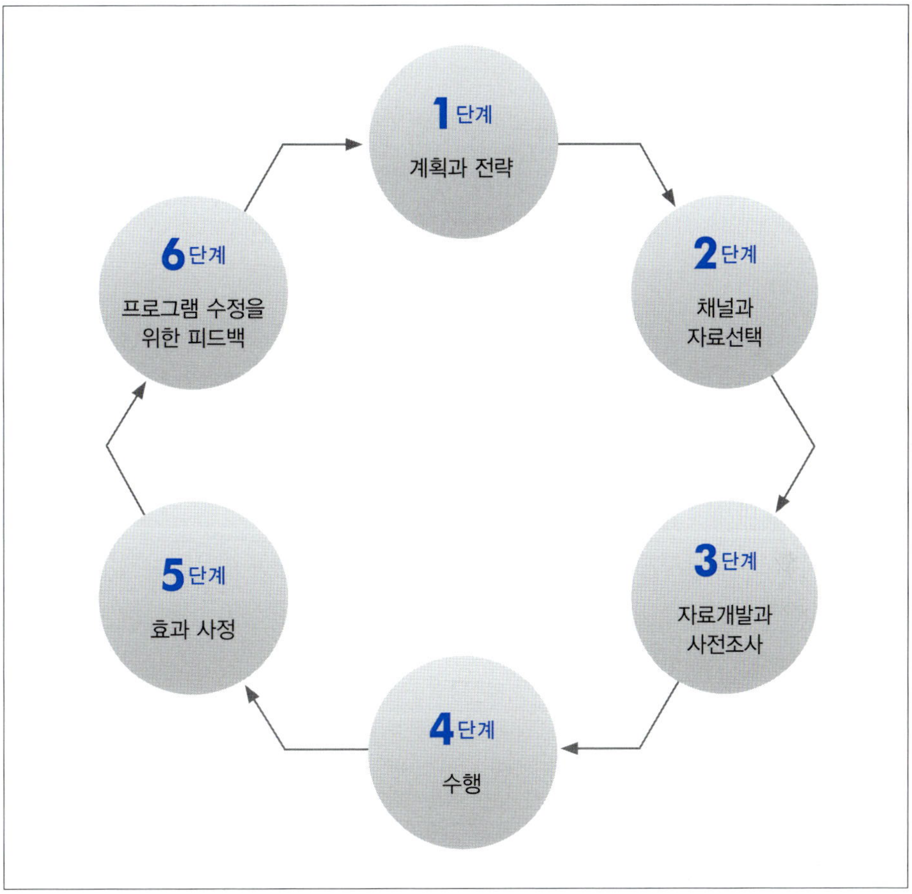

그림 2.12 **사회마케팅 과정**

출처: 유광수 외(2014). 보건프로그램 개발 및 평가. 정담미디어.

3) 주요개념 이해

(1) 사회마케팅의 핵심요소

① 대상자 지향성

보건문제를 해결하고자 하는 대상자의 요구가 무엇인지에 초점을 맞추고 시작한다.

② 집단분석과 분화전략

전체 집단을 특성에 따라 표적집단으로 나누고 프로그램을 개발하여 특성화시키는 분화전략을 사용한다. 건강증진 행위를 실천하는 데의 참여 정도, 참여 가능성, 집단 내 의사소통, 기대행동과 관련된 동기 등이 변수로 작용할 수 있다.

③ 의사소통 채널의 분석

표적집단의 대상자가 가장 잘 접촉하거나 참석하거나 반응하는 상황, 시간, 그리고 장소를 결정하기 위해 의사소통 채널과 분포를 분석한다.

④ 사전조사

대상자에게 보건사업에서 사용되는 새로운 용어나 의미를 정확하고 쉽게 설명하고, 관련성이나 포괄성 및 동기의 특징과 영향을 결정하기 위한 보건사업의 구성에 대해 우선적으로 표적집단의 대표자를 사전조사한다.

⑤ 마케팅 전략

대상자가 전달사항이나 보건서비스를 최대한 이용하도록 유도하고, 계획과 수행에 있어 가격과 장소, 판매촉진 특성을 적용하기 위해 다양하게 혼합된 마케팅 전략을 사용한다.

⑥ 과정 추적체계

마케팅 관리자가 프로그램을 관찰하고 조정하도록 돕는 통합적이고 통제적인 기능을 한다.

⑦ 자발적 교환

보건서비스 제공자와 보건프로그램 이용자인 대상자 간에 서비스 내용에 대한 자발적 교환이 일어나야 한다. 보건프로그램 개발 시 자발적 교환에 대해 명확하게 이해하고, 이때 교환결과는 반드시 양쪽 모두가 이익을 얻을 수 있어야 한다.

⑧ 관리과정

보건문제를 분석하고, 계획하고, 수행하며, 보건프로그램의 시기가 적절한지, 표적집단이 적절한지 그리고 행동목표에 부합하는지 확인하기 위해 피드백기능을 포함한다.

(2) 사회마케팅의 과정

① 1단계: 계획과 전략

보건프로그램의 계획과 전략은 대상자를 중심으로 세운다. 보건문제를 해결하는 데 대상집단의 요구가 무엇인지를 분석하고 각 집단의 요구도에 따라 분화시키는 전략을 사용하여 계획을 세운다. 이때 건강증진 행위의 실천에 참여하는 정도, 참여할 가능성, 집단 내 의사소통, 기대되는 행동과 동기 등이 변수로 작용한다.

② 2단계: 채널과 자료선택

분화된 표적집단 대상자가 가장 잘 참석하거나 만날 수 있거나 반응을 잘하는 상황, 시간, 장소를 결정하기 위해 의사소통 채널과 자료를 수집하여 분석한다.

③ 3단계: 자료개발과 사전조사

대상자에게 보건사업에서 사용되는 새로운 용어나 의미를 정확하고 쉽게 설명할 자료를 개발하고, 관련성이나 포괄성 및 동기의 특징과 영향력 등의 보건사업 서비스 구성에 대해 표적집단의 대표자를 대상으로 사전조사를 실시한다.

④ 4단계: 수행

최대한 많은 대상자가 전달사항을 접하고 보건서비스를 이용하도록 유도하고, 가격이나 장소, 판매의 촉진을 위한 특성을 적용하기 위해 다양하게 혼합된 마케팅 전략을 사용한다. 또한 보건사업 전 과정을 추적하는 체계를 통해 마케팅 관리자가 프로그램을 지켜보고 조정하도록 돕는 통합적이고 통제적인 기능을 수행한다.

⑤ 5단계: 효과 사정

보건서비스 제공자와 프로그램 이용자인 대상자 간에 서비스 내용에 대한 자발적인 교환이 일어나는지 사정하고, 교환결과 제공자 측과 이용자 측 모두가 이익을 얻었는지 보건사업의 효과를 사정한다.

⑥ 6단계: 프로그램 수정을 위한 피드백

첫 단계인 보건사업의 계획과 전략에서부터 보건사업효과까지 마케팅 과정을 평가하여 프로그램 수정을 위한 피드백을 한다. 즉 보건문제의 분석은 어떠했는지, 계획과 수행은 어떠했는지, 프로그램의 시기는 적절했는지, 표적집단은 적절했는지, 마케팅 전략이나 과정추적체계는 어떠했는지, 효과성은 어떠했는지, 그리고 행동목표에 부합되었는지 등을 확인하여 피드백하고, 프로그램을 적절하게 수정한다.

3. 디그난-카알 모형

1) 배경

디그난-카알(Dignan & Carr, 1922) 모형은 보건프로그램의 초점을 개인, 집단, 지역사회로 구분하였으며, 대상자의 분석을 행동적 측면, 교육적 측면, 집단과정으로 구분하였다. 보건프로그램의 기획과정은 7단계로 구분하여 구성하였다.

2) 모형의 구조

디그난-카알 모형의 도식화를 시도해보면 **그림 2.13**과 같다.

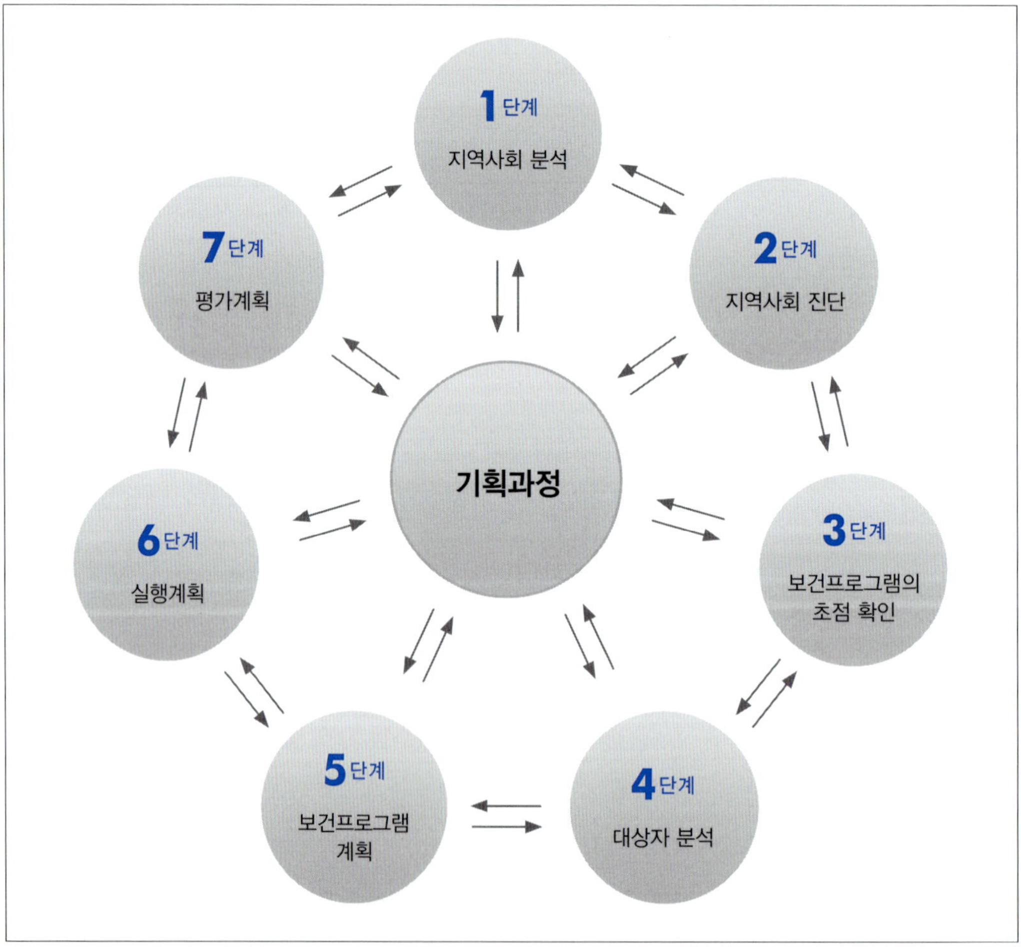

그림 2.13 디그난-카알 모형의 도식화

출처: 유광수 외(2014). 보건프로그램 개발 및 평가. 정담미디어.

3) 주요개념 이해

(1) 1단계: 지역사회 분석

보건프로그램을 실행할 지역사회의 다양한 정보를 상세하게 수집하여 분석하는 과정이다. 수집된 정보를 기본으로 검토를 하고, 주민의 건강상태, 보건의료체계, 사회적 지원 상황 등에 대해 기존의 기록자료나 각종 사업에 대한 통계자료, 지역사회 설문조사 등을 통해 수집한다.

(2) 2단계: 지역사회 진단

수집된 자료를 종합하여 지역사회의 건강문제와 기존의 보건서비스 간의 차이를 파악하여 지역사회-주민의 요구를 진단한다. 지역사회 진단은 전문가와 보건프로그램에 참여할 대상자에게 인식되고 확인된다.

(3) 3단계: 보건프로그램의 초점 확인

지역사회 진단 후 요구를 가진 대상자를 개인, 집단, 지역사회로 나누고, 이들에게 초점을 맞추어 보건프로그램을 설계한다. 진단단계에서 확정된 대상자의 요구 중에는 보건프로그램만으로는 충족되지 않는 요구가 있을 수 있으므로 충족이 가능한 진단에 초점을 맞추는 것이 중요하다.

(4) 4단계: 대상자 분석

개인, 집단, 지역사회의 건강문제를 개선하기 위해 해당 대상자의 건강문제와 관련된 행동 중 무엇인지를 분석한다. 이때 환경요인과 신체적 · 정서적인 면의 분석에 초점을 두며, 변화시켜야 할 행동 수준을 개인적 · 집단적 · 지역사회적 차원에 따라 다르게 접근해야 한다.

(5) 5단계: 보건프로그램 계획

보건프로그램의 계획은 여러 단계를 고려해야 한다. 먼저 보건프로그램의 목적과 목표를 정하고, 보건프로그램을 실행하는 데 중요한 자원과 장애요인을 확인하며, 보건프로그램에서 사용할 방법과 전략을 구체적으로 선정한다.

(6) 6단계: 실행계획

보건프로그램 계획을 근거로 필요한 인력과 자원의 투입시기, 방법과 전략의 사용시기, 그리고 실행해야 할 다양한 활동에 대한 시간계획을 수립한다.

(7) 7단계: 평가계획

평가계획은 보건프로그램의 과정을 평가하거나 영향요인 또는 보건프로그램의 목적이나 목표의 성취를 평가하는 결과평가 등 다양한 형태로 계획한다.

4. 혁신의 확산 모형

1) 배경

혁신의 확산(Diffusion of Innovations) 모형은 농촌 사회학에서 파생된 것으로, 새로운 농업기술이 어떻게 농부들에게 보급되어가는지에 대한 연구로부터 시작되었다. 이후에 혁신의 확산 모형은 보건사업에 적용되기 시작하였으며, 가족계획, 새로운 의학적 검사와 기술의 사용, 새로 개발된 약의 사용 등에 이용되었다.

혁신이란 개인이나 조직에 의해 새롭게 인식되는 아이디어, 실천, 목적 등을 의미하며, 확산이란 어떤 사회체계의 구성원 사이에서 새로운 혁신, 전략, 프로그램 등을 최대한 보급하고 확대하기 위해 특정 경로로 의사소통하는 과정을 의미한다(Rogers, 1983).

혁신의 확산 모형은 다양한 대중매체의 전략, 사회적 압력, 금연프로그램 운영, 흡연규제정책 및 법률지원 등 금연운동의 확산 전략에 성공적으로 사용되어 미국이나 호주에서 흡연율을 성공적으로 감소시켰다. 그러나 모든 대상자가 행동변화를 빠르게 하지는 않는다. 원하는 행동으로 변화가 일어나기까지는 대상자가 변화의 필요성을 인지하고, 관심을 갖고, 계산해보고, 시도해보는 과정을 지나면서 변화 여부를 채택하게 되는 심리적 단계를 거치게 되므로 시간이 걸린다.

행동변화의 채택과정은 대상자의 특성과 변화의 특성에 따라 달라진다. 개인의 가치나 경험과 일치하거나, 간단하게 변화할 수 있거나 변화의 결과를 즉시 확인할 수 있거나 기존의 행동보다 상대적으로 더 우수할 때 변화의 확산은 더 빠르게 일어난다.

대상자는 특성에 따라 혁신자, 초기 채택자, 다수 초기 채택자, 다수 후기 채택자 그리고 가장 느린 채택자로 분류한다. 로저스가 설명한 이들의 특성은 첫 번째, 혁신자는 모험적이고, 변화수용에 따른 위험을 감수하며, 학력과 소득 수준이 높은 편이고, 변화에 긍정적이며, 높은 목표를 설정하고, 대중매체 등 외부 정보와 밀접한 관련을 맺는 등의 성향이 있다. 두 번째, 초기 채택자는 소속된 집단 내에서 존경받고, 사회에서도 의견 선도자의 역할을 하는 성향이 있다. 세 번째, 다수 초기 채택자는 신중한 성향이 있다. 네 번째, 다수 후기 채택자는 새로운 변화에 의심이 많고, 대다수의 사람이 변화를 보인 후에 변화를 수용하는 성향이 있다. 다섯 번째, 가장 느린 채택자는 전통을 고수하는 성향이 있어 변화의 수용을 거부한다.

혁신의 확산 모형은 개인, 집단 그리고 사회적인 모든 수준에 적용될 수 있다. 건강유지 및 증진을 위해서는 대상자의 특정 행위나 생활방식을 변화시킬 뿐만 아니라 직장, 학교, 국가적 차원에서 계획한 특정 건강프로그램을 확산시키기 위해 법률적인 변화나 특정 인력의 기능과 역할의 변화 그리고 각종 매체의 활용이 중요하다.

2) 모형의 구조

혁신의 확산 모형의 도식화는 **그림 2.14**와 같다.

3) 주요개념 이해

혁신의 확산 모형은 5단계로 구성되어 있다.

(1) 혁신개발 Innovation development

혁신개발은 어떤 아이디어의 초기단계에서부터 발달과정 및 생산과정에서 발생하는 모든 결정과 활동을 포함한다(Rogers, 1983). 혁신을 설계하고, 대상을 정하고, 구체화시키고, 실행으로 옮기는 과정에 사회마케팅 개념이 도움을 줄 수 있다.

(2) 보급 Dissemination

보급은 이용자 체계에서 자원체계로 지식을 전달하는 적극적인 접근방법을 의미하며, 대상자에게 혁신을 확산시키기 위한 가장 효율적인 의사소통 경로와 체계에 대한 파악이 포함된다.

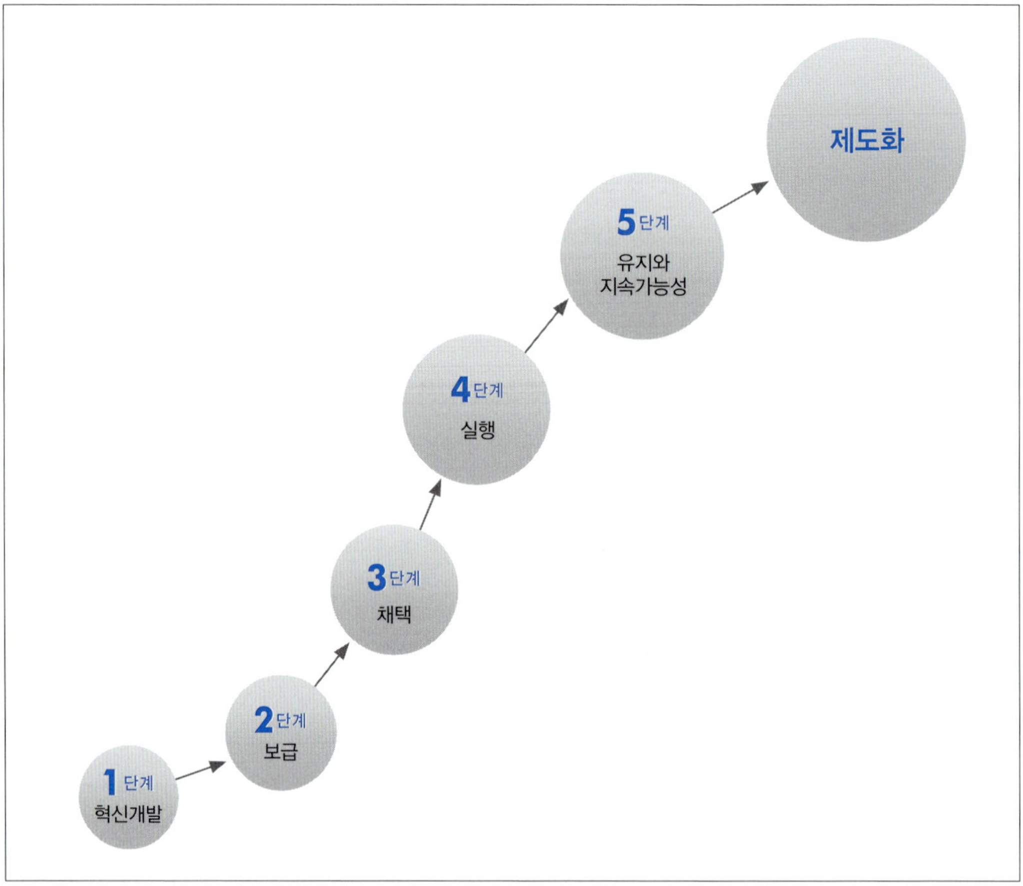

그림 2.14 혁신의 확산 모형의 도식화

출처: 유광수 외(2014). 보건프로그램 개발 및 평가. 정담미디어.

(3) 채택 Adoption

채택은 프로그램에 대한 대상자의 이해와 관련이 있다. 혁신, 설득, 태도변화, 결정, 실행 및 확인 등의 단계를 통해 채택이 이루어진다. 채택이 진행되는 과정에서는 채택자의 욕구, 가치와 태도, 혁신에 대한 반응, 채택률을 높이는 요인 등에 주의를 기울여야 한다. 그리고 잠재적인 채택자의 채택욕구 상승요인, 혁신을 채택하는 데 영향을 미치는 방해요인, 혁신 지식, 혁신 활용에 대한 지식, 혁신 작동의 원리에 대한 지식 등을 주의 깊게 살펴보아야 한다. 이러한 모든 요인이 혁신의 확산절차에 영향을 주기 때문이다.

(4) 실행 Implementation

실행은 프로그램의 적용을 의미한다. 이 단계에서 중요한 점은 채택자의 자기효능감을 증진시키고 기술을 향상시키며, 혁신의 시도를 권장하는 것이다. 이때 프로그램 제공자는 채택자를 훈련시키고, 발생되는 문제를 해결하고, 질문에 적극적으로 응답하여 프로그램이 원활하게 실행되도록 촉진하는 역할을 한다.

(5) 유지와 지속 가능성 Maintenance & Sustainability

유지와 지속 가능성은 혁신프로그램을 지속적으로 실행하는 것을 의미한다. 이 단계에서 프로그램 제공자는 프로그램의 중단요인을 발견하여 해결하고, 지속적으로 실천되도록 격려해야 한다.

(6) 제도화 Institutionalization

혁신프로그램의 실천을 계속 유지 및 지속하도록 제도화하는 것을 의미한다.

4) 혁신의 확산 속도와 정도를 결정하는 주요 특성

① 상대적인 이점: 혁신프로그램이 기존의 프로그램보다 나은가?

② 적합성: 혁신프로그램이 목표대상자에게 적합한가?

③ 복잡성: 혁신프로그램이 사용하기에 용이한가?

④ 시도가능성: 혁신프로그램을 채택하기 전에 시도해볼 수 있는가?

⑤ 관찰가능성: 혁신프로그램의 결과를 관찰하고 측정할 수 있는가?

⑥ 사회적 관계의 영향력: 혁신프로그램이 사회환경에 어떤 영향을 줄 것인가?

⑦ 가역성: 혁신프로그램을 기존의 프로그램으로 돌리거나 쉽게 중단할 수 있는가?

⑧ 전달성: 혁신프로그램을 쉽고 명확하게 이해할 수 있는가?

⑨ 시간성: 많은 시간을 투자하지 않고도 혁신프로그램을 채택할 수 있는가?

⑩ 위험 및 불확실성의 정도: 큰 위험성이나 불확실성이 없이 혁신프로그램을 채택할 수 있는가?

⑪ 책임성: 일반적인 노력으로 혁신프로그램을 효과적으로 이용할 수 있는가?

⑫ 수정 가능성: 시간이 지나면서 혁신프로그램을 수정하고 발전시킬 수 있는가?

5. PATCH 모형

1) 배경

PATCH(Planned Approach to Community Health) 모형은 미국의 질병관리본부가 1980년대 지역보건요원의 보건사업 기획지침서로 개발하였으며, 지역사회에서 건강증진 및 질병예방 프로그램의 계획과 수행을 위한 계획된 접근방법으로 사용되고 있다.

이 모형은 지방정부 차원에 적용하는 모형이지만 지방정부와 중앙정부가 종적으로 상호 협력하여 건강문제의 우선순위를 다루어야 하며, 각 지역의 물적 · 인적자원과 보건체계를 강화하도록 계획한다. 횡적 수준의 상호협력은 정부조직과 민간조직의 연계체계를 의미한다.

이 모형은 지역사회의 주인의식과 파트너십을 중요한 개념으로 다루고 있다. 또한, 전 과정에서 지역주민의 참여와 주인의식을 강조하고, 건강문제 사정부터 평가까지 전 과정에서 지역주민이 의사결정능력을 행사하도록 한다. 지역사회의 역량을 강화하고 피드백과 프로그램의 효과를 향상시킬 수 있도록 평가하고, 지역주민이 참여하는 포괄적인 프로그램 전략을 개발하는 데 용이하다.

2) 모형의 구조

PATCH 모형의 구조는 **그림 2.15**와 같다.

3) 주요개념 이해

(1) 1단계: 지역사회 자원의 동원

프로그램의 대상지역을 정하고 참여자를 모집한다. 추진위원회와 실무 작업팀을 결성한 후 지역사회 주민과 지역지도자를 대상으로 프로그램에 대해 홍보한다. 이 단계에서는 지역사회 지도자의 지원이 필수적이다.

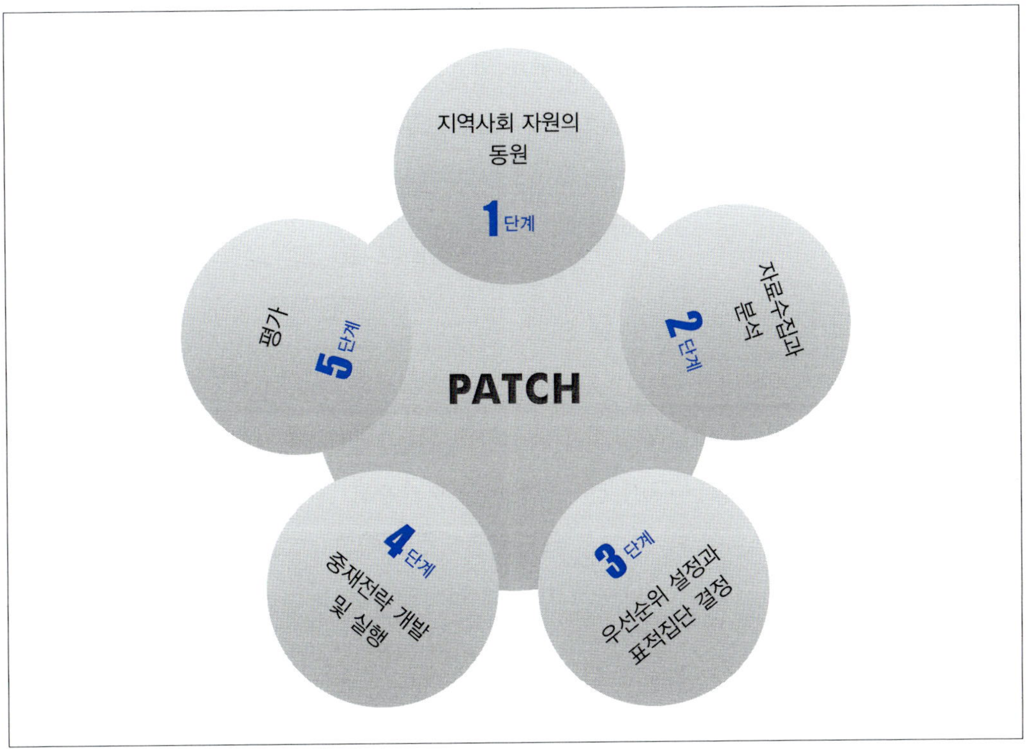

그림 2.15 PATCH 모형

출처: 유광수 외(2014). 보건프로그램 개발 및 평가. 정담미디어.

(2) 2단계: 자료수집과 분석

프로그램 대상지역의 사망률, 유병률, 지역사회 주민의 건강행위, 인식 및 견해 등에 대한 자료를 수집하여 분석한 후 가장 우선순위가 높은 건강문제를 결정한다. 수집된 자료를 분석한 결과는 지역주민과 공유한다.

(3) 3단계: 우선순위 설정과 표적집단 결정

대상지역의 건강문제가 지역사회에 얼마나 심각한 영향을 미치는지, 건강문제가 변화되면 어느 정도의 효과가 나타나는지 등을 평가하는 기준을 중요하게 다룬다. 또한 건강문제 변화의 용이성, 변화 가능성, 과학적 근거에 의한 건강문제의 변화 가능성과 문헌이나 경험을 통한 포괄적인 건강문제 해결에 대한 정보를 파악하여 결정한다.

이 모형에서 건강문제의 우선순위를 결정하는 단계는 3단계로 나눈다. 첫 번째 단계에서는 브레인스토밍 방법을 통해 대상지역에 흔한 건강문제를 취합한다. 두 번째 단계에서는 취합된 건강문제의 중요성과 변화 가능성의 높고 낮은 정도를 결정한다. 마지막으로 세 번째 단계에서는 변화 가능성이 높고 중요도가 높은 건강문제를 중심으로 우선순위를 결정하며 사망률과 장애율, 위험요인 발생률 등을 고려하여 표적집단을 결정한다.

(4) 4단계: 중재전략 개발 및 실행

이미 제공되고 있는 프로그램과 중복되는 것을 피하기 위해 현재 제공되고 있는 프로그램을 파악하고 사용 가능한 자원을 파악하여 실행계획을 세운다. 실행계획에는 반드시 목표설정, 중재계획, 평가계획, 주요활동 일정표, 자원봉사자 모집 및 훈련 계획, 중재홍보와 수행활동 계획을 포함시킨다. 또한 보건교육, 미디어홍보, 캠페인, 정책적 지지 및 환경변화 등의 전략도 포함시켜 계획에 따라 실행한다.

(5) 5단계: 평가

이 단계에서는 패치 전 과정의 진행을 모니터링하여 프로그램의 성공을 측정할 수 있는 지표를 설정하며 자료를 수집한다. 결과는 지역사회에 알리고 후속 프로그램에의 참여를 장려하고 보다 나은 프로그램을 개발하는 데 활용한다. 그리고 패치과정의 각 단계별 진행이 지역사회에 미치는 영향을 평가하고 중재활동 결과인 지역사회의 변화를 확인한다.

6. MATCH 모형

1) 배경

MATCH(Multilevel Approach to Community Health) 모형은 보건프로그램의 실행을 강조하는 모형이며, 중재를 수행할 표적집단을 설정한다. 이 모형은 중재전략을 생태학적인 여러 수준으로 나누어 다양한 접근법을 적용한다. 개인의 특성과 환경의 특성이 서로 상호작용하면서 영향을 미치는 요인을 개인, 집단, 지역사회, 국가 등의 수준으로 나누어 보건프로그램을 기획한다.

이 모형은 여러 수준에서 이루어지는 중재 전략적인 특징을 반영한다. 이 모형은 사고에 대한 위험요인과 예방방법을 알고, 우선순위가 정해진 경우 실제 수행을 위한 보건프로그램을 개발하는 경우에 적합하다. 지역사회 요구에 대한 자료가 수집되어 있고, 보건프로그램의 핵심과제나 표적집단의 주요 건강문제에 대한 접근방향이 정해진 상태에서 시작한다.

2) 모형의 구조

MATCH 모형의 구조는 **그림 2.16**과 같다.

3) 주요개념 이해

(1) 1단계: 목적설정

유병률과 변화 가능성을 고려하여 건강상태의 목적을 정한 후 우선순위가 높은 인구집단을 선택하고, 행동요인 및 환경요인과 관련된 목적을 정한다. 이러한 목적설정은 건강상태에 영향을 미치는 위험요인 중에서 행동요인을 파악하여 목적을 정한다.

(2) 2단계: 중재계획

목표와 대상, 접근방법과 활동을 모두 적절하게 계획하는 단계로 생태학적인 여러 수준으로 나누어 다양한 접근방법을 선정한다. 이때 목표의 수준에 맞는 활동의 종류를 선택한다.

(3) 3단계: 보건프로그램 개발

먼저 보건프로그램의 단위나 구성요소를 정하고, 다음으로 각 구성요소를 대상의 하위집단, 주제, 생활터, 교육단위와 전달방법 등으로 기술하며, 이미 개발된 보건프로그램이 사용 가능한 경우에는 해당 보건프로그램을 선택하거나 새로 개발한다. 보건프로그램의 각 단위별로 계획안을 세우고 필요한 자료를 수집하고 자원을 준비한다.

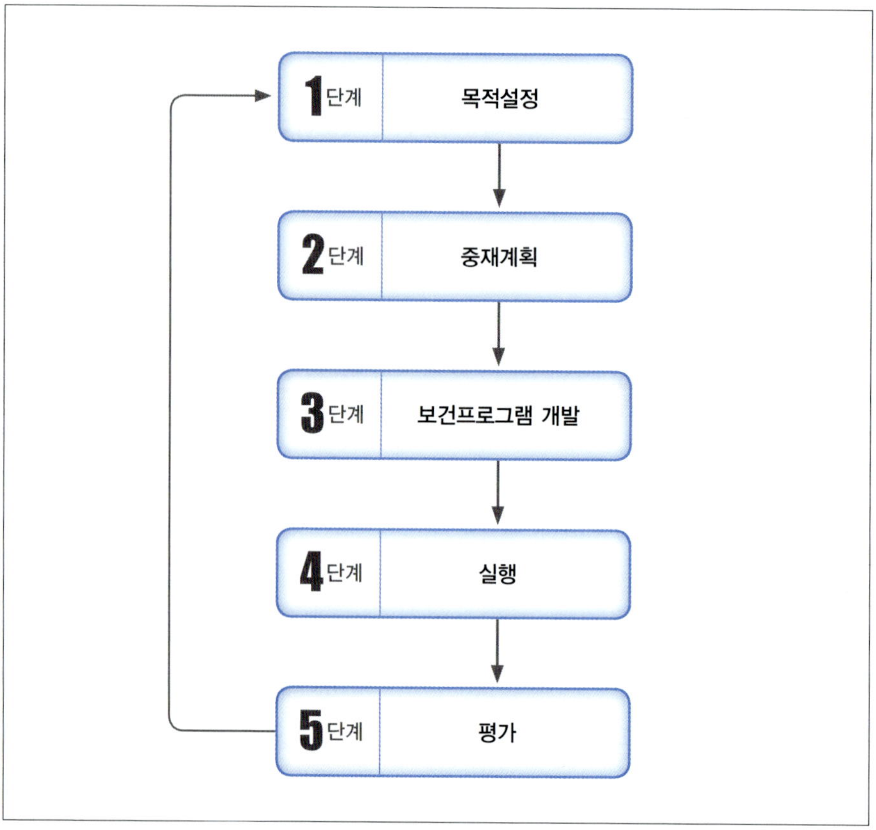

그림 2.16 MATCH 모형

출처: 유광수 외(2014). 보건프로그램 개발 및 평가. 정담미디어.

(4) 4단계: 실행

효과적으로 보건프로그램을 실행하기 위해서는 변화를 위한 계획안을 작성하고 지원활동을 준비하며, 변화를 위한 요구, 준비 정도, 환경적 지지 등을 파악한다. 중재가 효과적이라는 증거를 수집하고, 이를 지지해줄 지역사회의 지도자나 관계기관을 파악하며, 사회적인 의사결정권이 있는 사람과 협조관계를 유지한다. 보건프로그램 실행자를 모집하고 업무를 훈련시키며, 실행업무를 모니터링하고 지지하는 체계를 구축한다.

(5) 5단계: 평가

과정평가, 영향평가, 결과평가를 하게 되는데, 중재기획과 과정에 대한 유용성이나 실제 수행 정도와 질, 보건프로그램 실행 직후의 효과는 과정평가를 통해서 한다. 보건프로그램의 단기적인 결과인 지식, 태도, 기술을 포함한 중간효과, 행동변화, 환경적인 변화는 영향평가로 한다. 장기적인 보건프로그램의 효과를 측정하는 것은 결과평가로 한다.

7. MAPP 모형

1) 배경

MAPP(Mobilizing for Action through Planning and Partnerships) 모형은 미국 지방정부연합회(National Association of County and City Health Officials, NACCHO)와 질병관리본부(Centers for Disease Control and Prevention, CDC)가 함께 지역보건사업 프로그램 기획을 위한 지침으로 사용하기 위해 개발하였다. 이 모형은 지역사회를 중심으로 지역공중보건체계가 형성되고, 지역사회의 보건현황을 파악하고 보건문제에 대응하는 역량개발에 초점을 맞춘다. 지역사회의 특성을 고려하여 공중보건을 향상시키기 위한 전략적 기획의 하나로 인정받고 있으며, 지역공중보건체계의 리더십을 개발하고 지역사회구성원의 참여를 강조하며, 사업운영을 위한 기획과 지역공중보건체계의 필수적인 보건서비스를 고려한 다양한 영역의 종합적인 평가를 근거로 개발한 전략적 기획이다.

전략적 기획은 미래의 변화를 예측하여 수립하고, 조직의 강점과 약점을 반영하여 조직이 경쟁과 급변하는 환경에 효과적으로 대응하게 해준다. 지역공중보건체계는 변화가 심한 환경에 노출되어 있고, 지역사회주민의 인구구조, 질병구조, 보건프로그램 선호도, 보건의료기술의 변화 등으로 인해 급변하고 있다. 그러므로 지역공중보건체계 주위환경의 변화를 고려하여 전략적 기획의 요소를 반영해야 한다.

이 모형의 핵심은 선정한 지역사회의 특성을 반영한 지역공중보건체계의 구성과 운영의 활성화이다. 지역공중보건체계는 공공, 민간, 개인, 비공식 단체 등을 포함한 지역사회 내의 다양한 조직으로 구성되어 있어 지역사회 공중보건을 위한 공동의 목적을 설정하고 목적달성을 위해 활동한다.

지역공중보건체계의 진단은 지역사회가 가지고 있는 경험, 역량, 변화의 힘 등을 이용하여 자체적으로 문제를 해결한다는 목표를 갖고 있으며, 지역사회의 인식을 파악하는 것과 전체적인 진행에 걸쳐 지역사회 구성원의 참여를 강조한다.

2) 모형의 구조

MAPP 모형의 구조는 **그림 2.17**과 같다.

3) 주요개념 이해

(1) 1단계: 조직화와 협력체계 개발

지역사회의 경험을 이해하고 MAPP 모형의 필요성을 공감하고, 기획과정에 참여할 조직 및 단체를 파악하여 지역사회 주도형 기획과정을 구성한다.

(2) 2단계: 비전 설정

지역사회가 공유할 수 있는 비전과 가치를 구성하여 기술한다. 비전에는 건강한 지역사회의 의미와 특성 그리고 5년이나 10년 후의 장기적으로 변화된 모습을 포함한다.

(3) 3단계: 지역사회 사정 및 분석

지역사회 진단 프로토콜을 통해 네 가지 영역에서 포괄적이고 심층적인 분석을 하도록 유도한다. 첫 번째 영역에서는 지역사회의 건강 수준을 사정한다. 여기에서는 지역사회의 건강이나 삶의 질과 관련된 주요점을 확인한다. 인구학적 · 사회경제적 특성, 보건자원의 유용성, 삶의 질, 건강위험 요인, 환경지표, 정신건강, 모성건강, 사망, 질병, 부상, 감염성 질환 등의 현황을 분석한다. 두 번째 영역에서는 지역사회의 핵심주제와 장점을 사정한다. 지역사회 주민이 가장 중요하다고 느끼는 것이 무엇이고 삶의 질은 어떠하다고 느끼는지 그리고 지역사회 건강을 증진시킬 수 있는 자산은 무엇인가 등의 질문을 통해 사정한다. 세 번째 영역에서는 지역공중보건체계를 사정한다. 지역의 공중보건체계 활동, 장점, 역량, 지역사회에서 제공되고 있는 필수적인 서비스 수준은 어느 정도인지 등의 질문을 통해 모든 보건조직과 활동에 대해 포괄적으로 사정한다. 마지막으로 네 번째 영역에서는 지역사회의 건강문제와 공중보건체계에 영향을 미칠 수 있는 법적 · 기술적 · 기타 문제의 발생을 사정하고, 이러한 문제의 발생으로 인해 생길 수 있는 위협의 종류나 기회를 사정하여 분석한다.

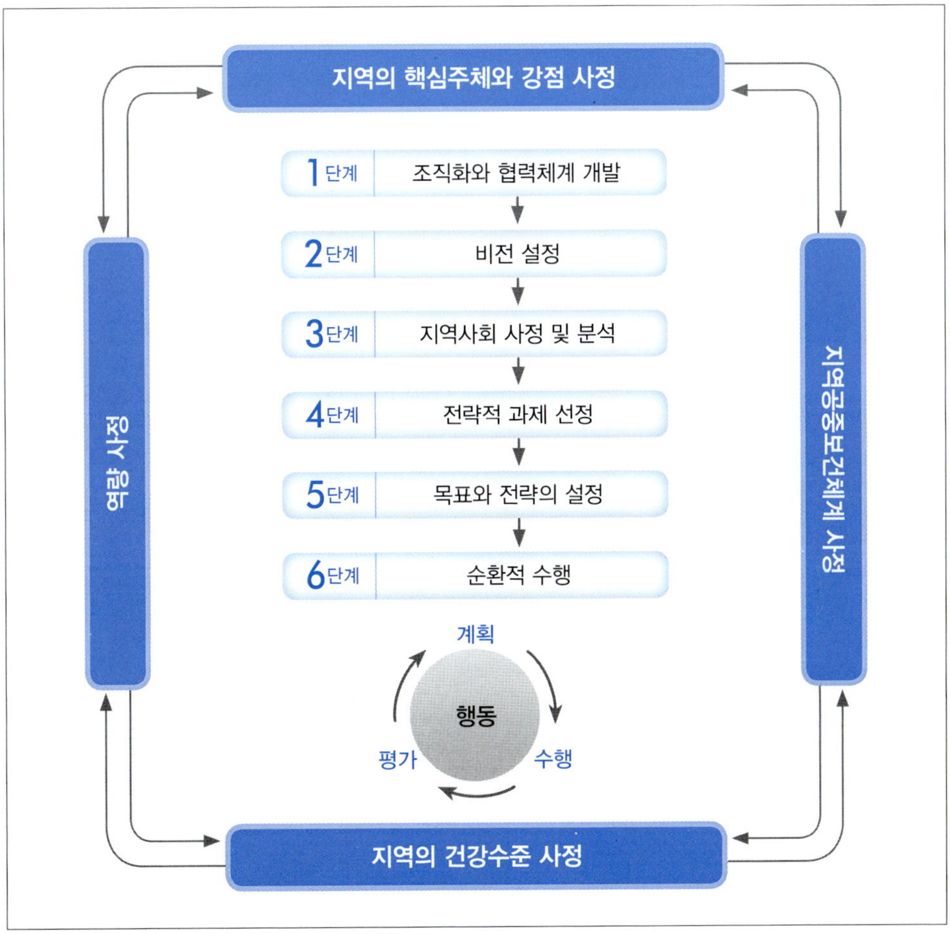

그림 2.17 MAPP 모형

출처: 유광수 외(2014). 보건프로그램 개발 및 평가. 정담미디어.

(4) 4단계: 전략적 과제 선정

지역사회 사정 및 분석을 통한 진단결과에 따라 우선순위를 정하고 지역사회의 전략적 과제(보건과제)를 선정한다.

(5) 5단계: 목표와 전략의 설정

선정된 각각의 지역사회 보건과제에 대한 구체적인 목표와 전략방안을 수립한다.

(6) 6단계: 순환적 수행

목표와 전략방안에 적합한 보건프로그램을 구체적으로 계획하고, 수행하여 그 결과를 평가하는 순환과정을 거친다.

chapter 3

행위변화방법

학습개요

본 장에서는 보건교육사가 실제 현장에서 다양한 대상자들의 건강행위를 파악하고 그들의 건강을 유지 · 증진시키기 위한 건강행위 변화 전략을 소개하고자 한다. 즉 보건교육사가 알아야 할 행위 변화를 위한 동기의 특성, 기본원리, 상담기법 등을 소개하고, 건강행위 변화와 관련된 적용 사례를 제시하여, 대상자의 건강행위 변화 전략을 세우는 다양한 방법을 설명한다.

chapter 3

1절

건강행위 변화방법 선정

학습목표

- 건강행위의 개념을 설명할 수 있다.
- 건강행위를 구분하여 설명할 수 있다.
- 건강행위의 변화방법을 설명할 수 있다.
- 건강행위의 변화방법을 위한 전략적인 방법을 이해할 수 있다.

1. 건강행위

1) 건강행위의 개념

행위(behavior)는 사전적으로 '어떤 규정된 유기체의 활동으로서 특히 내적 · 외적 자극에 의해 일어나는 관찰 가능한 활동'이다. 그린과 크루터(Green & Kreuter, 1990)는 행위를 의식적 혹은 무의식적으로 특정한 빈도, 기간, 목적을 갖는 활동이라고 정의하며, 개인의 자율적인 통제하에 이루어지는 격리된 활동이기보다는 경제적인 측면을 포함한 사회적 · 문화적인 영향을 받는다고 주장한다.

건강행위는 건강한 생활양식을 증진시키기 위한 개인적 · 지역사회의 활동으로서 안녕의 수준을 높이고, 자아실현이나 개인적인 만족감을 높이는 방향으로 하는 활동이다(Pender, 1996). 행동의 동기로는 건강의 중요성 인지, 예방 또는 자기간호의 가능성, 질병발현 가능성, 질병의 중대성에 관한 인식 · 감수성이 포함되며 배경에는 의학적 보건학적 지식이나 정보, 보건의료 종사자의 의견, 경제적 상황, 개인 및 집단의 가치관, 종교 인성, 가족 간 · 직장 내의 습관 등이 포함된다(간호학대사전, 1996).

1980년 이후부터 우리나라 국민의 주요 건강문제와 사망원인으로 암, 뇌혈관질환, 심장질환, 당뇨 등의 만성질환이 대두되면서, 질병 발생 이후의 사후관리에 치중하던 종래의 보건의료정책이 질병의 예방과 조기발견, 조기치료에 중점을 두고 적극적인 건강증진 방법의 필요성을 강조하는 방향으로 전환되고 있다. 최근 국민들은 당뇨, 심장질환, 동맥경화 등 운동부족과 영양과잉으로 인한 생활습관병의 위험에 노출되고 있다. 또한 스트레스, 흡연, 음주 등이 여러 가지 질병을 유발하는 요인이 되고 있다. 건강한 생활습관 형성 즉, 건강증진을 위한 건강행위의 실천 및 유지가 이러한 만성질환의 발병률은 낮추고 국민의 건강을 유지, 증진시킬 수 있으므로 그 중요성이 강조되고 있다. 또한 개인의 건강행위인 흡연, 음주, 영양, 운동 등은 건강수준을 결정하는 중요한 요인이다. 건강행위는 개인의 선택과 습관뿐만 아니라 사회구조와 사회경제적 요인에 의해 영향을 받으며, 개선의 가능성이 크기에 중요하게 여겨지고 있다.

미국의 연구(Schroeder SA., 2007) 결과 건강행위, 사회적 환경, 환경적 폭로, 유전 및 보건의료서비스의 5가지 영역에서 조기사망을 초래하는데 기여하는 순위는 건강행위요인이 약 40%, 유전적 소인이 30%, 사회적 환경요인이 15%, 보건의료적 소인이 10%, 환경적 폭로가 5% 순서로 나타났다. 또한 조기사망을 초래하는 요인으로는 흡연 43.5%, 비만과 신체적 비활동 36.5%, 알코올 8.5%인 것으로 조사되어, 건강행위는 건강수준을 결정하는 중요한 요인인 것을 알 수 있다.

우리나라 국민의 건강결정요인 분석 연구(한국보건사회연구원, 2008)에서 우리나라 국민의 건강위험요인 기여도는 흡연, 음주, 운동부족, 영양부족이 31.32%로 높게 영향을 미치는 것으로 나타났다. 이와 같이 건강행위는 건강수준을 결정하는 중요한 요인인 것을 알 수 있다.

2) 건강행위의 구분

카슬과 콥(Kasl & Cobb, 1966)은 건강행위에 대해 자신이 건강하다고 믿는 사람들이 질병을 예방하고 증상이 없는 단계에서 질병을 찾아내고 예방하기 위해 취하는 모든 활동이라고 정의하며, 예방 및 보호행위, 질병관련 행위, 환자역할 행위로 구분하였다.

① 예방 및 보호행위: 본인 스스로는 건강하다고 생각하면서도 질병을 예방하거나 무증상 시기에 있는 질병을 찾아내기 위한 행위

② 질병관련 행위: 스스로 아프다고 느낀 사람이 진단을 받고 적절한 치료법을 발견하기 위한 행위

③ 환자역할 행위: 스스로 병이 있다는 사실을 알게 된 사람이 질병에서 회복하기 위해 취하는 행동

2. 건강행위 변화 전략

1) 개인수준에서 건강행위 변화 전략

(1) 신뢰감 형성

개인이 변화해야 되는 부분을 사정하고 행위 변화를 유도하기 위해서는 우선적으로 그 개인과 신뢰감을 유지해야 한다. 개인과의 신뢰가 바탕이 될 때 목표 달성을 향한 시간과 노력이 단축될 수 있다.

(2) 대상자 사정

효과적인 행동의 변화를 위해서는 대상자가 건강에 대한 신념, 자기효능감 등을 파악해야 하며, 현재의 습관 등을 사정하고 건강상태를 살펴야 한다.

① 자기효능감: 개인이 특정 활동을 계획하고 실행하는 자신의 능력을 판단하는 것을 의미하는 것으로, 자신의 능력에 긍정적일수록 자기효능에 대한 인식이 커져서 긍정적으로 활동함

② 민감성: 개인이 어떤 질병에 걸릴 위험성을 지각하는 것이며, 질병에 이미 걸린 경우에는 재발위험성을 지각하는 것

③ 심각성: 개인이 어떤 질병에 걸릴 것에 대해 심각하게 지각하거나 이미 질병에 걸린 경우에는 죽음이나 장애로 인한 신체적 또는 사회적 고통이 발생할 것

을 심각하게 지각하는 것

④ 이익성: 개인이 건강행위를 수행했을 때 얻을 수 있는 이익이 무엇인지 지각하는 것이며, 효과적으로 이득을 얻을 것이라고 지각하면 건강행위의 실천을 시작하고, 지속적으로 실천함

⑤ 장애성: 개인이 건강행위를 수행할 때 소요되는 시간과 비용, 위험성, 부작용, 고통, 불편감, 습관 변화 등의 잠재적이고 부정적 면을 장애라고 지각하는 것

(3) 효과적인 의사소통(공감 및 경청)

대상자의 건강문제와 행위에 관해 정확히 이해하고 돕기 위해서는 대상자의 입장에 서서 이해하고 관심을 가져야 한다. 즉 경청을 하며 그 입장을 충분히 이해하고 지지해야 정확한 문제를 파악할 수 있어 효과적으로 도울 수 있다.

(4) 지속적인 기록과 관리

교육자는 행위 변화의 목표에 따라 대상자가 계획하고 실천하는 내용을 매일 기록하도록 하여 자신의 변화를 한 눈에 볼 수 있고 변화에 자극을 줄 수 있도록 한다(예: 매일 식이, 운동, 수면, 행위습관의 변화양상 등).

2) 집단수준에서 건강행위 변화 전략

(1) 프로그램

지역사회 주민을 대상으로 건강프로그램을 계획할 때는 이해하기 쉽고, 대상자가 쉽게 따라할 수 있어야 한다. 대상자 집단의 특성을 고려하여 그 수준에 맞는 프로그램이 계획되어야 하고 우선순위에 따라 한 번에 한 가지 행동의 변화를 기획하고 진행해야 한다. 집단 속에서 프로그램을 진행하지만 개별적으로도 행동의 변화가 나타날 수 있도록 세심한 배려를 통해 각 개인의 행동변화를 유도하여 집단에 영향을 미칠 수 있도록 운영해야 한다.

(2) 주제선정과 시간운영

주제는 대상자의 수준에 맞게 선정하여 너무 어렵지 않고 지루하지 않고, 흥미를 유발할 수 있도록 하고, 시간운영에 있어서도 연령과 그 대상자의 건강수준

에 맞게 계획하여 지치지 않도록 운영해야 한다.

(3) 스스로 성취할 수 있는 목표설정

목표는 집단전체가 성취할 수 있으면서, 서로의 배려와 격려로 스스로 적극적으로 참여할 수 있도록 하며 성취 가능한 목표를 설정해야 한다. 장기목표보다는 단기목표를 성취하여 성취감을 맛볼 수 있도록 하며, 지속적으로 참여하여 결국에는 장기적 목표도 성취할 수 있도록 관리한다.

(4) 경제적인 효율성

프로그램을 계획할 때는 예산의 편성도 중요하다. 그 집단에서 사용 가능한 예산을 먼저 사정하여 최소한의 투자로 최대한의 결과를 낼 수 있도록 가용자원을 최대한 이용하도록 계획한다. 소요되는 비용이 너무 많으면 행위변화의 동기부여가 저하될 수 있다.

(5) 제도적 · 사회적 지지

프로그램을 기관에서 운영할 때 조직 차원에서 시간, 장소 등을 제공하고 건강행위의 변화에 관해 관심을 갖고 지지한다면 긍정적인 영향을 주어 성공적인 목표달성의 결과를 낳게 될 것이다.

(6) 전문가의 협력

한 전문 분야의 노력보다는 다학제적인 접근이 요구된다. 프로그램은 각 전문가의 협력을 통해 운영되어야 하며, 다양한 접근을 통해 풍부한 경험을 하게 되면 효율적이고 효과적인 결과가 주어질 것이다.

개인 수준, 집단 수준이든 간에 모든 건강행동 변화 보건프로그램의 운영은 반드시 계획단계에서 평가계획을 수립하고, 보건프로그램 운영이 종료된 시점에서는 전체적인 평가가 이루어져야 한다.

또한 보건교육자는 모든 보건프로그램 운영의 중심에 있어야 하며 대상자와 같이 변화해야만 하는 문제를 선정하여 보건프로그램을 계획하고 목표설정과 평가도 함께 해야 한다. 항상 모든 문제가 긍정적인 결과를 낳지 않는다는 것도 염두에 두고 평가해야 한다. 평가결과 후 목표에 달성하지 못했다면 다시 사정하여 문제에 접근하고 다양한 전문가로부터 피드백을 받아 수정된 프로그램을 운영하여 건강행위 변화의 목표를 달성하도록 노력해야 한다.

chapter 3

2절

동기강화상담

학습목표

- 건강행위 변화와 관련된 동기강화상담을 설명할 수 있다.
- 변화동기의 의미와 요소를 확인할 수 있다.
- 동기강화상담의 기본원리와 변화단계에 대해 설명할 수 있다.

1. 동기강화상담의 배경

밀레와 롤닉(Miller & Rollnick, 2002)은 동기강화상담(motivational interviewing, MI)이란 대상자와 동등한 관계로 대상자의 관점을 존중하는 협동정신과 대상자의 느낌, 관점, 인생목표, 가치관을 이용하여 대상자의 내면에 내재되어 있는 변화동기를 발견하고 유발시키는 유발성, 스스로 자신의 일을 선택하고 결정할 수 있는 선택의 자유와 능력이 대상자에게 있다는 자율성을 가장 중요한 근본정신으로 '대상자의 양가감정을 탐색하고 해결함으로써 그 사람의 내면에 있는 변화동기를 강화시킬 목적으로 하는 대상자-중심적이면서 지시적인 방법'이라고 정의하였다.

또한 이들은 이러한 동기강화상담을 통해 건강행위 변화 이론에서 다루고 있는 자기효능감, 개인의 지각과 관련된 민감성, 심각성, 이익성, 장애성에 영향을 주어 긍정적인 행동 변화를 유도할 수 있는 적절한 기술을 제시하고 있다.

2. 변화동기의 개념

1) 변화동기의 특성

동기는 인간이 일정한 행동을 하도록 움직이는 근원으로서 다음과 같은 특성이 있다.

첫 번째, 인간행동을 활성화시키는 측면이며, 일정한 방식으로 행동하도록 촉발시키는 개인 내의 활성적인 힘으로 추동 또는 각성으로 설명할 수 있는 것이다.

두 번째, 인간행동의 방향을 설정하거나 특정 목표를 지향하도록 하는 측면으로 동기의 방향과 목표의 차원이다.

세 번째, 인간행동을 유지시키거나 혹은 지속시키는 측면으로 추동의 강도와 에너지의 방향을 지닌 행동을 계속해서 유지시키려는 힘을 의미하고, 이는 동기가 지니는 지속성 또는 행동적인 차원을 의미한다.

변화동기는 목적 지향적이고, 의도적이며, 긍정적인 것으로, 개인이 최대의 이익을 향해 나가도록 하고, 변화하고, 그것을 유지 · 고수하도록 만드는 모든 가능한 것을 의미한다(조성희, 신수경, 2007).

2) 변화동기의 요소

밀레와 롤닉(Miller & Rollnick, 2002)은 동기요인이 없이는 어떠한 욕구도 존재하지 않는다고 하면서, 동기에는 세 가지 주요한 요소인 '변화의 중요성과 관련된 의지, 변화의 자신감인 능력, 변화에 대한 준비'가 있다고 하였다.

- 변화의지는 얼마나 변화를 원하고 열망하는가 혹은 변화의욕을 얼마나 가지고 있는가로 변화의 중요성을 지각하는 것이다.
- 능력은 변화에 대한 자신감을 말하며 변화를 이루어 낼 수 있을 것이라고 자신이 느끼는 정도를 말하는 것이다.
- 변화에 대한 준비가 없으면 변화가 일어나지 않으므로 변화에 대한 준비 또한 변화동기의 주요한 요소이다. 대상자는 변화에 대한 중요성과 자신감이 어느 정도 있을 때 변화를 준비하기 때문에 변화중요성과 변화자신감으로 자신의 동기화된 정도를 드러낸다.

따라서 변화중요성과 변화자신감은 동기화된 정도를 나타내며 변화준비도라고 할 수 있다. 변화중요성과 변화자신감이 높을수록 변화준비가 높다고 판단할 수 있다.

3. 동기강화상담의 기본원리와 정신

동기강화상담은 다음의 네 가지 기본원리를 가지고 있다(Miller & Rollnick, 2002).

1) 동기강화상담의 기본원리

(1) 공감 표현하기 Empathy

공감은 상담의 과정에서 대단히 중요한 일반적인 요인이며 상대방의 입장에서 상대방이 경험하고 있는 것을 경험해 보는 것을 말한다. 중요한 측면은 이러한 공감이 상대방에게 잘 전달되도록 적절히 표현해야 한다는 것이다.

(2) 불일치감 만들기 Discrepancy

이 원리는 대상자가 지니고 있는 신념과 가치가 무엇인지 질문함으로써 현재 자신의 행동과 상황이 얼마나 자신의 신념이나 가치와 일치하지 않고 있는지 스스로 깨달을 수 있게 돕는 것을 말한다. 이 때 중요한 점은 그러한 불일치에 대한 인정이나 변화의 필요성을 상담자가 아닌 대상자가 스스로 언급하도록 유도해야 한다는 것이다.

(3) 저항과 함께 하기 Rolling with resistance

대상자로부터 저항 반응이 일어나거나 자신의 행동을 정당화시키려는 주장이 시작되면 그것을 반박하거나 직면하지 않고 상담자의 반응을 바꾸어주라는 것이다. 이러한 저항 반응은 어떤 이유에서든지 상담자가 대상자 결정 저울의 한쪽을 강조한 결과라 본다.

(4) 자기효능감 Self efficacy

실제 변화의 능력이 있어도 변화할 수 있다는 자기효능감이 부족한 경우에는 변화를 시도하지도 않을 것이기 때문에 자기효능감을 증가시킬 수 있도록 도와야 할 필요가 있다.

2) 동기강화상담의 근본정신

동기강화상담에서는 기법보다 근본정신인 협동정신, 유발성, 자율성을 강조하고 있다. **표 3.1**은 동기강화상담의 정신을 나타낸 것이다.

표 3.1 동기강화상담의 정신

협동정신	동기강화상담은 대상자의 관점 존중, 대상자와 파트너 정신으로 해나가는 것이다. 대상자를 억지로 변화시키기보다는 변화하도록 분위기를 조성한다.
유발성	변화에 대한 동기는 대상자의 내면에 내재되어 있다고 본다. 그래서 대상자의 느낌, 관점, 인생, 목표, 가치관을 이용하여 대상자의 변화 동기를 강화한다.
자율성	상담자는 대상자에게 스스로 자신의 일을 선택하고 결정할 수 있는 선택의 자유권과 능력이 있다고 생각하고 또 그렇게 말한다. 그리고 이러한 선택자율권을 촉진시킨다.

출처: Miller & Rollnick(2007). 동기강화상담. 신성만, 권정옥, 손명자 역. 서울: 시그마프레스

4. 동기강화상담의 변화단계와 상담기법

1) 동기강화상담의 변화단계

프로카스카와 디클레멘테(Prochaska & DiClemente, 1983)에 의해 개발된 범이론적 모델(transtheoretical model, TTM)은 행동의 변화를 단계를 거치며 점진적으로 일어나는 과정이라고 설명하고 있다. 이 이론은 동기강화상담(Motivational Interviewing)의 이론적 토대 중 하나이며 변화단계 모델의 5단계를 설명하고 이전 단계를 거쳐 다음 단계로 진행되는 점진적인 과정으로 방향성이 있다. 동기강화상담의 5단계는 크게 다음의 두 단계 변화과정으로 나눈다.

첫 번째 과정은 전숙고단계에 있는 대상자가 숙고단계를 거쳐서 준비단계까지 이르는 과정이다. 대상자가 자신의 양가감정을 해결하여 변화하고자 하는 의지, 능력, 준비를 갖추어가는 단계로써, 상담 장면에서 변화동기를 구축하는 것을 목표로 하는

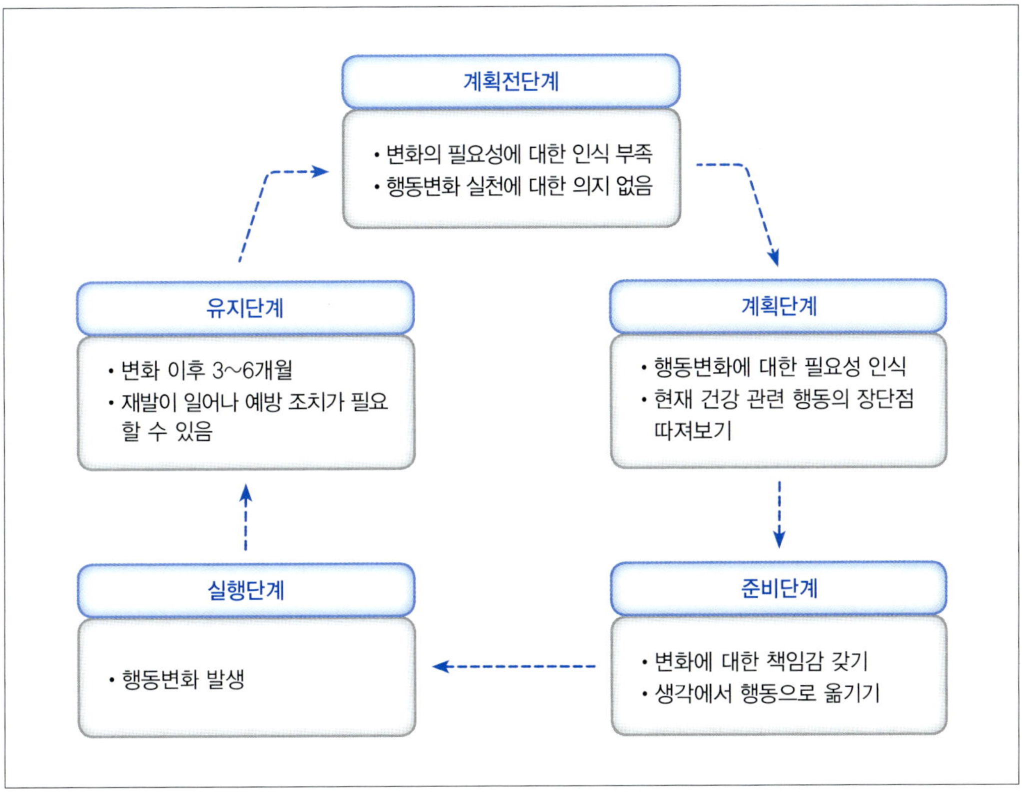

그림 3.1 변화 5단계

과정이다.

두 번째 과정은 변화에 대한 결심을 강화하고 그것을 달성하기 위한 계획을 세우는 단계이다. 이 과정은 준비단계를 거치면서 변화에 대한 동기가 구축되었을 때 드디어 실행단계와 유지단계까지 나아가는 단계를 말한다. 한 단계씩 나아가게 하는 데 꼭 필요한 것이 동기인데, 동기야말로 이러한 변화의 전 과정을 거치는 데 필요한 집중력과 노력, 에너지를 줄 수 있다.

(1) 계획전단계 Stage of precontemplation

행동의 문제점에 대해 전혀 깨닫지 못해 자신의 문제행동을 변화시킬 의도가 없기 때문에 변화해야 하는 것에 대해 불쾌하게 느끼는 단계이다. 이 단계의 사람들은 변화에 대해 저항을 하며 자신이 지니고 있는 문제행동이 가진 부정적인 측면의 심각성을 인정하지 않는다.

(2) 계획단계Stage of contemplation

개인이 자신의 문제를 인정하며 그 문제를 해결할 방법에 대해 진지하게 생각하기 시작하여 자신의 문제에 대한 원인을 찾아 가능한 해결책을 모색하려고 노력하지만, 한편으로는 변화에 대한 양가감정을 가장 강력하게 경험하는 단계이기 때문에 아직까지 숙고단계에서는 행동의 변화를 결심하지 못한 상태이다.

(3) 준비단계Stage of preparation

변화가능성에 대한 스스로의 믿음이 형성될 때 이동하는 단계로 자기효능감이 증가됨에 따라 앞으로 있을 변화의 필요를 위해 준비하게 된다. 이 단계에 이른 사람은 변화계획을 수립해야 할 필요가 있고, 이렇게 선택한 행동의 목록을 완수해 내고자 하는 굳은 의지를 가지고 실행에 옮겨야 한다.

(4) 실행단계Stage of action

실제적인 변화를 행동으로 실천하는 행동단계이며, 개인이 자신의 문제를 극복하기 위해 행동, 경험, 환경을 수정해 나가는 단계이다. 자신의 행동변화 계획을 세우고 실행하고 있는 개인도 아직까지는 변화에 대해 갈등을 경험하고 있을 수 있다.

(5) 유지단계Stage of maintenance

변화하고자 하는 자신의 문제에 대해 변화 후에 유지하는 단계를 말한다. 이 단계의 개인은 자신의 처음 목표를 달성했기 때문에 또 다른 삶의 영역에서 변화의 과정을 노력한다. 행동변화를 계속해서 유지하는 것은 쉬운 일이 아니므로 유지단계에서는 얻어진 것을 굳건히 하고 재발을 막기 위해 노력해야 한다.

변화과정은 순환적으로 일어날 수 있고, 많은 개인이 여러 차례 순환하다가 안정적인 단계를 달성하기도 한다. 변화과정을 이해함으로써 대상자의 변화단계에 적합한 상담전략을 사용하여 도움을 줄 수 있다.

2) 동기강화상담의 상담기법

동기강화상담의 정신과 원리를 바탕으로 동기강화상담을 실제화하는 상담기법으로 OARS가 있다. 즉 열린 질문하기(Open question), 인정하기(Arrirming), 반영하기(Reflection), 요약하기(Summarizing)의 상담기법이다(Miller & Rollnick, 2002). OARS는 대상자의 양가감정을 탐색하고 변화하고자 하는 동기를 유발시키는 것을 도와주는 상담기법이며, '변화대화 끌어내기'는 동기강화상담 고유의 핵심 상담기법이다.

(1) 열린 질문하기 Open question

보건교육자는 대상자의 생각과 의견을 이해하고 주어진 상황에 대해 대상자의 느낌을 이끌어내는 데 도움이 된다. 대상자가 대화의 대부분을 이끌어가게 하려면 열린 질문을 하는 것이 중요하다. 열린 질문하기는 대상자가 단답형으로 말할 수 없고, 길게 대답하게 된다. 그리고 어떤 특정 반응만을 요구하지 않기 때문에 대화를 촉진시킬 수 있다.

(2) 인정하기 Affirming

보건교육자가 대상자를 진심으로 인정해 주면 대상자의 자기효능감이 증진된다. 상담과정 중에 대상자를 말로 직접적으로 인정해주면 대상자와의 라포(rapport) 형성에도 도움이 되며, 대상자가 드러내놓고 자신의 문제를 탐색해보고자 하는 마음도 강화된다.

(3) 반영하기 Reflecting

반영적 경청은 상담자가 대상자의 말을 정확하게 듣고 이해하여 그 의미를 재진술하는 도전적인 기술이다. 즉 대상자가 전달하고자 하는 바에 대해 추측하여 질문이 아닌 반영적인 진술로 표현한다. 대상자가 말한 내용과 과정을 상담자가 통합하는 것이며, 이것은 대상자가 말한 내용의 의미를 정확하게 명료화하고 상담동기를 증진시킨다.

(4) 요약하기 Summarizing

대상자가 표현한 것의 요점을 정리하여 다시 전달해 주는 것이다. 말 전체를 연결하고, 지금까지의 내용들을 강화하기 위해 사용하며 대상자의 말을 주의 깊게 경청하고 있다는 것을 보여준다. 그리고 대상자는 이야기를 더 자세하게 할 준비를 하게 된다.

(5) 변화대화 끌어내기

동기강화상담 고유의 핵심 상담기법이다. 변화의 과정 속으로 대상자를 적극 참여시키는 것은 동기강화상담의 기본 과제이다. 변화대화란 변화에 대한 욕망, 능력, 이유, 필요성 등에 대해 대상자가 이야기하는 것을 말한다.

변화대화를 하는 것 자체도 중요하지만, 대상자 쪽에서 변화대화를 하도록 만드는 것에 더 중요하게 초점을 맞춰야 한다. 이때 상담자의 역할은 내담자가 스스로 자신의 의지를 자신의 목소리로 표현하도록 유도하는 것이다.

chapter 3

3절

건강행위 변화와 관련된 이론 적용 사례

학습목표

- 범이론 모형의 건강행위 변화 사례를 통해 행위변화의 원칙과 과정을 이해하고 적용할 수 있다.
- 건강증진 모형의 건강행위 변화 사례를 통해 건강증진 행위 수행을 이해하고 적용할 수 있다.

1. 범이론 모형의 적용을 통한 건강행위 변화 사례

범이론 모형(transtheoretical model)은 개인의 건강관련 행위 변화과정을 이해하고 예측하기 위해 어떻게 건강행위를 시작하고 이를 유지하는가에 대한 행위변화의 원칙과 과정을 설명하는 통합적인 모형이다. 개인은 좋지 못한 행동에서 바람직한 행동으로 이행할 때에 곧바로 이행하는 것이 아니라 일련의 단계를 거치게 된다. 범이론 모형의 적용이 가장 활발한 보건교육 분야는 금연교육이다.

1) 네 가지 종류의 금연효과에 관한 연구

프로체스카(Prochaska, 1993) 등은 네 가지 종류의 금연효과에 관한 연구에서 흡연자들을 일반적인 금연책자 제공, 변화단계에 맞는 금연책자 제공, 변화단계에 맞는 금연책자와 개인화된 피드백 제공, 변화단계에 맞는 금연책자와 피드백 및 간단한 전화상담 제공의 네 집단으로 무작위 할당하였다. 18개월 후 대상자들의 금연율을 측정한 결과 변화단계를 고려한 세 집단의 금연율(18.5%, 25%, 18%)이 일반적인 금연책자를 받은 집단의 금연율(11%)에 비해 유의하게 높았다.

2) 전화인터뷰를 통한 금연효과 연구

스트레처(Strecher, 1995) 등도 금연효과에 대한 연구를 시행하였다. 대상자와 전화인터뷰를 시행하여 이들의 변화단계, 금연의 이익과 장애요인, 흡연의 위험에 대한 인지정도, 금연실패의 원인 등에 대해 질문한 후 각 대상자에게 맞도록 고안된 금연정보를 제공하고 일반적인 금연책자만 제공한 집단과 비교하였다. 변화단계에 맞도록 고안된 정보를 받은 집단의 금연율(31%)이 하루에 20개비 이하의 담배를 피우는 경우에는 일반적인 금연책자를 제공받은 집단의 금연율(7%)에 비해 매우 높았다. 그러나 다량 흡연자의 경우는 유의한 차이가 없었다.

3) 금연 변화단계에 따른 의사결정균형 연구

장성옥 등(2000)은 중년 흡연남성을 대상으로 금연 변화단계에 따른 의사결정균형을 연구하였는데, 고려 전 단계와 고려단계에 흡연남성의 72.7%가 분포되어 있었으며, 자아부담적, 타인인정적, 타인이익적, 자아부정적의 네 가지 요인이 의사결정의 요인으로 작용되었다.

4) 고혈압 환자의 약물순응 중재 프로그램 개발 및 적용

김순옥(2011)은 고혈압환자 중 약물 비순응자에게 약물 순응도를 증진시키기 위해 범이론 모형을 이용한 약물순응 중재 프로그램을 개발 및 적용하였다.

보건소에 등록된 고혈압 환자 323명을 대상으로 범이론 모형의 주요개념인 약물순응 변화과정, 의사결정 균형, 자기효능감을 고려하여 총 8회로 구성된 프로그램을 개발 및 적용하였다. 또한 변화단계별로 대면교육을 실시한 그룹과 교육자료만 전달한 그룹 간의 고혈압 약물순응도를 비교하였다. 그 결과 범이론 모형을 이용한 약물순응 중재 프로그램에 참여한 실험군은 대조군보다 약물순응 변화단계, 변화과정,

의사결정 균형, 자기효능감, 약물순응도가 유의하게 향상되었고, 약물순응행위 변화단계를 실행 및 유지단계로 이행시켰음을 알 수 있었다.

이외에도 알코올 및 약물남용, 식습관, 운동, 유방암 검진, 처방순응행동, 피임, AIDS 예방 등 다양한 영역의 행동변화에 대한 연구에서 범이론 모형이 적용되고 있다.

2. 건강증진 모형의 적용을 통한 건강행위 변화 사례

펜더(Pender)의 건강증진 모형은 건강행위를 개인이나 집단의 안녕 수준을 증가시키고 개인의 자아실현이나 성취를 유지 · 증진시키는 방향으로 취해지는 활동으로 정의하고, 변수 간의 상호작용을 규명하려는 구체적이고 다차원적인 접근을 시도하여 건강증진 모형을 제시하였다. 변수들은 개인적 특성과 경험의 이전 건강관련 행위와 개인적 요인으로 나누어지며, 행위 관련 인지와 정서에 대한 요인으로는 지각된 운동 유익성, 지각된 운동장애성, 지각된 자기효능감, 행동과 관련된 정서, 인간 상호 간의 영향과 상황적 영향요인이 있다. 위 두 변수가 결국에는 행위결과에 영향을 미쳐 건강증진 행위로 표현된다.

건강증진 행위 수행을 설명하기 위한 펜더의 건강증진 모형은 많은 연구에서 다양한 연령층을 대상으로 적용되어 모집단이 충분히 일반화되어 있다. 그 사례는 다음과 같다.

1) 다문화 근로자들의 건강증진 행위에 대한 연구

와이트젤(Weitzel, 1989)은 다문화 근로자(유럽계 51%, 스페인계 27%, 아프리카계 20%)를 대상으로 인구학적 특성(성별, 연령, 교육, 연봉, 가족수입)과 4개의 인지지각요인(건강가치, 건강통제위, 지각된 건강상태, 자기효능감)과 관련하여 예측된 건강증진 행위를 조사분석하였다. 연구결과 지각된 건강상태와 자기효능감이 가장 높은 예측인자로 나타나 펜더의 건강증진 모형이 근로자들의 건강증진 행위를 설명하는 데 유용함을 제시하였다.

2) 노인의 운동행위에 영향을 주는 요인에 대한 연구

펜더의 건강증진 모형을 기초로 한 노인의 운동행위에 영향을 주는 요인에 대한 연구를 살펴보면 다음과 같다.

(1) 건강증진생활양식 도구를 사용한 연구

스피크(Speake), 코워트와 펠릿(Cowart & Pellet, 1989)은 노인을 대상으로 인구학적 특성과 인지 · 지각변수(지각된 건강상태, 건강통제위)를 건강증진생활양식 도구를 사용하여 건강증진 모형을 검증하였다. 단계적 다중회귀 분석방법으로 분석한 결과, 과거 건강상태와의 건강비교, 동년배와의 건강비교, 우연 통제위 및 내적 통제위가 건강증진 행위를 설명하였다.

(2) 지역사회 거주 노인의 운동 수행 정도를 대상으로 한 연구

황은희와 정여숙(2008)의 지역사회 거주 노인 484명을 대상으로 한 연구에서 평균연령은 74세이며, 규칙적 운동 대상자는 275명, 규칙적 운동을 하지 않는 대상자는 209명이었다. 운동이행에 대한 영향요인에서 규칙적으로 운동을 수행한 대상자는 그렇지 않은 대상자보다 운동 자기효능감이 1.037배, 운동장애성은 0.262배, 특히 운동유익성은 4.267배 높게 지각하고 있었다.

(3) 골다공증 여성노인의 운동이행에 관한 연구

최정실과 박미정(2013)의 평균연령 71.62세의 골다공증 여성노인 194명을 대상으로 한 연구에서 지각된 건강상태가 좋을수록, 골다공증 관련 교육경험이 있을수록, 자기효능감이 높을수록, 사회적 지지가 높을수록 지속적인 운동이행 의도가 높았다.

위와 같이 노인들의 운동이행 영향요인은 지각된 운동유익성과 지각된 운동장애성, 자기효능감, 사회적 지지, 운동 관련 정서가 설명력이 있었다. 그리고 운동이행의 상관관계는 지각된 운동유익성, 자기효능감, 지각된 운동장애성, 지각된 건강상태, 운동 교육경험, 사회적 지지와 유의한 관계가 있는 것으로 나타났다. 또한, 노인의 건강증진 행위에 영향을 주는 변수는 이전 관련 행위, 자기효능감, 지각된 장애성, 지각된 유익성, 행동계획수립, 사회적 지지로 나타났다.

3) 연령에 따른 운동행위 예측 연구

(1) 생산직 근로자에 대한 연구

러스크(Lusk, 1994) 등은 건강증진 모형에 기초하여 생산직 근로자의 귀마개 착용을 예측하기 위해 건강통제감, 지각된 자기효능감, 건강의 정의, 지각된 건강상태, 지각된 유익성, 지각된 장애성 등 인지-지각요인과 인구통계학적 요인 및 상황적 요인 등을 예측요인으로 사용하였다. 그 결과 주요 예측요인은 지각된 자기효능감, 지각된 유익성, 지각된 장애성, 건강능력, 교육, 연령, 성별, 상황적 요인으로 나타났다.

(2) 대도시에 거주하는 중년남성을 대상으로 한 연구

우원미(1994)는 펜더의 건강증진 모형으로 서울, 부산, 대전 등 대도시 지역에 거주하는 중년남성을 대상의 건강증진 생활양식과 인지지각 변수와의 상관관계를 분석하였다. 연구결과 적응능력과 안녕차원의 건강개념이 긍정적이고 지각된 건강상태가 보다 좋을수록 전반적인 건강증진 생활양식 이행 정도가 높은 것으로 나타났다.

(3) 중년여성을 대상으로 한 연구

홍영상(1998)은 중년여성을 대상으로 중년여성의 건강추구행위를 설명하고 예측하는 가설적 모형을 구축하고 검증하였다. 연구결과 중년여성의 건강추구행위에 대해 가장 영향력이 큰 것은 사회적 지지였으며 성역할 장애, 건강추구행위 장애, 자기효능감, 지각된 건강상태, 강인성, 성역할 고정관념의 순으로 영향력을 나타냈다.

(4) 대학생을 대상으로 한 연구

대학생을 대상으로 운동행위를 예측한 연구에서 운동행위의 차이는 성별, BMI, 주관적 건강상태에 따라 차이가 있는 것으로 나타났으며, 이전의 운동경험, 주관적 건강상태, 지각된 운동장애성, 자기효능감, 운동 정서, 사회적 지지와 상관관계가 있었다.

chapter 4 요구도 조사

학습개요

요구도 조사는 보건프로그램 기획과정 중 대상자의 요구에 부응하는 실행 가능한 보건프로그램 개발을 위해 첫 번째로 수행되어야 할 단계이다. 본 장에서는 요구도 조사의 개념, 자료수집 및 분석, 건강관련 지표, 문제와 현황분석 및 선정된 문제의 우선순위 설정을 위한 과학적인 접근방법을 다룬다.

chapter 4

1절

요구도 조사의 개념

학습목표

- 요구사정의 개념을 설명할 수 있다.
- 요구사정방법을 열거할 수 있다.

1. 정의

요구란 현재 상태와 기대되는 바람직한 상태의 차이를 말한다. 'want'는 무엇이 필요하지만 충족되지 못하였을 때 생기는 반면, 'need'는 대상 또는 지역사회가 필요한 그 무엇이 다른 이의 판단과정을 거쳐 확인된 것을 의미한다. 즉 'want'가 개인적 차원의 개념인 반면 'need'는 사회적 차원의 개념으로 구분된다고 할 수 있다(Witkin et al., 1995 및 김이순 외, 2015 재인용).

기획과정 중 요구도 조사(필요조사)라는 말은 현황분석, 지역사회 진단이라는 용어와 혼용해서 사용하기도 한다. 용어사용의 혼란을 줄이기 위해 유사한 용어에 대한 개념을 정리하면 다음과 같다(배상수, 2015).

① 지역사회 진단(community diagnosis): 사업대상인 지역사회를 기반으로 건강관련 통계 및 건강결정요인에 관한 정보를 수집하고, 건강결정요인과 건강과의 관계 분석을 통해 지역사회의 건강상태를 평가하는 과정이다.

② 요구도 조사(need assessment): 대상집단의 문제와 필요를 확인하는 과정으로 대상자의 사회적 관심을 이해하기 위한 사회적 진단, 건강수준을 평가하기 위한 역학적 진단, 건강행태와 장애를 이해하기 위한 행태적 진단, 건강관련 지식이나 기술수준을 확인하기 위한 교육적 진단, 필요한 자원의 이용 가능성 등을 파악하기 위한 행정적 진단을 포괄한다(3장 PRECEDE-PROCEED 모형 참조).

③ 현황 분석(situational assessment): 현재의 상황과 바람직한 상황(목표)의 차이를 규명하고, 목표달성을 위해 해결되어야 할 요인과 조직 또는 지역의 문제해결을 위한 능력과 한계를 분석하는 과정이다.

이상의 세 가지 용어가 모두 비슷한 것 같지만 정리해 보면, 지역사회 진단은 역학적인 관점에서 건강문제를 전문가의 관점에서 평가하는 방법이며, 요구도 조사는 역학적 · 행태적 · 사회적 · 교육적 · 행정적 진단을 통해 다양한 건강결정요인을 전문가와 주민의 입장에서 파악하는 것이다. 반면 현황분석은 지역의 건강문제뿐만 아니라 지역사회가 갖고 있는 장 · 단점 및 문제해결능력을 동시에 중시한다. 보건프로그램 개발에서는 요구도 조사라는 용어를 자주 사용하게 되므로 이 장에서는 요구도 조사라는 개념에 초점을 두고 논하고자 한다.

2. 요구도 조사의 목적

요구도 조사의 목적은 다음과 같다.

① 지역사회의 건강문제 파악 및 보건프로그램 개발의 우선순위 설정

② 조직 및 지역사회의 문제해결능력 평가

③ 기초자료 확보를 통한 보건사업 적용 이전과 이후 건강상태 등의 보건사업 평가

④ 외부환경변화가 보건사업에 미치는 영향 분석

3. 요구의 유형

브래드쇼(Bradshaw, 1972, 윤순녕 외, 2014 재인용)는 요구의 유형을 다음의 네 가지로 구분하였다.

(1) 규범적 요구

전문가가 충분하다고 여기는 수준과 비교하여 요구를 정의한 것으로, 전문적으로 기준을 정하고 이상적 수준이라고 정의한 요구를 말한다. 규범적 요구는 계량화가 쉽고 변화의 대상(target)이 명확하다. 그러나 기준을 규정할 때에 특수 상황을 고려하지 않기 때문에 잘못하면 논란이 될 수 있다.

(2) 내면적 요구

대상자가 느끼는 요구로 대상자 자신이 바라는 상태에 대해 갖게 되는 요구이다. 일반적으로 대상자의 내면적 요구를 확인하기 위해 설문조사 등을 실시한다. 대부분의 경우 제공되는 서비스가 실제적인 서비스로 되지 못하는 이유는 대상자의 내면적 요구를 잘못 파악했기 때문이다.

(3) 외향적 요구

대상자의 행위로 확인할 수 있는 요구로서 가장 많이 이용되는 요구이다. 예를 들어 건강증진 서비스의 이용과 이용 행태 등이 해당된다.

(4) 상대적 요구

목표가 되는 인구와 타 집단을 비교하여 정의하며, 타 집단보다 높거나 낮을 경우에는 문제가 있는 것으로 본다.

4. 요구사정의 유형

요구사정은 기관의 유형이나 보건프로그램의 특성에 따라 대상자 중심 요구사정, 서비스 중심 요구사정, 지역사회 중심 요구사정 등으로 구분될 수 있다.

(1) 대상자 중심 요구사정

특정 서비스나 보건프로그램의 이용자가 될 측정 인구집단의 요구를 사정하는 것이다.

(2) 서비스 중심 요구사정

특수한 서비스를 제공하는 기관이 해당 서비스에 대한 요구를 사정하는 것이다. 대상자 중심 요구사정과 서비스 중심의 요구사정은 기존 조직이나 보건프로그램의 기획 및 평가에는 매우 유용하지만 다른 서비스 기관과의 관련성을 고려하지 않기 때문에 기관 간 또는 서비스 간 중복과 부족현상을 해결하지 못한다는 제한점이 있다.

(3) 지역사회 중심 요구사정

지역사회 전반의 문제점을 확인하는 데 중점을 둔다. 보건 분야에서는 가장 일반적인 요구파악 방법이며, 흔히 지역사회 진단이라고 한다. 지역사회 중심 요구사정은 대상자 중심 요구사정과 서비스 중심 요구사정의 문제점을 보완하기 위해 사용한다.

chapter 4

2절

자료수집 및 분석

학습목표

- 자료수집 영역을 설명할 수 있다.
- 자료의 종류를 열거할 수 있다.
- 자료수집 방법을 설명할 수 있다.
- 수집된 자료를 비교할 수 있다.
- 요구도 조사결과를 활용할 수 있다.

1. 자료수집 영역

자료수집 방법을 선정하기 전에 무엇을 사정해야 하는지를 파악해야 한다. 즉, 요구도 조사의 목적을 명확히 설정하고 어떤 유형의 요구도 사정이 적합한지 결정한다. 참고로 우리나라의 지역보건의료계획 수립을 위해 제시하고 있는 요구사정 영역은 **표 4.1**과 같다.

표 4.1 요구사정 영역

출처	영역	지표
지역보건의료 계획서	인구	인구변화[인구동태: 출생률, 사망률, 자연증가율, 사회적 증가율(전입 및 전출률) 등] 및 구조(성, 연령, 가구 구성 등), 산업별 인구 구성, 의료보장인구, 의료취약인구, 학교 및 학생 수, 학교보건교사 수 및 영양사 수
	의료이용현황	전체 지역보건의료 현황, 지역보건기관 이용현황
	보건의료 자원 현황	의료기관 및 인력, 사회복지시설, 보건의료관련 민간조직
	보건기관 현황 및 문제점	보건기관 설치 현황, 인력현황, 보건기관 연간 예산 현황
	건강수준 및 건강행태	건강검진율, 흡연율, 음주율, 운동실천율, 만성질환 유병률, 예방접종률, 보건의료기관 이용실태
	지역 개요	위치, 역사, 자연환경(기후, 지형, 면적 등), 교통(도로포장률, 주민 접근성), 사회경제적 수준, 학교수, 지역개황도

출처: 유호신 외(2017), 지역사회간호학 1에서 일부 인용.

2. 자료의 종류

지역사회 요구도 수준을 평가하기 위한 자료는 자료원과 자료수집주기, 자료의 성격에 따라 다음과 같이 구분할 수 있다.

1) 자료원에 따른 종류

① 1차 자료: 조사 목적에 따라 새롭게 수집하는 자료를 말한다.

② 2차 자료: 이미 조사되었거나 보고된 기존 자료를 의미하며 간접자료라고도 한다. 통계연보, 국민건강영양조사, 지역사회건강조사, 인구센서스 및 문헌 등이 해당된다. 파악하고자 하는 조사 내용에 따라 이용하는 2차 자료의 종류가 구분되는데, 인구자료를 파악하기 위해서는 인구센서스 등을 활용하며, 건강행태를 파악하기 위해서는 국민건강영양조사, 지역사회 건강조사 등을 활용한다(**표 4.2**).

표 4.2 2차 자료의 장·단점

장점	단점
대규모의 조사 자료인 경우가 많음	소지역(지역사회건강통계의 경우 동·읍면 단위)의 표집수가 적을 수 있어 대표성이 낮음
즉시 활용 가능하며 자료수집 시간이 절약됨	자료 가공을 위한 유연성 적음
다양한 목적으로 활용할 수 있어 효율적임	자료 접근이 어려운 경우가 있음
공공기관 자료가 많아 신뢰성이 높음	관심을 갖고 있는 항목이 포함되어 있지 않을 수 있음
지역전체에 대한 자료	규모가 커서 분석이 어려움
비용이 적게 듦	자료의 신뢰도, 타당도가 명시되지 않은 경우 사용이 곤란함

출처: 배상수(2015), 보건사업기획에서 일부 인용.

2) 수집주기에 따른 종류

① 정기적 자료: 일정한 시기나 주기에 따라 조사되는 자료로 2차 자료에 해당되는 경우가 많다.

- 예: 통계연보, 지역사회건강통계 및 인구센서스 등

② 부정기적 자료: 특별한 목적을 갖고 일시적으로 조사되는 자료이다.

- 예: 연구보고서 등

3) 자료의 성격에 따른 종류

① 양적자료: 대표성을 갖는 많은 수의 표본을 대상으로 하며, 자료수집 방법이 구조화되어 있다. 측정도구, 설문지 등을 활용하여 얻어진 자료이다.

② 질적자료: 적은 수의 표본을 대상으로 하며, 구조화되지 않은 자료수집 방법을 사용한다. 심층 분석하기 위해 사용되고, 포커스 그룹 인터뷰 면담, 참여관찰, 기록물 및 일기 등이 활용된다.

3. 자료수집 방법

한 가지 자료수집 방법으로는 지역사회에 대한 포괄적인 자료를 수집하는 데 부족함이 있다. 신속하고 효율적인 건강문제의 도출을 위해서는 2차 자료의 활용이 유리하나 지역 대표성이 낮다는 문제가 있을 수 있다. 또한, 새로운 조사도구를 통해 조사하는 경우에는 샘플 수가 적어서 발생률, 유병률이 낮은 건강문제를 측정하는 데 어려움이 있을 수 있다. 따라서 조사 목적 및 상황에 따라 1차 자료 및 2차 자료를 병행해서 사용하기도 한다.

1) 1차 자료수집

(1) 설문조사Survey

설문조사는 한 시점에 다수의 대상자에게 건강상태에 대한 정보를 조사하는 방법으로 구조화된 설문지를 이용하거나 면담, 전화, 이메일 및 온라인 설문지 등을 통해 실시하는 양적 조사 방법이다. 가장 많이 사용하는 방법 중의 하나로 비교적 짧은 시간에 많은 응답자를 만날 수 있다. 특정한 목적을 두고 작성한 설문지를 사용함으로써 사정지표를 확인하고, 지역사회 주민이 요구하는 지역사회 중재도 확인할 수 있다. 응답률이 낮은 경우에는 대상집단의 대표성을 얻는 데 제한이 된다. 설문조사의 방법은 다양하며 설문조사의 형태, 각 설문조사 방법의 장 · 단점은 **표 4.3**과 같다.

① 설문조사의 형태

구조적 질문(폐쇄형 질문)은 질문에 대한 답을 미리 정하여 제시해 주고, 그 중에서 하나를 선택하도록 제한시키는 것이다. 반면에 비구조적 질문(개방형 질문)은 질문에 대한 답을 제시해 주지 않고 응답자가 자유롭게 자신의 의견을 작성하게 하는 것으로, 응답의 범주가 너무 많거나 몇 개의 범주로 압축시키는 것이 어려울 때 적합한 방법이다.

② 설문조사 형태에 따른 장 · 단점

연구 목적에 따라 설문조사의 형태를 선택적으로 사용하거나 구조적 또는 비구조적 질문을 혼합해서 사용하기도 한다. 설문조사 형태가 갖는 장 · 단점은 **표 4.4**와 같다.

표 4.3 설문조사 방법의 장 · 단점

	면접조사	배포조사	우편조사	전화조사	온라인조사
배포 회수	조사원	조사원	우편	조사원	전자메일, 인터넷
기입	조사원	피조사자	피조사자	조사원	피조사자
장점	• 지정한 대상자에 대한 직접 조사가 가능 • 질문을 상대방에게 이해시키기 쉬움 • 조사의 유효율이 비교적 안정적이어서 응답률이 높음	• 조사원의 노력이 개인 면접법보다 적게 듦 • 조사 유효율이 높음 • 방문 시 기억 재생보다 정확한 자료를 얻을 수 있음	• 조사경비가 저렴함 • 피조사가 어디에 있어도 조사 가능함 • 표본추출 정도를 높일 수 있음 • 문항이 많거나 전문적인 문항이 포함된 설문조사가 가능함 • 응답자가 충분한 시간을 가지고 응답할 수 있고, 자발적 응답이므로 응답의 신뢰성이 높음	• 조사결과를 신속히 얻을 수 있음 • 조사방법을 표준화할 수 있고, 관리를 철저히 할 수 있음 • 지역을 한정하면 조사비가 저렴함 • 넓은 지역 조사가 가능함	• 단시간에 저렴한 비용으로 조사할 수 있음 • 포털사이트 사용자 DB를 이용하거나 패널을 구성하여 운영하면 조사의 신뢰성을 높일 수 있음
단점	• 조사의 비용이 많이 듦 • 조사원의 영향이 큼 • 사생활 침해의 우려가 있음	• 회답의 피조사자 여부가 불분명함 • 회답이 주위의 의견에 좌우되기 쉬움 • 회답의 기입이 부정확할 우려가 있음 • 어려운 질문에 대서는 무기입, 무응답의 경향이 있음	• 회수율이 낮음 • 회수에 시간이 걸림 • 피조사자 본인이 답변한 것인지 불분명함	• 피조사자는 전화가 있는 세대에 한정됨 • 피조사자의 협력을 얻기 힘듦 • 질문의 길이와 내용의 제한을 받음(응답자 신분노출로 인하여) • 표본의 대표성 유지가 어려움(인구학적 변수 비율을 맞추기 어려움) • 그림이나 시각적 도표가 들어간 문항은 물을 수 없음	• 컴퓨터 사용자, 웹 사용자만 모집단이 됨 • 관심 집단만 설문에 응하여 표본의 대표성에 문제가 됨 • 한 사람의 여러 번 응답으로 인하여 신뢰성이 떨어질 수 있음

출처: 소애영 외(2020). 지역사회간호학 Ⅰ 에서 인용.

표 4.4 설문지 형태의 장·단점

형태	폐쇄형 설문지(구조적 설문지)	개방형 설문지(비구조적 설문지)
장점	• 주어진 시간 내에 많은 질문에 응답할 수 있음 • 언어적 구사능력이 불충분한 사람에게도 자료수집이 가능 • 계량적 분석이 용이 • 응답률을 높일 수 있음	• 응답의 다양성 • 시간적 여유가 있어 심사숙고하여 응답할 수 있음 • 기대하지 않았던 새로운 사실을 발견할 수 있음 • 자유롭고 자발적인 응답을 얻을 수 있음
단점	• 충분한 선택지가 주어지지 못할 때 응답자가 원하지 않는 답을 강요받아 정확한 답을 얻을 수 없음(아무 것에나 응답할 수 있음) • 질문의도를 잘못 이해하고 응답하거나 응답을 의도와 다르게 잘못 기재하여도 이를 알아낼 방법이 없음	• 응답하는 데 시간과 노력이 요구되어 무응답이 많음 • 응답 결과를 수량화하는 과정이 어렵고 시간 소모가 많음 • 응답자가 많은 시간을 투자하여 응답해야 하므로 심리적 압박감이나 지루함을 느낌

③ 설문내용의 구성

- 질문 수: 응답자에게 30분 이내에 조사를 마칠 수 있도록 하는 것이 좋으므로 질문의 수는 30~50개 정도를 넘지 않는 것이 좋다(이은옥 외, 2009).
- 질문 순서
  - 응답자로 하여금 흥미를 갖게 하는 질문이 앞부분에 위치하도록 한다.
  - 관련되는 질문은 연속적으로 배열하는 것이 원칙이나 응답의 일관성을 보려고 할 때는 떼어 놓는 것이 좋다.
  - 일반적인 질문에서 구체적인 질문으로 좁혀나간다.
  - 조사목적과 직접 관련이 적은 질문은 설문지의 맨 끝에 위치시켜 사고의 일관된 흐름을 막지 않도록 한다.
- 질문 형식
  - 이분식 질문: 두 개의 선택지 중 하나를 선택하는 것을 말한다.

> 예) 당신은 지역사회간호학회의 회원이십니까?
> ① 예 (　　　)　　　② 아니오 (　　　)

  - 여과형 질문: 질문에 대한 반응에 따라 다음 질문과 선택지를 선택하도록

설계된 것을 말한다.

예) 1. 당신은 음주를 하고 계십니까?

① 예 ( )　　　② 아니오 ( )

("아니오"인 경우 3번 문항으로 이동합니다.)

2. 평균 음주량은 어느 정도입니까? ________잔/회

- 선다식 질문: 이분식 질문보다 더 많은 정보를 줄 수 있으며 의견이나 태도를 묻는 데 적합하다. 일반적으로 3~5개의 선택지를 미리 만들어 놓고 그 중 하나를 선택하도록 한다.

예) 보건소에서 일하는 것이 당신의 자아존중감에 얼마나 중요합니까?

① 전혀 중요하지 않다. ( )

② 중요하지 않다. ( )

③ 그저 그렇다. ( )

④ 중요하다. ( )

⑤ 매우 중요하다. ( )

선다식 질문 시 각 응답 항목이 총망라되어야 한다. 예를 들면, 농촌 주민들에게 질병에 걸렸을 때 가장 먼저 찾는 장소가 어디냐고 묻는다면 그 선택지로 의원, 보건소, 보건지소, 보건진료소뿐만 아니라 약국 등도 포함시켜야 한다. 또한 선택지 항목들은 상호 배타적이어야 한다. 좋지 않은 예의 경우 응답자가 20세인 경우 아래의 ②번과 ③번 중 하나를 임의로 표시할 수 있다. 따라서 선택지가 상호 배타적이지 않음을 알 수 있다.

좋지 않은 예	좋은 예
당신의 연령은 몇 세입니까? ① 10세 이하 ② 10~20세 ③ 20~30세 ④ 30~40세	당신의 연령은 몇 세입니까? ① 10세 미만 ② 10~19세 ③ 20~29세 ④ 30~39세

- 서열식 질문: 문항을 정도에 따라 순서대로 항목을 선택하도록 질문하는 방식으로 응답 항목이 너무 많으면 응답자가 순위를 결정하기 힘들기 때문에 10개 미만의 항목으로 제시하는 것이 좋다.

예) 다음 중 중요하다고 생각하는 순서대로 1, 2, 3… 등의 번호를 매기시오.

성공 (　　　)
가족관계 (　　　)
우정 (　　　)
건강 (　　　)
돈 (　　　)
종교 (　　　)

- 평정척도식 질문: 강도를 알아내려는 척도로 가장 일반적인 것이 리커트(Likert) 형식이다. 이 방식은 예를 들면 "보건교육사제도에 대해 어떻게 생각하십니까?" 라는 질문에 대해 '절대 찬성', '찬성', '중립', '반대', '절대 반대' 등의 5단계 답을 주어 답을 통해 점수화하는 방법이다. 가장 많이 사용하는 척도는 3점 척도, 5점 척도이다. 항목이 너무 적으면 신뢰도가 낮아질 가능성이 있고, 항목이 너무 많으면 표시하는 데 어려움이 있다.

④ **설문지 작성 시 고려사항**

- 전문 용어는 피한다.
- 긍정문으로 제시한다.
- 응답자의 응답 수준을 고려한다.
- 질문어구는 간단명료하게 작성한다. 문장이 너무 길면 질문을 이해하는 데 문제가 있을 수 있으며, 문장을 완결시키지 않고 구나 절로 남겨둔 문장도 피해야 한다.
- 문장 내에 서로 다른 내용이 두 가지 이상 포함되지 않도록 한다.

예) "편마비인 뇌졸중 환자는 자신을 돌볼 수 없다. 그러므로 자신의 권리를 주장해서는 안 된다."라는 문항이 주어지면, 응답자에 따라 앞부분은 동의하지만 뒷부분은 반대할 수도 있게 된다. 이 경우 응답자는 이 답을 선택할 수도 있고, 선택하지 않을 수도 있으므로 신뢰도상의 문제가 발생할 수 있다.

(2) 면접조사Interview

해당 지역사회에 거주하는 주민 또는 보건의료전문인력 등 초점 집단(focus group)과의 대화를 통해 자료를 수집하는 가장 기초적인 자료수집 방법으로, 간호사는 면접을 통해 조사대상자와 직접적인 상호작용을 통해 자료를 수집하여 기록하는 조사방법으로 그 지역의 역사, 장 · 단점, 지역주민을 위한 공공기관의 프로그램, 자원봉사 단체 등의 프로그램에 대한 정보를 얻을 수 있으며, 대상자와 신뢰관계 형성을 위한 기초로 활용할 수 있는 방법이다.

① 면접조사의 종류

개별면접, 전화면접, 집단면접이 있다. 개별면접법은 면접자가 대상자를 1대 1로 만나서 자료를 수집하는 방법으로, 면접자는 면접조사표로 구조화된 질문지나 비구조화된 질문지를 사용한다.

지역사회건강조사의 경우 2010년부터 개별면접 시 구조화된 면접조사표를 전자조사표(CAPI: computer assisted personal interviewing)에 의한 조사방식을 도입하여 사용하고 있다. CAPI는 컴퓨터를 이용하여 조사자료를 수집하는 방식으로, 조사원이 전자조사표가 설치된 노트북으로 면접조사를 수행 시, 조사현장에서 직접 자료 입력, 수정, 저장 및 질병관리본부로 전송이 가능하다.

② 면접법의 구성형식

표준화면접(standardized interview)과 비표준화면접(unstandardized inter view), 반표준화면접(semi-standardized interview)으로 구분할 수 있다.

- 표준화면접은 사전에 작성된 구조화된 설문지를 통해 조사대상자들에게 면접하는 방법이다. 장점으로는 질문문항이나 순서가 이미 구조화되어있으므로 오류를 줄일 수 있으며, 반복적 면접이 가능하고 자료의 코딩을 통해 결과에 대한 통계학적 분석이 용이하므로 비표준화면접에 비해 신뢰도가 높다. 반면에 이미 정해진 설문지에 의존해서 해야 하므로 응답자의 정확한 의견을 도출을 위한 질문내용의 융통성이 없어서 타당도 저해우려가 있으며, 깊이 있는 측정에 한계가 있다.
- 비표준화면접은 질문문항이나 순서가 미리 정해져 있지 않고, 면접상황에 따라 연구자가 질문순서를 융통성 있게 변경할 수 있고, 조사해야 할 질문항목의 범위만 정해져 있고, 구체적인 내용은 연구자가 면접상황에 따라 융통성 있게 조절할 수 있다. 장점으로는 융통성 있는 면접을 할 수 있으며, 타당도가 높고, 깊이 있는 측정과 면접에 필요한 질문을 만드는데 유용한

자료를 제공한다. 반면에 단점으로는 반복적 면접이 불가능하며, 결과에 대한 신뢰도가 낮고, 질문문항과 순서에서 발생하는 오류의 통제가 어렵다. 또한 수집된 자료의 통계적 처리가 제한적이다.

- 반표준화면접은 표준화면접과 비표준화면접의 장점과 단점을 보완한 방법으로 중요한 질문들은 구조화하고, 그 외의 질문들은 구조화하지 않는 방법이다. 이 방법은 사실과 가설을 확인할 수 있고, 새로운 사실과 가설 또한 발견할 수 있는 장점이 있다(https://likesocialwelfare.tistory.com/92에서 일부 각색).

③ **패널면접(panel interview)**

일정기간을 두고 동일한 질문을 반복하거나 그 면접조사 기간에 동일한 일정 응답자를 대상으로 반복면접하는 방법이다.

일반적으로 면접조사는 시간과 비용이 많이 드는 방법으로, 대상자들이 제공하는 정보의 깊이와 질에 초점을 맞추는 경우에 사용한다. 반면 전화면접법은 개별면접보다 비용이 적게 들지만, 효율성이 떨어지며 상세한 정보를 필요로 할 경우에는 부적절한 방법이다. 1대1 면접보다 신뢰 있는 관계 형성이 어렵다. 집단면접법은 집단 구성원들과 자유로운 대화를 통해 종합적인 정보를 얻는 방법으로, 개인면접에 필요한 내용을 탐색적으로 얻기 위해 활용할 수 있다.

(3) 참여관찰 Participant observation

지역사회 건강관련 회의, 사회적 모임, 종교 행사, 특별한 행사 등에 참여하여 대상자들을 관찰(participant observation)하는 것으로, 지역사회 주민들의 행동, 차이점과 유사점, 의사결정과정, 지역사회 모임 참여자의 특성, 지역사회 주민의 관심도, 지역문화, 주 정보제공자 등을 파악하는 데 도움이 된다.

(4) 초점집단면담기법 Focus group technique

질적 연구를 위한 자료수집 방법의 한 형태로, 조사하려는 내용에 맞게 선정한 소수의 사람들을 대상으로 수행하는 심층적인 질적 면접조사를 말한다. 초점집단을 구성할 때는 구성원 간에 동질성이 보장되어야 한다. 예를 들면, 비슷한 경험을 가졌거나 이해관계가 같은 사람들이 모일수록 생산적인 토의를 할 수 있다. 구성원 간에 모르는 관계인 경우에는 영향을 받지 않고 응답할 수 있다.

초점면담은 숙련된 진행자가 사전에 준비된 질문으로 진행한다. 집단의 크기는 6~12명 정도가 이상적이며, 소요시간은 대략 2시간 정도로 계획하되, 실제 토의시간은 90분 정도가 적당하다. 짧은 시간에 광범위한 정보를 얻을 수 있으나, 모집단을 대표하는 것이 아니므로 일반화(generalization)가 어려운 제한점이 있으며, 면담결과를 통해 방향성을 파악하는 근거로 해석되어야 한다. 노인의 만성질환 관리에 대한 정보를 얻기 위해 6~10명 정도의 동일 지역에 거주하고 있는 노인 대표를 모시거나, 당뇨대상자의 자조관리 과정 운영을 위한 자료수집을 위해 당뇨대상자 10명을 보건소에 모이게 해서 당뇨로 인한 일상생활상의 문제를 질문하는 것도 좋은 방법이다. 주로 양적 조사의 보완적인 방법으로 사용한다.

(5) 델파이 기법 Delphi technique

다단계 설문조사라고도 한다. 내용이 아직 알려지지 않았거나 일정한 합의점에 도달하지 못한 내용에 대해 전문가들이 여러 차례 의견조사를 통해 합의된 내용을 얻는 방법이다. 거리와 시간상 면담이 불가능한 경우에 사용한다.

진행방법은 한두 가지의 광범위한 질문에서 시작하여, 응답 내용을 분석하여 응답자 중 다수가 동의한 내용을 중심으로, 재차 구체적인 실문지를 작성하여 전체적인 합의에 도달하면 종결한다. 일반적으로 5회 이하의 과정으로 진행한다(윤순녕 외, 2014).

장점은 소수의 의견을 수렴할 수 있고, 권위가 있거나 발언권이 우세한 특정 전문가의 영향을 줄일 수 있다는 점이다. 응답의 대표성을 얻을 수 있는 자료를 수집할 수 있으며 시간을 효율적으로 사용할 수 있으나, 회답의 기피로 인한 대상자의 편견을 제거하기 어렵고 시간이 경과함에 따라 응답자의 수가 줄어들 수 있다는 단점이 있다. 또한 응답결과의 피드백 형식 및 설문조사 횟수 등이 표준화되어 있지 않아, 조사자의 편의대로 운영될 수 있다.

(6) 관찰법 Observation method

조사자가 지역사회를 돌아다니면서 지역사회의 특성을 관찰하는 방법이다. 주의할 점은 지역사회에 대한 어떤 편견도 갖지 않아야 한다는 것이다. 조사자가 직접 눈으로 확인하므로 상황의 발생과정을 잘 파악할 수 있으며 비언어적 자료

수집이 가능하다는 장점이 있다. 발생 즉시 자료수집이 가능하며, 다양한 종류의 자료를 수집할 수 있다. 단점으로는 조사자에 따라 다른 의미를 부여할 수 있으며, 행동이 특수상황에 따라 다르게 나타날 수 있으므로, 관찰 결과의 신뢰성과 타당성을 결정하는 데 문제가 있을 수 있다. 자료의 수량화가 어려우며, 많은 대상을 동시에 관찰할 수 없어 일반화가 어렵다. 장시간의 시간과 노력이 필요하고, 이로 인한 경제적 · 심적 부담이 크다.

(7) 공청회 Public hearing

보건교육전문가가 지역사회의 다수의 대상자가 참여할 수 있는 공개적인 모임을 개최하여 지역사회 주민의 요구나 문제를 파악하는 방법이다(김이순 외, 2015). 주로 정부기관과 지방자치단체에서 많이 사용한다. 어떤 이유에 관해 논의하기 위해 지역사회 주민에게 공청회의 일정과 주제를 알리게 되면 이때 참석한 사람이 참여자가 된다.

장점은 비교적 적은 비용으로 지역사회 내 요구도와 관련하여 문제를 확인하고 진단하는 데 기여하며, 누구든지 원하면 참여할 수 있다. 그러나 참여자들이 대표가 되지 못하고 특정집단의 관계자가 집중적으로 참석할 수 있다. 따라서 공청회는 제한된 지역사회의 의견을 제공해 줄 수 있으므로, 다른 조사기법과 병행하여 사용하는 것이 좋다(안옥희 외, 2010).

2) 2차 자료수집

이미 존재하는 자료를 분석함으로써 지역사회의 건강요구를 파악할 수 있다. 2차 자료를 통한 자료수집의 장 · 단점은 다음과 같다.

① 2차 자료수집의 장 · 단점

- 장점
  - 대규모의 조사 자료인 경우가 많다.
  - 즉시 활용이 가능하다.
  - 지역사회 전체에 대한 자료인 경우가 많다.
  - 질문지 작성 및 적용, 면접, 관찰에 투입되는 비용, 시간, 노력이 절약된다.

- 수집이 쉽고 비용이 저렴하다.
- 계속적인 수집(공공기관에서 정기적으로 발간하는 시계열자료의 수집)이 가능하다.
- 자료수집과정에서 시간적 · 공간적 제약을 받지 않는다.

■ 단점

- 현재 수행하는 조사와 자료수집 목적, 측정단위, 조작적 정의 등이 일치하지 않는 경우가 있다.
- 의사결정문제에 적절한 정보를 제공하지 못할 수도 있고, 자료가공을 위한 유연성이 낮다.
- 관련된 정보라도 시간이 경과하여 효용이 별로 없는 경우가 많고, 관심 항목이 누락되는 경우도 있다.

가장 일반적인 자료 형태는 인구, 사회경제적 수준 및 건강상태에 대한 통계이다. 인구 및 건강상태 통계에 대한 자료원은 국가 및 지방자치단체, 도서관 등에서 얻을 수 있다. 종종 전화를 통해 원하는 자료를 얻을 수 있으며 인터넷을 통해서도 비교적 정확한 자료를 얻을 수 있다. 참고로 지역사회진단에 활용할 수 있는 대표적인 사이트는 다음과 같다. 한국보건사회연구원 홈페이지(www.kihasa.re.kr)를 활용하면 인구, 가구, 국민건강, 보건의료자원, 공공부조, OECD 국가의 보건통계 등의 국내 통계자료를 확인할 수 있으며(**표 4.5**), 보건복지부 통계포털을 통해 지역별 통계 및 공간정보통계를 접할 수 있다. 또한 보건복지부 정보메뉴에서 통계 부분을 통해 지역사회 요구도 조사에 활용할 수 있는 건강관련 자료 등을 확인할 수 있다(**표 4.6**). 이외에도 국가통계포털(KOSIS)을 통해 주제별 통계를 검색할 수 있다.

이외에도 지역사회의 요구도 조사를 위한 자료 활용 시, 조사하고자 하는 지역의 자료를 수집하기 위해 가장 활용도가 높은 것은 2008년도부터 시행하고 있는 지역사회건강조사이다. 국민건강영양조사(**표 4.7**) 결과 보고서는 우리나라 전체의 건강관련 문제를 파악할 수 있는 매우 좋은 자료이나, 시 · 군 · 구의 건강관련 지표 등의 자료를 보기에는 해당 지역에 포함된 대상자의 수가 매우 제한되어 있어서 파악하기 어려운 단점이 있다. 따라서 현재 지방자치단체별로 진행하고 있는 지역건강조사 결과 보고서를 통해 가장 기초적이면서도 기본적인 정보를 파악할 수 있다(http://chs.cdc.go.kr/chs/index.do)(**표 4.8**, **표 4.9**). 지역사회건강조사 홈페이지의 자료실을 통해 우리나라 특별시, 광역시 및 각 지방자치단체별 지역사회건강조사 결과가 2008년부터 매년 보고되고 있으므로 해당 지역의 자료를 다운받아 보건프로그램 개발을 위한 요구도 조사에 유용하게 활용할 수 있으며, 연도별 건강문제의 변화상태도 파악할 수 있어 그 유용성이 크다.

표 4.5 국가 건강관련 통계정보(2차 자료)

통계자료명	발간기관
고령자 통계	통계청
월간 인구동향	통계청
사망원인통계	통계청
출생동향 결과	통계청
통계로 보는 여성의 삶	통계청
사망통계	통계청
청소년통계	통계청
통계로 보는 대한민국	통계청
혼인통계 결과	통계청
한국의 사회지표	통계청
OECD health data 주요 통계	보건복지부
국민건강통계	보건복지부
OECD 사회통계지표	보건복지부
보건복지통계연보	보건복지부
보건복지백서	보건복지부
건강보험 주요 통계	국민건강보험공단
의료급여통계	국민건강보험공단
장기요양보험 주요 통계 국민체력실태조사 결과보고서	국민건강보험공단 문화체육관광부
장애인 통계	한국장애인고용공단 고용개발원

표 4.6 보건복지부 통계포털을 통한 통계자료 검색

<table>
<tr><td rowspan="19">분야별 통계</td><td rowspan="10">보건통계</td><td colspan="3">국민보건의료실태조사</td></tr>
<tr><td colspan="3">국민건강영양조사</td></tr>
<tr><td colspan="3">국민구강실태조사</td></tr>
<tr><td colspan="3">영아사망률조사</td></tr>
<tr><td colspan="3">영아모성사망조사</td></tr>
<tr><td colspan="3">흡연실태조사</td></tr>
<tr><td colspan="3">법정감염법 발생현황</td></tr>
<tr><td colspan="3">지역사회 건강조사</td></tr>
<tr><td colspan="3">청소년건강행태 온라인조사</td></tr>
<tr><td colspan="3">국민기초생활보장급여지급현황</td></tr>
<tr><td rowspan="5">복지통계</td><td colspan="3">전국 결혼 및 출산 동향조사</td></tr>
<tr><td colspan="3">아동청소년종합실태조사</td></tr>
<tr><td colspan="3">노인실태조사</td></tr>
<tr><td colspan="3">장애인실태조사</td></tr>
<tr><td colspan="3">보육실태조사</td></tr>
<tr><td rowspan="4">e나라 지표</td><td rowspan="4">주요 지표 서비스</td><td>총량 지표</td><td>총 인구, 인구성장률, 남녀별 · 연령별 인구구조</td></tr>
<tr><td>경제</td><td>실업률, 가구인터넷 보급률</td></tr>
<tr><td>사회</td><td>국제결혼 현황, 합계출산율, 가족형태별 분포, 만성질환 현황, 여성경제활동 참가율, 한부모가족비율, 비정규직 고용 동향</td></tr>
<tr><td>문화</td><td>공공도서관 현황</td></tr>
<tr><td rowspan="11">주요 지표 100선</td><td>타기관 통계검색</td><td colspan="3">중앙행정기관, 지방자치단체</td></tr>
<tr><td>건강상태 및 행태</td><td colspan="3">기대수명, 영아사망률, 모성사망비, 주요 사망원인, 만성질환사망률, 암사망률, 암발생자의 5년간 생존율, 우울증 진료환자 수, 출생아 수 및 조출생률, 비만율, 1인당 알코올 소비량, 흡연율</td></tr>
<tr><td>질병장애</td><td colspan="3">만성질환유병률(질환별), 암유병률, 자살자 수/자살사망률, 결핵신환자 수, HIV감염인 및 AIDS 환자 수, 유병률, 평균유병 수, 평균와병 일수, 외래다발생질환, 입원다발생질환</td></tr>
<tr><td>보건의료</td><td colspan="3">의료인 총 수 및 인구 10만 명당 의료인 수, 병상당 인구수, 의사 1인당 인구수, 치과의사 1인당 인구수, 의료기관수(의료기관종별), 병상 수(의료기관종별), 공공의료기관 수, 건강검진율, 암검진 수진율, 항생제 처방률, 주사제 처방률, GDP 대비 국민의료비, 국민의료비 중 공공지출 비율, 국민의료비 중 의약품지출 비율, 국민 1인당 의료비 지출</td></tr>
<tr><td>노인복지</td><td colspan="3">노인인구비, 노년부양비, 노령화지수, 노인 1명당 생산가능인구, 노인의 경제활동참가율, 노인의 공적 연금 수급자 및 수급율, 노인 1인당 진료비, 노인장기요양보험 대상자, 65세 이상 1인가구, 치매노인 수, 치매유병률, 기초노령연금 수급자 비율</td></tr>
<tr><td>아동복지</td><td colspan="3">보육시설 수/이용 아동 수, 보육료 지원 아동 수, 요보호 아동 발생 인원, 아동급식 대상자 수, 학대 피해 아동보호 건수</td></tr>
<tr><td>장애인 복지</td><td colspan="3">등록장애인 수 및 장애인 출현율, 장애수단 수급자 수, 장애인고용률, 장애인 지역사회 시설 수 및 입소 인원, 장애인 편의시설 설치율</td></tr>
<tr><td>사회복지일반</td><td colspan="3">사회복지전담공무원 수, 최저 생계비, 사회복지시설 수, 사회복지자원봉사 참여율, 기초수급자 수 및 비율, 1인당 입내원 일수, 3개월 이상 지역보험료 체납률</td></tr>
<tr><td>사회보험(보상)</td><td colspan="3">국민연금가입자 수, 건강보험가입자 수, 건강보험급여비 지출, 건강보험료(1인당 월평균), 지역보험료 체납률</td></tr>
<tr><td>경제 관련 사회통계</td><td colspan="3">인구추계, 경제활동참가율, 경제성장률, 고용률 및 실업률, 지니계수</td></tr>
<tr><td>외국통계자료</td><td colspan="3">OECD Health Data, 한눈에 보는 OECD 보건지표, OECD통계로 본 우리나라 위상</td></tr>
<tr><td rowspan="3">해외통계</td><td>국제통계기관</td><td colspan="3">UN, UNESCO, OECD, WHO, UNFPA, UNICEF</td></tr>
<tr><td>외국보건복지부</td><td colspan="3">미국, 일본, 영국, 호주, 대만, 독일, 프랑스, 싱가포르, 캐나다</td></tr>
<tr><td>외국통계청</td><td colspan="3">미국, 뉴질랜드, 일본, 영국, 호주, 대만, 독일, 프랑스, 싱가포르, 캐나다, 스웨덴, 베트남, 태국, 러시아, 중국, 인도</td></tr>
</table>

표 4.7 국민건강영양조사의 개요

<table>
<tr><td colspan="2">실시근거</td><td>• 국민건강증진법 제16조에 근거하여 국민의 건강 및 영양상태 파악
• 작성된 통계는 통계법 제17조에 근거한 정부 지정통계임</td></tr>
<tr><td colspan="2">실시목적</td><td>• 국민의 건강 및 영양상태에 관한 현황 및 추이를 파악하여 정책적 우선순위를 두어야 할 건강취약집단을 선별
• 보건정책과 사업이 효과적으로 전달되고 있는지 평가하기 위해 필요 통계 산출
• 세계보건기구(WHO)와 경제협력개발기구(OECD) 등에서 요청하는 통계자료 제공(흡연, 음주, 신체활동, 비만 등)</td></tr>
<tr><td colspan="2">세부목표</td><td>• 국민건강증진종합계획의 목표지표 설정 및 평가근거자료 산출
• 흡연, 음주, 영양소 섭취, 신체활동 등 건강위험행태 모니터링
• 주요 만성질환 유병률 및 관리 현황(인지율, 치료율, 조절률 등) 모니터링
• 질병 및 장애에 따른 삶의 질, 활동제한, 의료이용 현황 분석
• 국가 간 비교 가능한 건강지표 산출</td></tr>
<tr><td colspan="2">조사시기</td><td>매년</td></tr>
<tr><td colspan="2">조사기관</td><td>• 기획: 보건복지부, 수행: 질병관리본부 건강영양조사과
• 시 · 도: 시 · 군 · 구 보건소, 읍 · 면 동사무소</td></tr>
<tr><td colspan="2">조사대상</td><td>• 192개 지역의 20가구를 확률표본 추출하여 만 1세 이상 가구원 약 1만 명 조사
• 생애주기별 특성에 따라 소아(1~11세), 청소년(12~18세), 성인(19세 이상)으로 나누어 각 특성에 맞는 조사항목 적용</td></tr>
<tr><td colspan="2">조사방법</td><td>검진, 설문(가정방문), 영양조사</td></tr>
<tr><td rowspan="3">조사내용</td><td>검진조사</td><td>신체계측, 비만, 고혈압, 당뇨병, 이상지질혈증, 간염, 간기능, 만성콩팥병, 빈혈, 중금속, 폐쇄성폐질환, 치아우식증, 치주질환, 시력, 굴절이상, 소음노출 설문, 결핵, 악력, 비타민</td></tr>
<tr><td>건강설문조사</td><td>가구조사, 흡연, 음주, 비만 및 체중조절, 신체활동, 이환, 의료이용, 예방접종 및 건강검진, 손상(사고 및 중독), 활동제한 및 삶의 질, 안전의식, 정신건강, 여성건강, 교육 및 경제활동, 구강건강</td></tr>
<tr><td>영양조사</td><td>식품 및 영양소 섭취 현황, 식생활 행태, 식이보충제, 영양지식, 식품안정성, 수유 현황, 이유보충식, 식품섭취 빈도</td></tr>
<tr><td colspan="2">결과활용</td><td>• 국민건강증진종합계획 수립 및 평가
• 국제기구(OECD, WHO 등)가 요구하는 건강지표 통계 산출과 국가 간 비교
• 소아 · 청소년 표준성장도표 개발
• 영양섭취기준의 제정
• 건강 및 영양 취약 계층 파악
• 프로그램 개발, 예방 및 관리 방안 수립</td></tr>
<tr><td colspan="2">추진경과</td><td>• 1998년(1기)부터 시작, 제7기 조사 완료(2016–2018)</td></tr>
</table>

표 4.8 지역사회건강조사의 개요

<table>
<tr><td colspan="3">실시근거</td><td>• 지역보건법 제4조(지역사회 건강실태조사 및 「지역보건법 시행령」 제2조(지역사회 건강실태조사 방법 및 내용)
• 통계청 승인 일반통계</td></tr>
<tr><td colspan="3">비전</td><td>과학적 근거에 기초한 지역보건사업 수행 기반 마련</td></tr>
<tr><td colspan="3">추진배경</td><td>• 1995년 지방자치제 시행 이후 지방자치단체의 보건사업계획 수립이 의무화되었으나 이를 뒷받침할 수 있는 지역건강통계 부재
• 지역주민의 건강상태를 파악하여 근거에 기반한 보건정책을 수립 · 평가하기 위한 통계자료 산출</td></tr>
<tr><td colspan="3">추진목적</td><td>• 국민건강증진계획 및 지역보건의료계획 수립에 필요한 시 · 군 · 구 단위 건강통계 단위 건강통계 산출
• 지역보건사업의 성과를 체계적으로 평가할 수 있는 기초자료 생산
• 지역사회 민간 · 공공 협력체계 구축을 통한 조사 · 감시 인프라 확충</td></tr>
<tr><td colspan="3">조사목표</td><td>• 시 · 도 및 시 · 군 · 구 대표 보건통계 생산
• 지역 간 비교 가능한 건강조사체계 확립</td></tr>
<tr><td colspan="3">조사시기</td><td>2008년부터 매년</td></tr>
<tr><td colspan="3">조사기관</td><td>총괄: 보건복지부, 질병관리본부, 조사기관: 해당 지역 보건소(대학 위탁)</td></tr>
<tr><td colspan="3">조사대상 / 단위</td><td>만 19세 이상 성인 남녀, 전국 255개 지역, 해당 시 · 군 · 구 당 900명 이상/ 가구, 개인(전국 228,601명)</td></tr>
<tr><td colspan="3">표본추출틀</td><td>주민등록인구자료(행정안전부) 및 주택유형자료(국토교통부) 연계</td></tr>
<tr><td colspan="3">조사방법</td><td>훈련된 조사원의 가구방문을 통한 일대일 면접조사(전자조사표 CAPI), 노트북으로 진행, 혈압측정 및 신체계측(체중, 키) (혈압계, 신장계, 체중계)</td></tr>
<tr><td rowspan="14">조사영역</td><td rowspan="13">개인조사「19세 이상 모두」</td><td>질병이환</td><td>만성질환 유병 여부, 주요 질환 관리 수준 등</td></tr>
<tr><td>사고중독</td><td>사고중독의 발생시기, 기전, 치료처 등</td></tr>
<tr><td>활동제한 삶의 질</td><td>활동제한일수, 삶의 질(EQ-5D)*</td></tr>
<tr><td>의료이용</td><td>입원, 외래, 약국 이용 등</td></tr>
<tr><td>보건기관 이용</td><td>보건기관 이용</td></tr>
<tr><td>사회물리적 환경</td><td>광역시 · 도 거주기간, 시 · 군 · 구 거주기간</td></tr>
<tr><td>심정지</td><td>심폐소생술 인지 여부, 심폐소생술 교육 경험 여부 등</td></tr>
<tr><td>교육 및 경제활동</td><td>직업, 학력, 혼인상태</td></tr>
<tr><td>건강행태</td><td>흡연, 음주, 안전의식, 운동 및 신체활동, 식생활, 비만 및 체중조절, 구강건강, 정신건강</td></tr>
<tr><td>예방접종 및 검진</td><td>독감 예방접종, 건강검진, 암 검진</td></tr>
<tr><td>질병이환</td><td>만성질환 의사진단 경험 및 주요 질환 관리수준</td></tr>
<tr><td>의료이용</td><td>필요의료서비스 미수진 여부 및 이유</td></tr>
<tr><td>사고 및 중독</td><td>사고중독 경험 여부</td></tr>
<tr><td colspan="2">가구조사 가구대표「1인」</td><td>세대유형, 가구소득</td></tr>
<tr><td colspan="3" rowspan="4">조사결과 활용</td><td>기초지방자치단체(시, 군, 구 보건소)가 주민의 건강향상을 위한 프로그램을 개발하고 평가하는 데 사용</td></tr>
<tr><td>광역지방자치단체(시, 도)가 지역 간 건강수준 차를 파악하고, 필요한 프로그램을 지원, 평가하는 데 사용</td></tr>
<tr><td>중앙정부가 지역 간 건강문제와 건강프로그램 현황을 비교 평가하고, 자원을 적절하게 배분하는 데 사용</td></tr>
<tr><td>위탁기관(지역대학)은 지역사회건강프로그램 향상을 위한 연구사업의 기초자료로 사용</td></tr>
</table>

* EuroQol-5 dimension(http://www.euroqolorg/): 유럽연합에서 개발한 삶의 질 평가도구로 '운동능력', '자기관리', '일상활동', '통증/불편', '불안/우울'의 5개 차원에 대해서 '문제 없음', '다소 문제 있음', '심각한 문제 있음'의 3가지 수준으로 평가하도록 구성되어 있음. 국가 및 지역 간 건강 관련 삶의 질 평가도구로 많이 사용하고 있으며 보건사업의 건강평가 지표의 하나로 활용하고 있음. 우리나라의 건강 국민건강영양조사에서 삶의 질 평가도구로 사용하고 있음

표 4.9 요구조사에 활용할 수 있는 지역사회건강조사 영역 및 내용

영역	조사내용
가구조사	
가구현황	가구구분, 성인거주 여부, 조사 적합 여부
가구원 현황	이름, 성별, 생년월일, 가구주와의 관계, 전화번호, 조사수행 여부, 미조사 사유
가구조사	세대유형, 기초생활수급 여부, 월평균소득, 치매환자(거주 여부, 간병자 및 비용부담자)
개인조사	
조사장소	실내, 실외
신체계측사전설문	현재 임신여부
계측조사 / 신체계측	키(1회), 몸무게(1회)
활동제한, 삶의 질	주관적 건강수준
흡연	평생흡연, 흡연시작연령, 현재 흡연, 금연기간, 금연시도, 금연계획, 간접흡연(가정), 간접흡연(직장), 전자담배사용경험
음주	평생음주, 음주시작연령, 음주시작동기, 음주 빈도, 음주량, 절주 및 금주 시도, 음주폐해 등
안전의식	자동차 운전(여부, 안전벨트 착용, 음주운전여부, 앞좌석 안전벨트 착용, 뒷자석 안전벨트 착용 여부), 안전벨트 착용(타인의 차, 버스, 택시 등), 음주운전 자차 동승, 오토바이 운전(여부, 헬멧 착용, 음주운전), 자전거 운전(여부, 헬멧 착용, 음주운전)
신체활동	걷기실천, 중등도 신체활동 실천, 유연성운동 실천 등
식생활	아침식사 횟수, 저염선호, 영양표시 인지 · 해독 · 활용 등
비만 및 체중조절	본인인지 체형, 체중조절 경험
구강건강	주관적 구강건강, 저작불편, 칫솔질 횟수, 치과진료, 미치료 여부 등
정신건강	스트레스 인지 및 우울감, 정신상담, 우울증상 유병, 치매 및 인지장애 등
예방접종 및 검진	독감예방접종, 건강검진 여부, 암검진 여부
이환	최근 만성 · 급성질환 및 사고중독 경험, 고혈압(진단 여부, 조절, 치료유무, 치료유형, 관리방법 교육이수, 혈압수치 인지), 당뇨병(진단 여부, 조절, 치료유무, 치료유형, 관리방법 교육이수, 당화혈색소인지, 당화혈색소 검사횟수, 눈검사, 정밀소변검사 여부), 이상지질혈증(진단여부, 치료유무, 치료유형, 총콜레스테롤 수치인지), 뇌졸중(진단여부, 치료유무, 후유증), 심근경색증(진단여부, 치료유무), 관절염(진단여부, 치료유무, 관리방법 교육이수), 골다공증(진단여부, 치료유무, 골절부위)
의료이용	필요시 의료이용 유무, 이용 못한 이유
사고 및 중독	사고중독 경험 및 건수, 사고중독 원인, 낙상 경험 및 치료
활동제한, 삶의 질	행복감 지수, 외변경험 및 일수, EQ-5D*(운동능력, 자기관리, 일상활동, 통증/불편, 불안/우울)
보건기관이용	보건소, 보건지소, 보건진료소 이용 경험
사회물리적 환경	현재의 광역시 · 도에서 거주기간, 현재의 시 · 군 · 구에서 거주기간, 사회적 연결망
개인위생	손씻기 감염예방 인지 여부, 식사 전 손씻기 실천여부 등
여성건강	현재 가임 여부
교육 및 경제활동	경제활동 유무, 직업종류, 학력, 혼인상태
혈압측정사전설문	30분 이내 활동 여부
계측조사 / 혈압측정	혈압측정(3회)

* EuroQol-5 dimension(http;//www.euroqolorg/): 유럽연합에서 개발한 삶의 질 평가도구로 '운동능력', '자기관리', '일상활동', '통증/불편', '불 안/우울'의 5개 차원에 대해서 '문제 없음'. '다소 문제 있음', '심각한 문제 있음'의 3가지 수준으로 평가하도록 구성되어 있음. 국가 및 지역 간 건강 관련 삶의 질 평가도구로 많이 사용하고 있으며 보건사업의 건강평가 지표의 하나로 활용하고 있음. 우리나라의 건강 국민건강영양조사에 서 삶의 질 평가도구로 사용하고 있음

② 2차 자료 활용 시 유의사항

실제 자료에 의한 주민에 대한 홍보 및 의사결정권자들의 설득 여부가 보건사업의 성패 여부를 좌우하고 있다. 따라서 최근에는 보건기관 종사자들이 갖추어야 할 핵심적 소양으로 건강관련 자료의 수집과 분석능력을 강조하고 있다.

- **비교의 타당성이 문제되는 지표의 산출 및 활용 사례:** 우리나라 광역시도별 사망 수준의 비교를 위해 2003년 노인인구의 구성비가 6.4%인 서울시의 조사망률이 노인인구 구성비가 15.2% 이상인 전라남도 지역보다 훨씬 낮은 것은 당연한 결과일 것이다. 따라서 이 자료는 제목이 의도하는 것과는 달리 우리나라 광역시도 간의 사망수준을 비교하는 데 있어서, 마치 지역 간 사망수준에 차이가 있는 것처럼 현실을 왜곡할 수도 있다. 과거 보건 분야에서 산출되어온 사망관련 지표는 대부분 조사망률과 같이 인구집단의 전반적 사망규모를 파악하는 데는 유용하지만, 지역 간 또는 시간경과에 따른 사망수준의 차이를 비교하는 데에는 활용하기 곤란하다.

- **국가 수준의 보건목표를 지역차원에서 불합리하게 채택한 사례:** 2002년 정부는 2010년까지 국민의 건강수명을 75.1세로 연장하는 것을 주요 내용으로 하는 국민건강증진종합계획을 수립하였으며, 이를 위해 각 부문별 목표를 설정한 바 있다. 이 중 중요한 사업영역인 만성질환관리 부분에서 인구의 고령화에 따른 보건의료 수요의 증가 및 국민의료비의 급증을 고려하여 달성해야 할 정책목표를 설정하였다. 그러나 일개 광역시가 자체적인 만성질환 관리목표를 설정함에 있어서 제시된 국가목표를 준용했을 경우 타당성이 결여된 목표설정 방식을 적용하였다. 만성질환은 연령이 가장 중요한 결정요인이므로, 관리 목표를 설정함에 있어서 국가목표를 그대로 준용하는 것은 적절치 않다고 할 수 있다(유광수 외, 2014).

4. 수집된 자료의 비교

요구도 조사를 통해 얻어진 건강관련 지표는 절대적 크기, 상대적 크기 및 시간의 경과에 따른 변화도 동시에 고려해야 한다. 따라서 해당 지표는 지역별, 계층별,

표 4.10 자료 비교를 위한 구분

구분	내용
무엇(what)	건강문제 관련 원인
얼마나(how much)	건강문제의 크기, 발생률, 유병률 등
누구(to whom)	대상의 인구사회학적 특성, 고위험 집단
언제(when)	시간적 변동, 발생 시기
어디서(where)	건강문제 발생의 지리적 분포

시기별로 수집 및 분석되어야 한다. 현재 사망수준이나 상병의 크기가 우선순위에서 상위는 아니지만 발생이 급격하게 증가하고 있는 경우는 우선순위 결정에서 고려해야 한다. 수집된 자료들을 비교할 경우 다음의 사항을 고려하여 우선순위나 목표설정, 사업 평가 등에 활용한다(**표 4.10**).

5. 보건프로그램 개발을 위한 요구도 조사 자료 활용: SWOT 분석

SWOT 분석은 조직이나 사업의 강점과 약점, 주위 환경의 기회요인과 위협요인을 확인하고 평가하는 현황분석의 한 방법이다. SWOT은 강점(strength)과 약점(weakness), 기회(opportunities)와 위협(threats)의 머리글자를 모아 만든 단어로, 1950년대 Albert Humphrey 등이 기업의 문제점을 진단하고 해결하기 위해 사용한 경영전략 수립을 위한 분석 도구 방법이었다. 따라서 SWOT 분석은 보건프로그램 개발을 위해 수집된 일반적 특성, 건강문제 및 건강행태, 자원, 환경 등의 자료를 분석하여 문제점을 파악하기 위해 적용하는 기법 중의 하나로 보건소 등의 공공조직에서 활용되고 있다(유호신 외, 2017). SWOT 분석을 위한 사분면은 **표 4.11**과 같다. 작성방법은 일반적으로 X, Y축으로 2차원의 사분면을 그리고, 각각 하나의 사분면에 하나씩 배치하여 연관된 사항들을 우선순위로 배치한다. 활용은 SWOT 분석을 통해 보건소 조직이나 지역사회가 처한 건강문제에 대한 인식을 파악할 수 있으며 향후 보건프로그램 개발 전략을 수립하기 위한 중요한 자료로 삼을 수 있다.

표 4.11 SWOT 분석을 위한 사분면

내적요소 / 외적요소	강점(Strength)	약점(Weakness)
기회(Opportunity)	강점 · 기회 전략(SO): 외부환경이 유리하고, 내부역량에 강점이 있는 경우로 보건사업을 확대하는 전략이 필요함	약점 · 기회 전략(WO): 외부환경은 유리한데 내부적으로 취약한 경우이므로 구조조정이나 혁신운동을 통해 조직의 역량을 강화할 필요가 있음
위협(Threat)	강점 · 위협 전략(ST): 내부역량에 강점이 있으나 외부환경이 불리한 경우로 환경의 불리함을 극복하기 위해 새로운 대상자를 개발함	약점 · 위협 전략(WT): 외부환경도 좋지 않고 내부역량도 취약한 경우이므로 보건사업을 중단하거나 축소하는 전략이 필요함

① 강점과 약점

내부 역량 분석은 조직이 갖는 강점과 약점 분석으로 보건소 등의 조직 분석에 활용할 수 있으며 조직의 노력 여하에 따라 바뀔 수 있다. 강점은 조직의 내부환경에서 조직이나 사업의 목표달성에 도움이 되는 조직의 속성이고 약점은 조직이나 사업의 목표달성에 장애가 되는 조직의 속성이다.

실제로 조직의 강점과 약점을 SWOT 분석틀에 근거하여 결과로 제시할 때에

Box 4.1 SWOT 분석에서 강점과 약점 분석항목

1. 조직의 리더십은 어떠한가?
2. 조직이 보유하고 있는 자원은 적절하고 충분한가?
3. 업무과정이나 제도의 수준은 적절하고 충분한가?
4. 조직문화나 조직구성원의 성향이나 태도는 어떠한가?
5. 효율적으로 업무를 수행하고 있는가?
6. 조직에 대한 이해당사자들과 지역사회의 평판은 어떠한가?
7. 기존 사업이나 서비스에 대한 이용자들의 만족도는 어떠한가?
8. 조직의 성과관리는 제대로 이루어지고 있는가?
9. 사업의 지속성을 확보할 수 있는가?

는 위에서 언급한 모든 항목(**Box 4.1**)에 답할 필요는 없고, 의미 있는 항목을 중심으로 기술하는 것이 필요하다(유광수, 2014).

② 기회요인과 위협요인

기회요인은 조직의 외부환경으로 조직이나 사업의 목표달성에 도움이 되는 요인이고, 위협요인은 조직이나 사업의 목표달성을 저해하는 외부환경이다. 조직의 강점과 약점을 분석하는 것과 마찬가지로 조직이나 사업의 목표달성과 관련 있는 외부환경요인을 직관적으로 발견하고 평가하는 일은 쉽지 않으므로 일정한 기준을 적용하는 것이 바람직하다.

전략을 개발하는 과정에서 SWOT 개별항목에 대해 다음의 네 가지 방향에서 질문을 반복하고 답변함으로써 창조적인 전략개발에 이바지할 수 있다.

- 조직의 개별적 강점을 어떻게 활용할 것인가?
- 조직의 개별적 약점을 어떻게 약화시킬 것인가?
- 외부환경의 기회를 어떻게 활용할 것인가?
- 외부환경의 위협에 대해 조직이나 사업을 방어할 것인가?

③ SWOT 분석 및 분석결과에 의한 발전전략

SWOT 분석 및 분석결과에 의한 발전전략의 예는 **표 4.12.1**과 **표 4.12.2**를 참조한다.

④ 조직의 장 · 단점 분석결과에 의한 발전전략

■ SO전략

- 보건지소 및 건강관리협회와 연계하여 보건소 홍보 및 건강증진사업 활성화
- 국민체육센터 활용으로 종합 체력측정 및 운동 상담 등 전문적인 서비스 제공
- 보건지소 개소로 적극적인 만성질환 관리
- 건강생활지도자 이용으로 건강증진사업 활성화

■ WO전략

- 사업담당자의 전문교육을 통해 사업의 전문성 극대화

표 4.12.1 SWOT 분석의 예

Strengths(강점)	Weaknesses(약점)
• 보건사업의 성과가 우수함 – 2014년 통합건강증진사업 우수(보건복지부, 강원도) – 2015년 통합건강증진사업, 아토피 · 천식, 심뇌혈관질환 우수기관, 보건사업 운영 우수기관 등 – 2016년 통합건강증진사업 최우수, 보건시책사업우수(보건복지부, 강원도) • 지자체장의 관심도가 높음 – 지자체장의 군 정책 비전 및 공약사항에 보건사업 부문 다수 포함 – 보건사업 예산 비중 증가 추세 • 보건소장의 보건사업 의지가 강함 • 보건사업 담당자의 추진의지가 높음 • 건강생활실천 가능한 환경조성 구축 – 읍내 주거지중심의 숲길, 수변공원길 조성 • 지역사회 보건자원 인프라 구축이 잘됨 – 2015년 건강증진센터 신축 – 2017년 건강생활지원센터 신축 등 • 보건사업 관련 자료 구축이 잘됨 – 홍천군 사회조사 내 보건사업 부문 항목 다수 포함	• 취약계층인구(기초생활수급자+차상위 비율) 비율이 강원도 내 군 지자체 중 가장 많음 • 노년 부양비(31.4%)는 높고, 유소년 부양비(17.3%)가 낮음 • 노령화 지수(22.6)가 매우 높음 • 재정자립도가 매우 낮음 – 전국 244개 지자체 중 164위 • 관내 보건관련 전문가 자원부재 • 넓은 면적으로 보건사업의 추진의 한계 – 지리적 접근성이 낮음 • 주민건강수준과 건강행태가 전국 및 강원도 수준보다 낮음 • 비만율(1.36), 사고중독률(1.14), 필요서비스 미치료율(1.26), 당뇨병 진단 경험률(1.34), 고혈압 진단 경험률(1.4), 우울감 경험률(1.42), 걷기실천율(0.70), 중증도 활동 실천율(0.68), 양호한 주관적 건강 수준(0.80) 등
Opportunities(기회)	**Threats(위협)**
• 보건정책의 변화 • 강원도 건강수준조사결과를 바탕으로 취약지 건강플러스사업 추진으로 건강형평성에 기여 • 통합건강증진사업 포괄적 관리로 탄력적 사업 운영 • 통합건강증진사업으로 전문교육 기회 증가 • 감염병 관리 분야의 주민의 관심도 높음 – 인플루엔자 예방접종율 높음(1.17) – 보건사업예산 우선 투자해야할 부문 감염병(3위) • 지역사회자원협력이 중시되고 있음	• 급속한 인구노령화로 만성질환자 증가 예상 – 2017년 홍천군 22.6%, 강원도 18.06%, 전국 14.21% 늘어나는 취약계층인구에 대한 건강관리 요구도 – 전국 및 강원도보다 노인성질환인 백내장, 골절, 심장질환 외래 이용 실 인원 순위 높음 • 낮은 재정자립도(전국대비 174위)로 다양한 보건의료 서비스 요구에 대한 미충족 • 높은 자살률(강원도 최상위) – 2016년 10만 명 당 홍천군 44.4명, 강원도 35.3명 • 고용율 감소('15년 64.1% → '18년 62.3%)

자료원: H군 보건소(2019). 제7기 H군 지역사회보건의료계획에서 일부 인용.

표 4.12.2 SWOT 분석에 따른 발전전략

Strengths(강점)	Opportunity(기회)
• 보건사업의 성과가 우수함 • 지자체장의 관심도가 높음 • 보건소장의 보건사업 의지가 강함 • 보건사업 담당자의 추진의지가 높음 • 건강생활실천 가능한 환경조성 구축 – 읍내 주거지중심의 숲길, 수변공원길 조성 • 지역사회 보건자원 인프라 구축이 잘됨 – 2015년 건강증진센터 신축 – 2017년 건강생활지원센터 신축 등 • 보건사업 관련 자료 구축이 잘됨 – 홍천군 사회조사 내 보건사업 부문항목 다수포함	• 보건정책의 변화, 통합건강증진사업 전개 • 강원도 건강수준조사결과를 바탕으로 취약지 건강플러스사업 추진으로 건강형평성에 기여 • 통합건강증진사업 포괄관리로 탄력적 사업운영 • 통합건강증진사업으로 전문교육 기회 증가 • 감염병 관리 분야의 주민의 관심도 높음 – 인플루엔자 예방접종률 높음(1.17) – 보건사업예산 우선 투자해야할 부문 감염병(3위) • 지역사회자원협력이 중시되고 있음

↓

SO 전략
• 지자체장 건강관련 공약사업을 적극 활용하여 보건사업 추진 • 저출산, 고령화시대의 건강문제와 급증하는 건강문제 해결전략 • 공공보건정보시스템 공유로 중점관리사업 지원 강화전략 • 보건사업 분야별 주민자원조직 적극 활용방안 전략

자료원: S구 보건소(2014), 제6기 S구 지역보건의료계획에서 일부 인용.

Weakness(약점)	Opportunity(기회)
• 취약계층인구(기초생활수급자+차상위가구) 강원도 내 군(郡)지자체 중 가장 많음 • 노년부양비는 높고, 유소년 부양비가 낮음 • 노령화 지수가 매우 높음 • 재정자립도가 매우 낮음 • 관내 보건관련 전문가 자원부재 • 넓은 면적으로 보건사업의 추진의 한계 • 주민건강수준과 건강행태가 전국 및 강원도 수준보다 낮음	• 보건정책의 변화, 통합건강증진사업 전개 • 강원도 건강수준조사결과를 바탕으로 취약지 건강플러스사업 추진으로 건강형평성에 기여 • 통합건강증진사업 포괄관리로 탄력적 사업 운영 • 통합건강증진사업으로 전문교육 기회 증가 • 감염병 관리 분야의 주민의 관심도 높음 • 지역사회자원협력이 중시되고 있음

↓

WO 전략
• 의료취약지역 건강플러스 마을사업 추진 및 건강증진 시범보건지소 사업 참여 • 보건지소, 보건진료소 시설 인력정비 전략 • 주민주도형 보건사업 추진으로 보건사업의 한계극복 전략

자료원: H군보건소(2019), 제7기 H군 지역사회보건의료계획에서 일부 인용.

- 집단거주지 형성이 잘 되어 있어 건강증진사업에 대한 지역사회 주민의 참여 홍보에 적극 노력
- 사업에 대한 팀내 상호협조체계 구축

■ ST전략

- 보건소사업에 대한 적극적인 홍보로 지역사회 주민이 많이 참여할 수 있도록 노력
- 건강생활지도자의 적극적인 활용을 위해 지속적인 교육과 관리를 통해 인식 전환
- 민간의료기관과의 긴밀한 협조체계를 위한 기반 마련

■ WT전략

- 영역별 담당자의 지속적인 교육과 훈련으로 사업별 전문가 양성
- 팀별 협조체계를 통해 사업에 대한 이해도를 높임

chapter 4

3절

건강관련 지표

학습목표

- 건강관련 지표를 설명할 수 있다.
- 질병부담 지표를 설명할 수 있다.
- 비, 구성비, 율을 구분할 수 있다.

1. 건강관련 지표의 종류 및 이해

오늘날 건강문제가 복잡 · 다양해짐에 따라 기존의 상병 및 건강행위 관련 지표 이외에, 기능장애와 삶의 질이 보건학적 주요 관심사가 되고 있어 다양한 건강관련 지표의 이해 및 생산 능력이 필요하다. 다소 추상적이고 포괄적인 건강개념을 측정하기 위한 도구가 개발되면서, 신체적 · 정신적 · 사회적 안녕상태에 대한 계량화까지 활발히 진행되고 있다. 따라서 요구도 조사 분석을 위해서는 건강 결정요인 관련 지표의 이해와 더불어 해당 지표들의 산출방법 및 의미 등을 잘 파악하고 있는 것이 매우 중요하다.

1) 신체적 건강 지표

(1) 사망수준

사망 사건은 법적인 근거에 따라 상시적으로 수집되고 있기 때문에, 자료의 객관성과 자료수집의 용이성이 높다는 장점이 있다. 사망률은 집단의 건강수준을 더 이상 민감하게 반영하지는 못하지만, 암이나 치명률이 높은 일부 감염병의 경우 사망수준이 발생수준을 어느 정도 대표할 수 있기 때문에, 해당 질병의 발생수준을 신속하고 간편하게 파악하기 위한 목적으로 유용하게 활용되고 있다. 사망률은 대개 조사망률, 특수사망률, 보정(표준화)사망률의 형태로 산출되는데, 각각의 특성은 다음과 같다. 조율은 총 발생건수를 전체 모집단으로 나눈 값으로, 모집단의 성·연령별 등의 인구집단 특성을 보정하지 않은 통계치이다.

① 조사망률(crude death rate)

종합적인 지수로서 전반적인 사망 규모를 파악하는 목적으로 활용되고 있으며, 단위인구는 일반적으로 1,000을 기준으로 한다. 그러나 현재 지역사회건강조사를 분석한 지역사회 건강통계 보고서의 경우 조사망률도 단위인구를 10만으로 하여 제시하고 있다. 따라서 조사망률 비교시 단위인구를 반드시 확인해야 한다.

$$\text{조사망률} = \frac{\text{어느 해의 사망자 수}}{\text{연앙 인구}} \times 1{,}000$$

② 특수사망률(specific death rate)

질병의 역학적인 면과 인구역동(population dynamics)의 이해를 위해 연령, 성별, 사망원인이 되는 질병의 종류 등과 같은 특정 요인별로 산출한 사망률을 말한다. 특수 사망률은 보건학적으로 사망원인의 순위 또는 위험집단을 색출하는 데 유용하다. 특수사망률 또는 원인별 사망률 등은 해당 사망수가 적어 1,000명을 단위로 하였을 때 사망률의 소수점을 줄여 식별이 용이하도록 단위인구를 10만을 기준으로 한다. 참고로 국가통계포탈(Korean Statistical Information Service: KOSIS)에 의하면 2018년 우리나라 남성 사망률은 629.6명(10만명 당), 여성 사망률은 535.6명(10만명 당)으로 나타났다(KOSIS). 사망원인별 사망률은 2018년 기준 신생물이 157.4명(10만명 당)이 가장 높고 차 순위로 순환계통질환으로 122.7명(10만명 당)으로 나타났다(KOSIS). 이외에 국민건강종합계획에 제시된 연령별 사망률, 질환별 사망률 및 자살사망률도 모두 단위인구를 10만명으로 하고 있다.

예) 음주관련 사망률 감소(15세 이상 인구 10만명 당)

인구 10만명 당 손상사망률

인구 10만명 당 비의도적 손상사망률

인구 10만명 당 의도적 손상사망률

인구 10만명 당 교통사고 사망률

영아사망률(1세 미만 출생아 1천명 당 사망수)

인구 10만명 당 심근경색증으로 인한 사망률

인구 10만명 당 뇌졸중 사망률

출처: 국민건강증진종합계획 홈페이지

$$\text{특수사망률} = \frac{\text{소집단에서의 사망자 수}}{\text{소집단의 연앙 인구}} \times 100{,}000$$

③ 보정사망률(adjusted death rate, 표준화 사망률)

비교집단 간 연령, 성별 등의 구성 차이에서 오는 영향을 제거하여 비교가 가능하도록 전환한 사망률로, 실제 지표가 아닌 비교를 위한 상대적인 비율이다. 표준화율 방법은 직접 표준화법과 간접 표준화법이 있는데, 자료의 특성에 따라 어떤 표준화 방법을 적용해야 하는지, 왜 표준화를 해야 하는지에 대한 근본적인 개념의 이해가 중요하다. 논리적 설명만으로 이해하기는 어려우므로 이해를 돕기 위하여 각 표준화 과정의 상세한 계산과정은 다음의 내용을 참고한다.

- **직접 표준화법(direct method)**: 비교하고자 하는 각 집단의 전체 인구수와 사건 수뿐 아니라, 소집단별 인구수와 사건 수에 대한 자료가 있어 소집단별 비율을 알 수 있는 경우에 사용한다. 아래의 경우 각 집단에서의 특성(연령)별 사망률이 있으므로 직접 표준화법에 의한 표준화를 시행하여 비교할 수 있다. **표 4.13.1**의 예에서 도시와 농촌 두 지역 모두 총 인구 5,000명 중 80명이 사망으로, 조사망률은 16.0으로 같다. 그러나 사망이라는 특성은 인구의 연령에 따라 달라지며 두 지역의 연령 구성이 다르므로 표준화가 필요하다. 직접 표준화법의 과정을 설명하면 다음과 같다.

- 비교하고자 하는 집단의 특성별 구성비를 같도록 하기 위해 표준집단(standard population)을 구한다.
- 각 집단에서 조사된 연령별 사망 수를 이용하여 연령별 사망률을 구한다.
- 표준인구에 연령별 사망률을 적용하여 표준인구의 기대사망 수를 구한다.
- 직접표준화 방법에 의한 표준화율, 즉 표준인구 1,000명 당 기대사망 수를 구한다.

사망수준을 직접 표준화법에 의해 비교해 본 결과 도시의 표준화 사망률이 16.6으로 농촌의 15.0보다 높게 나타났다. 앞서 설명한 대로 직접 표준화법에서는 연령군별 구성이 일정한 표준집단을 결정해야 하는 데, 다음의 3가지 방법 중에서 택한다. 즉, 비교하고자 하는 집단들의 대상수를 모두 합하여 사용하는 방법, 그 나라의 전체 인구구조를 표준집단으로 사용하는 방법, 또는 국가 간 자료를 비교하려면 국제적인 세계표준인구(world standard population)를 사용하는 방법이 있다.

- **간접 표준화법(indirect method)**: 표준율(standard rate)을 비교집단 각각의 인구구성에 적용하여 산출한다. 간접 표준화법은 각 집단 전체의 인구수와 사건수에 대한 자료만 있고 소집단별 비율을 알 수 없는 경우에 사용한다. 즉, 각 집단에서의 특성별 비율이 없거나 조사되었더라도 관찰된 숫자가 적어 신뢰성이 없거나 불충분할 때 사용한다. 다음 자료는 전체 사망률과 연령별 인구수는 알 수 있으나, 연령별 사망 수가 없으므로 간접 표준화법을 사용하여야 한다. 간접 표준화법의 과정을 예를 들어 설명하면 다음과 같다(**표 4.13.1**).
  - 두 지역의 표준인구 1,000명 당 조사망률을 구한다.
  - 기준이 되는 표준인구의 연령별 사망률을 구한다. 연구자가 임의로 정하거나 전국 자료 또는 국제 간 비교는 국제자료를 이용한다. 위의 경우 표준인구에 대한 사망률을 50세 미만은 5/1,000, 50세 이상은 30/1,000이고 전체적으로는 10/1,000이라는 표준율을 사용하기로 한다.
  - 표준인구의 연령별 사망률을 이용해 각 연령별 기대사망 수와 총 기대사망 수를 구한다.

표 4.13.1 직접 및 간접표준화 과정

직접 표준화 과정

연령군	①표준 인구	도시				농촌			
		인구	사망 수	②사망률	③기대 사망수	인구	사망 수	②사망률	③기대 사망수
50세 미만	5,000	3,000	40	13.3	66.5	2,000	20	10.0	50.0
50세 이상	5,000	2,000	40	20.0	100.0	3,000	60	20.0	100.0
총계	10,000	5,000	80	16.0*		5,000	80	16.0*	
총 기대 사망수					166.5**				150.0**
④ 표준화 사망률					16.6***				15.0***

으로 표기된 부분은 도시와 농촌의 인구와 사망 수가 있는 경우의 data

*조사망률 = 단위인구 1,000명 당 사망률

**총 기대사망자 수 = 연령별 사망률 X 연령별 표준인구수의 합

*** 표준화 사망률 = 표준인구 1,000명 당 기대사망 수

간접 표준화 과정

연령군	②표준 인구 사망률	도시				농촌			
		인구	사망 수	①조 사망률	③기대 사망수	인구	사망 수	①조 사망률	③기대 사망수
50세 미만	5	3,000	?	?	15.0	2,000	?	?	10.0
50세 이상	30	2,000	?	?	60.0	3,000	?	?	90.0
총계	10***	5,000	80	16.0*		5,000	80	16.0*	
총 기대 사망수					75.0**				100.0**
총 관찰 사망 수					80.0				80.0
④ 표준화 사망비					1.07				0.8
⑤ 표준화 사망률					10.7****				8.0****

으로 표기된 부분은 도시와 농촌의 총사망 수는 있으나 연령별 사망수가 없는 경우의 data

* 조사망률 = 단위인구 1,000명 당 사망률

** 총 기대사망 수 = 표준인구 연령별 사망률 X 지역의 연령별 인구의 합

*** 표준화 사망비(Standardized Mortality Ratio, SMR) = 총 관찰사망 수/총 기대사망 수

**** 표준화 사망률 표준화 사망비 X 표준인구 조사망률

출처: 소애영 외(2020). 지역사회간호학 II

표 4.13.2 W시 조사망률 및 건강지표 표준화비

구분		조사망률 및 연령표준화사망비					
		08~17년 통합				06~15년 통합	04~13년 통합
		평균인구	조사망률	SMR	95% CI	SMR	SMR
원주시	전체	323,540	524.35	0.96	(0.95-0.97)	1.00	1.01

구분		질병 및 건강행태		
		13~17년 통합	11~15년 통합	09~13년 통합
현재 흡연율	전체	0.99	1.13	1.12
	남	0.96	1.10	1.10
	여	1.33	1.49	1.35
	북부권	0.99	1.12	1.13
	서부권	0.96	1.11	1.10
	읍면권	0.95	1.19	1.22
	중앙권	1.08	1.12	1.06
흡연자의 1개월 내 금연계획률	전체	1.23	1.17	1.05
	남	1.26	1.22	1.12
	여	1.00	0.84	0.52
	북부권	1.43	1.16	1.05
	서부권	1.55	1.37	1.20
	읍면권	1.72	1.17	0.79
	중앙권	0.75	0.92	1.10
흡연자의 최근 1년간 금연시도율	전체	1.15	1.17	1.17
	남	1.16	1.17	1.16
	여	1.06	1.18	1.27
	북부권	1.18	1.20	1.25
	서부권	1.22	1.27	1.22
	읍면권	1.17	1.03	1.10
	중앙권	1.08	1.12	1.05
금연캠페인 경험률	전체	1.14	1.05	1.05
	남	1.11	1.03	1.04
	여	1.17	1.06	1.06
	북부권	1.12	1.06	1.07
	서부권	1.13	1.03	1.03
	읍면권	1.15	1.04	1.04
	중앙권	1.15	1.05	1.05
월간 음주율	전체	1.09	1.05	1.07
	남	1.03	1.01	1.02
	여	1.18	1.11	1.15
	북부권	1.10	1.04	1.04
	서부권	1.11	1.05	1.07
	읍면권	1.03	1.03	1.08
	중앙권	1.09	1.08	1.11

구분		질병 및 건강행태		
		13~17년 통합	11~15년 통합	09~13년 통합
고위험 음주율	전체	1.27	1.18	1.18
	남	1.16	1.12	1.16
	여	1.82	1.43	1.29
	북부권	1.35	1.23	1.20
	서부권	1.31	1.10	1.05
	읍면권	1.17	1.22	1.33
	중앙권	1.20	1.16	1.17
운전 시 안전벨트 착용률	전체	1.00	0.98	0.96
	남	0.99	0.96	0.93
	여	1.02	1.00	1.00
	북부권	0.99	0.97	0.96
	서부권	1.04	1.00	0.98
	읍면권	0.98	0.93	0.91
	중앙권	0.99	0.98	0.97
동승차량 앞좌석 안전벨트 착용률	전체	1.04	1.01	1.02
	남	1.06	1.01	1.01
	여	1.02	1.01	1.03
	북부권	1.01	0.97	0.96
	서부권	1.06	1.04	1.05
	읍면권	1.07	1.00	0.99
	중앙권	1.03	1.04	1.07
중등도 이상 신체활동 실천율	전체	0.74	0.75	0.75
	남	0.78	0.81	0.80
	여	0.69	0.67	0.69
	북부권	0.76	0.70	0.71
	서부권	0.74	0.79	0.80
	읍면권	0.77	0.72	0.66
	중앙권	0.68	0.79	0.82
걷기 실천율	전체	0.62	0.68	0.67
	남	0.63	0.68	0.68
	여	0.62	0.68	0.65
	북부권	0.69	0.72	0.73
	서부권	0.54	0.62	0.61
	읍면권	0.60	0.67	0.66
	중앙권	0.65	0.70	0.64

SMR(standardized mortality ratio): 표준화사망비

통계청의 인구 및 사망자료(2008~2017년)를 활용하여 W시의 조사망률과 연령 표준화 사망비(SMR)를 산출하였으며, 2013~2017년의 지역사회 건강조사 자료를 통합하여 간접표준화 방법으로 건강지표(표준화비)를 산출하였으며, 전국을 1로 보았을 때 해당지표들이 제시되어 있다. 예를 들면 현재흡연률(13~17년 통합)의 경우 0.99로 나와 우리나라 흡연률을 1로 보았을 때 다소 낮음을 알 수 있음. 반면 고위험음주율은 1.27로 전국에 비해 높으며, 걷기실천률은 0.62로 전국에 비해 매우 낮음을 알 수 있다. 따라서 걷기실천률을 높이고, 고위험음주율을 낮출 수 있는 보건프로그램을 개발할 필요가 있다.

출처: 2018년 지역사회건강조사, 강원도 원주시 지역사회 건강통계

- 표준화 사망비(Standardized Mortality Ratio; SMR)를 구한다. 이는 관찰사망 수 ÷ 기대사망 수로 산출한다. 따라서 SMR이 1보다 크면 표준인구집단에 비하여 더 많은 사망자가 발생한다는 것이고, 1보다 작으면 표준인구집단에 비하여 더 적은 사망자가 발생한다는 것이다.
- 마지막으로 표준화 사망률을 구한다. 이는 표준화 사망비(SMR)에 표준인구 조사망률을 곱하여 산출한다.

처음 두 지역의 조사망률은 16.0으로 같았으나 간접 표준화 결과 도시지역의 사망수준이 10.7로 농촌 8.0보다 더 높으며, 표준인구의 사망률인 10보다 도시는 높고 농촌은 낮음을 알 수 있다.

현재 지역사회 건강통계 보고서에는 지자체별 사망지표를 연령별표준화사망비로 제시하고 있다. 이는 전국 10만명 당 사망률을 5세 간격으로 각각 산출하여 해당 지역의 연령대에 적용하여 산출하는 간접 표준화법을 사용하고 있다. 간접 표준화비 산출을 예를 들어 설명하면 지역사회건강조사 자료(2013~2017년)를 통합하여 각 지표에 대한 전국자료를 기준으로 해당 시군 및 건강권역의 성별, 연령대 별(10세 별)에서 예상되는 기대N수를 구하여 이를 합산한 총 기대N수를 산출하였고, 해당 시 · 군 및 건강권역의 실제 관찰된 총 실제N수를 산출하였다. 각 지표의 총 기대N수와 총 실제N수를 활용한 간접 표준화비의 산출식은 다음과 같다.

$$\text{간접 표준화비} = \frac{\text{총 실제N수}}{\text{총 기대N수}}$$

※ 간접 표준화비가 1보다 크면 전국대비 높은 것을 의미한다.

(2) 질병 이환 지표

질병 이환 지표는 대표적으로 유병률과 발생률이 있다. 이 지표는 개별 질환에 의한 질병부담과 제공되어야 할 보건의료서비스의 양을 시사한다는 점에서 보건학적 유용성이 크다.

① 유병률(prevalence rate)

일정 시점이나 기간 동안 집단구성원에서의 해당 질환 보유 수준을 의미하는 것으로, 특정 시점 또는 일정기간 동안 해당 질병에 이환된 환자의 수를 측정하는 것이다.

$$\text{유병률} = \frac{\text{특정 시점 또는 일정기간 동안 해당 질병에 이환된 환자의 수}}{\text{특정 시점 또는 일정기간 동안의 전체 인구 수}}$$

> 국민건강종합계획에 의한 대표적인 유병률
> 예) 고혈압 유병률: 29.1%(2016), 23.0%(2020 목표)
> 당뇨병 유병률: 11.5%(2016), 11.0%(2020 목표)
> 비만 유병률: 22.7%(2016), 21.0%(2020 목표)

- 시점유병률(point prevalence): 어느 시점에서 질병에 이환된 사람들의 구성비
- 기간유병률(period prevalence): 어느 기간 동안 질병에 이환된 경험이 있었던 사람들의 구성비

② 발생률(incidence rate)

특정 기간 동안 일정한 인구집단 내에서 새로이 발생된 환자의 규모를 의미한다. 특정 기간 동안 새롭게 질병에 걸린 사람들의 구성비로, 특정 기간 동안 한 개인이 질병에 걸릴 확률 또는 위험도를 의미한다.

$$\text{발생률} = \frac{\text{특정 기간 중 새로이 질병에 걸린 환자 수}}{\text{특정 기간 중 해당 질벙이 발생할 가능성이 있는 사람 수}} \times 10^{n} \times \text{시간}$$

> 국민건강종합계획에 의한 대표적인 발생률
> 예) 심정지 발생률(인구10만명 당)(명): 41.5(2016), 45.0(2020)
> 음주운전사고 발생률(19세 이상 인구 10만명 당)(명): 62.9(2016), 59.0(2020)
> COVID-19 발생률(인구10만명 당)(명): 24.69(질병관리본부, 2012.6.30.)

표 4.14 발생률과 유병률의 차이

구분	발생률	유병률
분자	정해진 시기에 새롭게 발생한 사람 수	정해진 시기에 조사하고자 하는 특정 질병을 가지 있는 사람 수
분모	정해진 시기에 질병 발생이 가능한 인구 수	정해진 시기의 인구 수

출처: 유호신 외(2017). 지역사회간호학에서 재구성.

③ **발병률(attack rate)**

어떤 집단이 한정된 기간에 한해서만 어떤 질병에 걸릴 위험에 놓여 있을 때 집단 내에 새로 발병한 총 환자 수의 구성비를 의미하며, 한정된 지역 내에서 특정 감염병의 유행조사 시 활용가치가 크다.

$$\text{발병률} = \frac{\text{발병한 환자 수}}{\text{원인 병원체에 폭로된 감수성 있는 인구 수}} \times 10^n$$

- 2차 발병률(secondary attack rate): 발단환자(index case)와 접촉한 감수성 있는 가구원 중 이 감염병의 최장 잠복기 내 발병하는 환자의 구성비를 말하며, 해당 감염병의 감염력, 초기 방역조치 등의 효과 판정을 위해 활용한다.

$$\text{2차 발병률} = \frac{\text{최장 잠복기 내에 발병한 환자 수}}{\text{환자와 접촉한 감수성 있는 가구원의 수}} \times 100$$

예) 국내에서 코로나19 초기 발병 사례 30건의 밀접 접촉자 2,370명을 분석한 결과 가족 간의 밀접한 접촉을 했던 119명 가운데 9명이 확진되어 2차 감염률(발병률)이 7.56%로 나타났다. 반면 가족과 접촉하지 않았던 2,151명의 경우 2차 감염률(발병률)이 0.55%로 나타나 무려 40배 이상 차이가 나는 것으로 나타났다(KBS NEWS, 2020.04.02)

(3) 신체기능상태 지표

신체적 기능상태를 평가하는 여러 가지 지표 중 널리 활용되고 있는 것은 일상생활수행능력(Activity of Daily Living, ADL)과 도구적 일상생활수행능력(Instrumental Activity of Daily Living, IADL)이다. 일상생활수행능력(ADL)은 1957년 카츠(Katz)가 요양시설 입소 노인에 대한 수가산정을 목적으로 개발한 이후 노인의 기본적인 기능상태를 평가하는 도구로 널리 활용되고 있다.

3년 주기로 실시되고 있는 서울시 보건지표조사 등에서는 카츠가 개발한 도구를 수정·번안하여 걷기, 누웠다 일어나기, 의자에 앉았다가 일어서기, 옷 입기, 세수하기, 식사하기, 화장실 사용상의 어려움 여부로 일상생활수행능력을 측정하고 있다. ADL이 주로 중증도가 심한 입소노인의 장애상태를 측정하는 수단이며, 장애에 대한 개념도 기본적 일상생활상의 제한으로부터 사회적 기본활동의 제한으로 확대됨에 따라, 1970년대 들어와 재가노인을 대상으로 좀 더 고차원적인 일상생활수행능력을 평가하기 위한 도구가 개발되었다. 이것이 바로 도구적 일상생활수행능력, 즉 IADL이다. 서울시 보건지표조사에서는 외출하기, 전화 사용하기, 집안일하기, 대중교통 이용하기에 대한 어려움의 정도를 조사함으로써 노인의 도구적 일상생활수행능력을 평가하고 있다.

2) 정신적 건강 지표

인지기능 평가를 목적으로 하는 간이정신상태검사(Mini Mental Status Examination, MMSE)와 같이 특정한 정신기능을 파악하기 위한 평가도구가 유용하게 활용되고 있다. 현재 지역사회건강조사에서는 대표적인 정신건강지표로 스트레스 및 우울감, 수면의 질 등을 조사항목으로 설정하고 있으며 제4차 국민건강증진종합계획(HP 2020)의 정신건강대표지표는 자살사망률(인구10만명 당)이다.

3) 사회적 안녕 지표

사회적 안녕이란 개개인이 다른 구성원과 어떤 관계를 형성하여 조화를 이루며 사회구성원으로서 자신의 역할을 얼마나 보람 있게 수행하는지를 의미한다. 즉, 사회적 환경이 각 개개인에게 얼마나 평등한 기회를 제공하고 있는지를 나타내는 사회적 건강(social health) 수준과는 다른 의미이다. 사회적 안녕상태를 평가하는 여러 가지 도구 중 비교적 잘 알려져 있는 것으로는 맥파레인(Mcfarlane)이 1981년 개발한 Social Relationship Scale이 있는데, 이는 삶의 어려움 또는 스트레스를 극복하기 위해 가족구성원 중 도움을 받을 만한 사람이 있는지와 그들의 역할이 문제해결에 어느 정도 긍정적인 영향을 줄 수 있는지를 평가함으로써 사회적 안녕상태를 파악하는 도구이다.

4) 삶의 질 지표

건강의 개념을 가장 정확히 반영한다고 할 수 있는 삶의 질은 이를 거론하는 사람들의 가치에 따라 다양한 요소로 구성되는 개념이다. 예를 들어, 환경론자의 경우 우리가 살아가는 물리적 · 생물학적 환경을 중요시하지만 경제학자의 경우 절대적 · 상대적 소득 수준이 삶의 질을 결정하는 주요요인이라고 주장한다. 또한 사회학자는 삶에 대한 만족도와 행복감 그리고 의욕을 존중한다. 그러나 소득과 같은 물질적인 요소보다는 삶에 대한 만족도와 자아실현 등과 같이 주관적으로 체감하게 되는 요소의 중요성이 더욱 부각되는 방향으로 그 개념이 발전 · 확대되고 있는 것은 분명하다. 보건학 분야에서 빈번히 활용되어 온 삶의 질 측정도구로는 1961년에 뉴가튼(Neugarten)과 하비거스트(Havighurst)가 개발한 Life satisfaction index와 1980년에 스피처(Spitzer)가 개발한 Quality of life index인데, 이는 각각 노인을 대상으로 지나온 삶에서의 성취결과에 대한 만족도와 중증 만성질환자에 대한 치료, 지원프로그램의 효과를 평가하기 위한 목적으로 개발된 것이다.

보건의료 분야에서는 주로 '건강관련 삶의 질(Health Related Quality of Life, HRQOL)'이라는 표현을 사용한다. EQ-5D는 EuroQol그룹에서 개발한 일반적 건강관련 삶의 질 측정도구로 '운동능력', '자기관리', '일상활동', '통증/불편', '불안/우울'의 5개 차원에 대해 '문제없음', '다소 문제있음', '심각한 문제있음'의 3가지 수준으로 평가하도록 구성되어 있다(EuroQol group, 1990]. 그리고 EQ-5D는 SF-36 등과 더불어 가장 많이 사용되고 있는 일반적 측정도구로 EQ-VAS(visual analogue scale, 0-100 scores)와 함께 가치평가세트로 구성되며, 이를 이용하면 질보정수명(Quality Adjusted Life Years, QALYs)을 구하는 데 필요한 효용 가중치(utility weight)도 구할 수 있어 널리 사용되고 있다. 특히 유럽의 여러 국가를 포함하여 많은 국가에서 전체 혹은 일부 지역의 일반국민을 대상으로 EQ-5D로 조사를 수행하여 일반 인구집단에서의 참고자료를 제시하고 있다(Szende & Williams, 2004).

5) 질병부담 지표

사망률을 산출함에 있어서는 80세 노인의 사망과 20대 청년의 사망에 별 차이를 두지는 않는다. 그러나 노환으로 인한 사망과 젊은 사람의 사망은 보건학적으로나 사회경제적 관점에서 질적인 차이가 있을 것이다. 잠재적 수명손실년수(Year of Potential Life Lost, YPLL)는 사망률이 갖는 이러한 문제를 보완하기 위해 개발된 것으로, 조기사망의 규모를 측정하는 지표이다. 그 지역사람의 평균 수명보다 일찍 사망한 사람을 조기사망자로 정의하고 있지만, 국제적인 비교를 위해 대개 65세(최근에는 70세)를 조기사망 여부의 기준으로 삼는다. 잠재적 수명손실년수는 인구 10만 명당 조기사망자의 조기사망년수를 합한 값이다.

장애보정 생존년수(Disability Adjusted Life Year, DALY)는 잠재적 수명손실년

수가 반영하지 않고 있는, 사망 전의 장애상태까지를 계량화한 지표이다. 잠재적 수명손실년수와 장애보정 생존년수는 인구집단의 전반적 건강수준을 평가하는 데 이용되기보다는 각 질환별 절대적 · 상대적 질병부담을 측정하기 위한 것인데, 그 활용 목적과 범위가 점차 확대되고 있다. 두 지표의 산출은 실제 간단하지는 않지만, 개념에 대한 이해를 목적으로 단순화하여 설명하고자 한다.

(1) 잠재적 수명손실년수

두 지역의 가상 사망자료를 도표화한 것은 **그림 4.1**과 같다. 두 지역의 인구는 모두 각각 1,000명이며, 2017년 한 해 동안 각각 5명이 사망하였다. 따라서 두 지역의 조사망률은 모두 0.5%로 같다고 할 수 있다. 연령보정 사망률을 산출하면 다소 달라질 수는 있지만 연령보정을 하지 않더라도 두 지역의 사망양상에는 큰 차이가 있음을 알 수 있다. (가)지역 사망자 5명은 모두 생애주기 중 건강상태가 비교적 양호한 시기에 해당하는 20~40세로, 사회적으로도 활발한 활동을 해야 할 사람들이다. 이에 반해 (나)지역 사망자 5명의 경우 모두 60세 이상이며, 그중 4명은 조기사망의 기준이 되는 70세 이후에 사망한 사람들이다. 잠재적 수명손실년수, 즉 잠재적 수명손실년수(YPLL)는 평균수명에 도달하기 전에 사망하는 사람에서의 기대여명 손실분을 합한 수치로서 해낭 지역의 사망수준을 평가하는 대표적인 질병부담 측정방법이라고 하였다(대개는 질환별로 산출하고 있음). 70세를 기준으로 산출하면 그림에서 보듯이 (가)지역 사망의 질이 더욱 불량함을 알 수 있다.

(2) 장애보정 생존년수

앞에서 본 바와 같이 잠재적 수명손실년수는 사망률의 한계라 할 수 있는 사망의 질을 반영한다는 점에서 가치가 있다. 그러나 잠재적 수명손실년수도 질병이환으로 인한 사망 전의 장애상태를 반영하지 못한다는 근본적 제한점이 있다. 이에 대한 이해를 돕기 위해 **그림 4.2**에서 제시하고 있는 가상자료를 보자. 1,000명 인구의 어느 지역에 암과 심혈관질환으로 각각 4명이 사망하였고 1명이 이환상태에 있으며, 이들의 연령분포가 동일하다고 할 때, 두 질환에 의한 잠재적 수명손실년수는 같다. 그러나 심혈관질환의 경우 암보다는 대개 이른 연령에

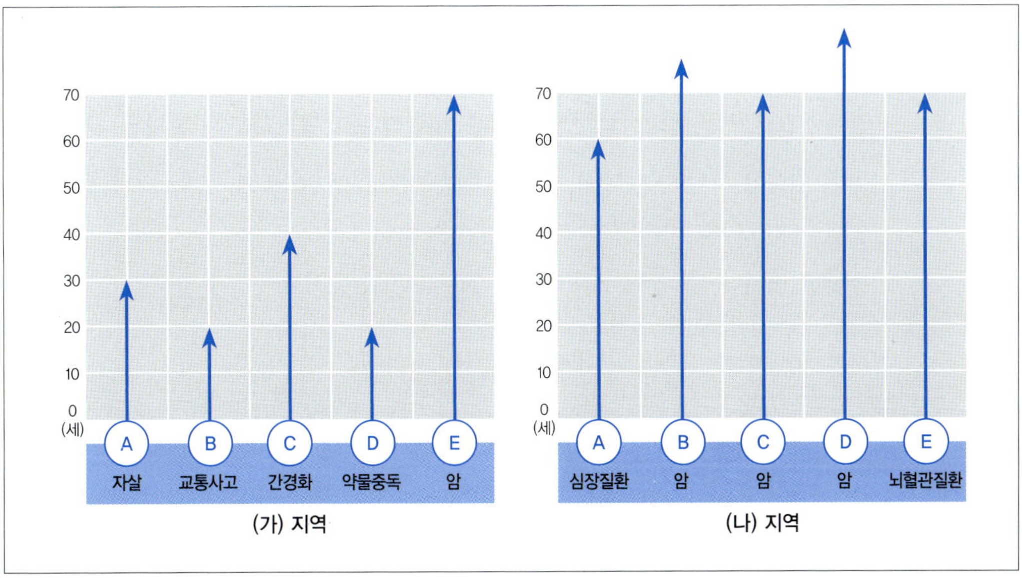

그림 4.1 두 지역 사망자의 사망원인 및 사망 당시 연령

(가) 지역 : [사망자 A의 수명손실(70−30) + B의 수명손실(70−20) + C의 수명손실(70−40)
+ D의 수명손실(70−20) + E의 수명손실(0)]/ (가) 지역의 인구(1,000명)
= (40+50+30+50+0)년/1,000명 = 170년/1,000명

(나) 지역 : [사망자 A의 수명손실(70−60) + B의 수명손실(0) + C의 수명손실(0)
+ D의 수명손실(0) + E의 수명손실(0)]/ (나) 지역의 인구(1,000명)
= (10+0+0+0+0)년/1,000명 = 10년/1,000명

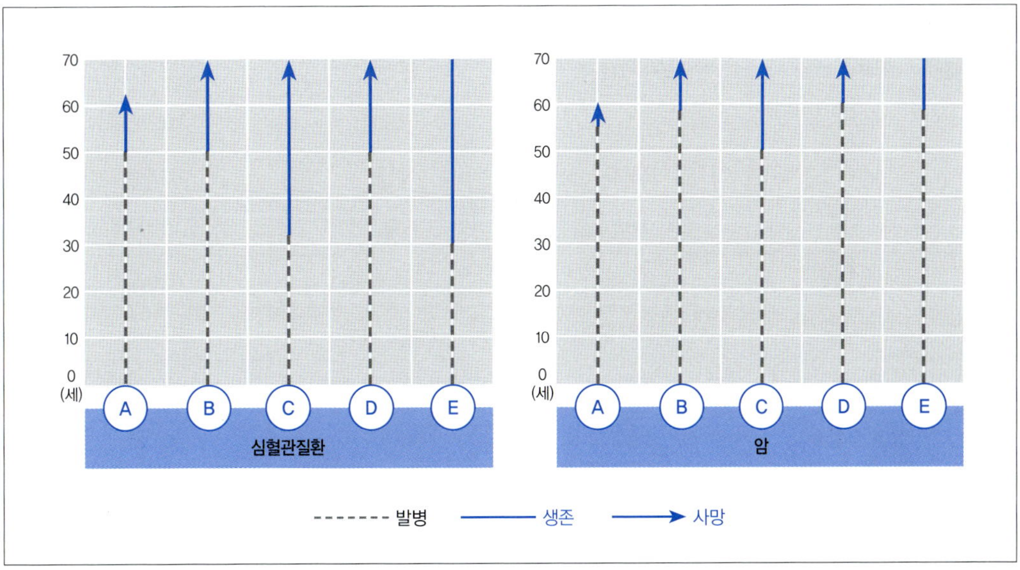

그림 4.2 지역에서 심혈관질환과 암으로 사망한 사람의 발병 연령 및 사망 당시 연령

발병하고 장시간 환자 및 가족의 고통을 수반한다는 점에서 암보다는 사회에 미치는 보건학적 · 경제적 부담이 크다는 것을 알 수 있다. 질병으로 인한 사망 전 장애기간과 생존자의 이환상태까지를 포괄적으로 평가하고자 고안된 것이 장애보정 생존년수(Disability Adjusted Life Year, DALY)로서, 이는 잠재적 수명손실년수(YPLL)와 비치명적 건강장애년수(Year Lost due to Disability, YLD)를 종합한 것이다. 즉 장애보정 생존년수는 다음의 공식으로 산출된다.

$$DALY = YPLL + YLD$$

장애보정 생존년수 산출의 가장 큰 어려운 점은 개별 질환마다 그 장애 정도의 차이가 큰데, 이를 어떻게 계량화하느냐이다. **표 4.15**는 수년 전 국내 한 연구진에 의해 제시된 주요 질환의 장애가중치이다. 장애보정 생존년수는 잠재적 수명손실년수와 마찬가지로, 인구집단에서의 전반적 건강수준을 평가하기보다는 개별질환에 의한 질병부담 측정이 주목적이다. **표 4.16**은 몇 가지 질환에 대한 유병자료와 사망자료를 이용하여 산출한 잠재적 수명손실년수와 장애보정 생존년수이다.

표 4.15 장애보정 생존년수 산출을 위한 주요 질환별 장애가중치

질환명	장애가중치	질환명	장애가중치
사망	1	당뇨병	0.296
치매	0.900	간질	0.256
대장암	0.875	B, C형 간염	0.199
정신분열증	0.875	만성 요통	0.082
다운증후군	0.840	소화성 궤양	0.078
위암	0.829	인플루엔자, 폐렴	0.065
허혈성 심질환	0.667	저체중출생	0.041
우울증	0.487	철분결핍성 빈혈	0.010
류마티스성 관절염	0.381	완전한 건강상태	0

표 4.16 잠재적 수명손실년수 및 장애보정 생존년수 산출사례

	유병자수	장애보정 가중치	비치명적 건강장애년수 (YLD)	잠재적 수명손실년수 (YPLL)	장애보정 생존년수 (DALY)
폐암	18,500명	0.42	7,770년	115,300년	123,070년
뇌혈관질환	97,200명	0.61	59,292년	110,400년	169,692년
류마티스성 관절염	80,700명	0.53	42,771년	2,700년	45,471년
우울증	484,200명	0.23	111,366년	–	111,366년

네덜란드(1996), n=1,500만 명

6) 비, 구성비, 율

건강관련 각종 지표는 일반적으로 비, 구성비, 율의 형식으로 표현된다. 흔히 율로 표현되기도 하는 이 세 가지 지수는 개념과 산출방법에 분명한 차이가 있으므로 이를 구분하여 활용하는 것이 바람직하다.

(1) 비 Ratio

한 측정값을 다른 측정값으로 나누어 A:B 또는 A/B의 형태로 나타내는 지수이다. 따라서 0에서부터 무한대의 값을 가질 수 있다. 이 지수의 특성은 분자가 분모에 포함되지 않는다는 점에서 구성비 또는 율과 구분된다. 출생성비가 비(ratio)의 속성을 갖는 대표적인 지표이고, 비교위험도, 교차비가 이에 해당한다.

(2) 구성비, 분율 Proportion

분율이라고도 한다. 구성비는 전체 대상 중 특정 속성을 갖는 세부집단의 비로서 그 값은 0에서 1(확률로는 0에서 100%)을 갖으며 A/(A+B)와 같은 공식으로 계산된다. 감염병의 발생규모를 나타내는 발병률과 특정 질병을 앓고 있는 사람 중 사망자의 분율을 나타내는 치명률이 대표적인 구성비의 속성을 갖는 지표이다. 발병률, 민감도, 특이도, 비례사망률 등이 여기에 속한다.

(3) 율 Rate

율이란 구성비의 분모에 시간의 개념이 포함된 특수한 형태의 지수이다. 따라서 비율은 A/(A+B)×시간의 공식으로 산출되며, 단위에 반드시 시간이 포함된다. 평균발생률, 기간유병률, 조사망률 등이 대표적이다.

chapter 4

4절

문제와 현황분석

학습목표

- 보건문제 원인분석의 필요성을 설명할 수 있다.
- 보건문제 원인분석의 수행단계를 파악할 수 있다.
- 문제점 목록 작성 및 요약을 수행할 수 있다.

1. 원인분석방법(Root Cause Analysis, RCA)

이미 알려진 건강과 건강결정요인의 관계를 단순화시키면 건강은 결과이고 건강결정요인은 원인이라고 할 수 있다. 물론 건강과 건강결정요인의 관계는 단순한 일대일관계가 아니라 양자는 복잡한 상호관계를 갖고 있다. 따라서 건강은 결과로서 건강문제를 해결하기 위해, 그 원인을 확인하여 제거하거나 교정하기 위해서는 직관에 의존하지 않은 분석방법이 필요하다.

원인분석방법은 결과의 근본원인을 분석하는 방법으로 결과로부터 배우는 학습과정이다. 이때 결과는 좋은 것일 수도 있지만 대부분은 나쁜 결과의 원인을 분석하게 된다.

1) 일반적 원칙

- 확고한 근거로부터 추론 가능한 모든 것을 추론한다.
- 결과에 영향을 미치는 요인을 결정한다.
- 영향요인 간의 연쇄관계를 확립한다.
- 분석의 모든 수준에 영향을 미치는 요인들을 결정한다.
- 가능하다면 근본원인까지 파악한다.
- 근본원인은 항상 다양하다.

2) 원인분석의 수행단계

- 자료를 수집한다.
- 문제의 원인을 도식화한다.
- 근본원인을 확인한다.
- 권고안을 개발하고 실행한다.

3) 원인분석 기법

원인분석을 위해 가장 많이 사용하는 기법으로 특성요인도를 활용한다.

(1) 특성요인도(어골도, 이시카와 다이어그램: Ishikawa Diagram)

이시카와 다이어그램(Ishikawa Diagram)은 가장 가능성이 높은, 바람직하지 않은 결과(특성)의 원인(요인)을 발견하는 도식방법으로 원인분석방법에서 대표적으로 사용하는 방법으로, 용어 그대로 특정 사실의 결과에 각 요인이 어떻게 관계하고, 어떤 영향을 미치고 있는가를 한 눈에 알아보기 쉽도록 나타낸 그림으로서 현상 파악이나 문제 개선에 대한 실마리를 얻기 위해 사용되는 기법이다. 이것은 1960년대에 가오루 이시카와(Kaoru Ishikawa)가 처음 사용하여 그 이름을 따 이시카와 다이어그램으로 불린다. 이시카와 다이어그램은 그 모양 때문에 피시본 다이어그램(fish bone diagram)이라고 하며, 원인과 효과(cause and effect diagram) 그림이라고 불리기도 한다. 특성요인도의 기본구조는 **그림 4.3**과 같으며 작성방법은 다음과 같다.

① 작성방법

- 문제를 정한다.
- 브레인스토밍법을 실시하고 문제요인을 노출하여 문제를 정리하고, 비슷한 내용을 모아서 분류한다.
- 문제를 오른쪽에 적고 왼쪽에서 오른쪽으로 굵은 화살표(등뼈)를 기입한다.
- 등뼈를 향해 비스듬히 큰 뼈를 붙여 요인을 크게 4~8개 정도로 분류하여 큰 뼈의 위치에 기입한다.
- 큰 뼈에 대해 중간 뼈와 작은 뼈를 추가하고 세분화한 요인을 기입해서 완성한다.
- 누락된 요인이 없는지 점검하고, 큰 뼈의 요인이 중간 뼈와 중간 뼈의 요인이 작은 뼈와 인과관계가 확실한지 점검한다.

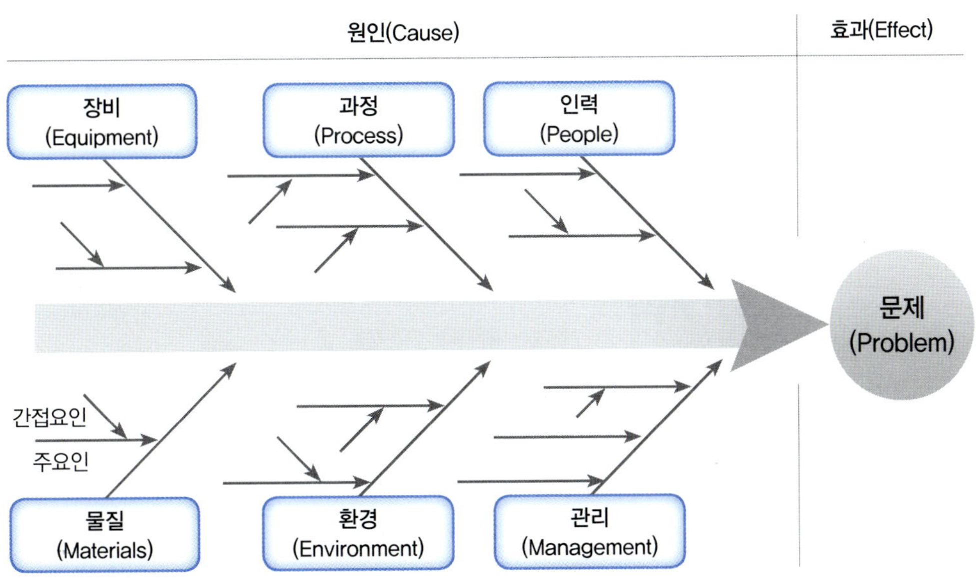

출처: http://charmvitpartners.com에서 각색함

그림 4.3 특성요인도의 기본구조

- 각 요인별로 더 이상 나눌 수 없을 때까지 원인을 세분하여 열거한다.
- 각 원인의 타당성에 대해 검토한다.
- 이들 요인의 우선순위를 결정한다(가능성이 가장 큰 원인)

높은 만성질환 유병률, 높은 흡연율 및 고혈압 유병률과 관련된 특성요인도 사례는 다음 **그림 4.4**, **그림 4.5**와 같다.

② 결과해석과 이용

- Main bone에서 처음 가지를 치는 원인을 위험요인이라고 한다.
- 위험요인에서 가지를 치는 요인을 직접 기여요인이라고 한다.
- 직접 기여요인에서 가지를 치는 요인을 간접 기여요인이라고 한다.

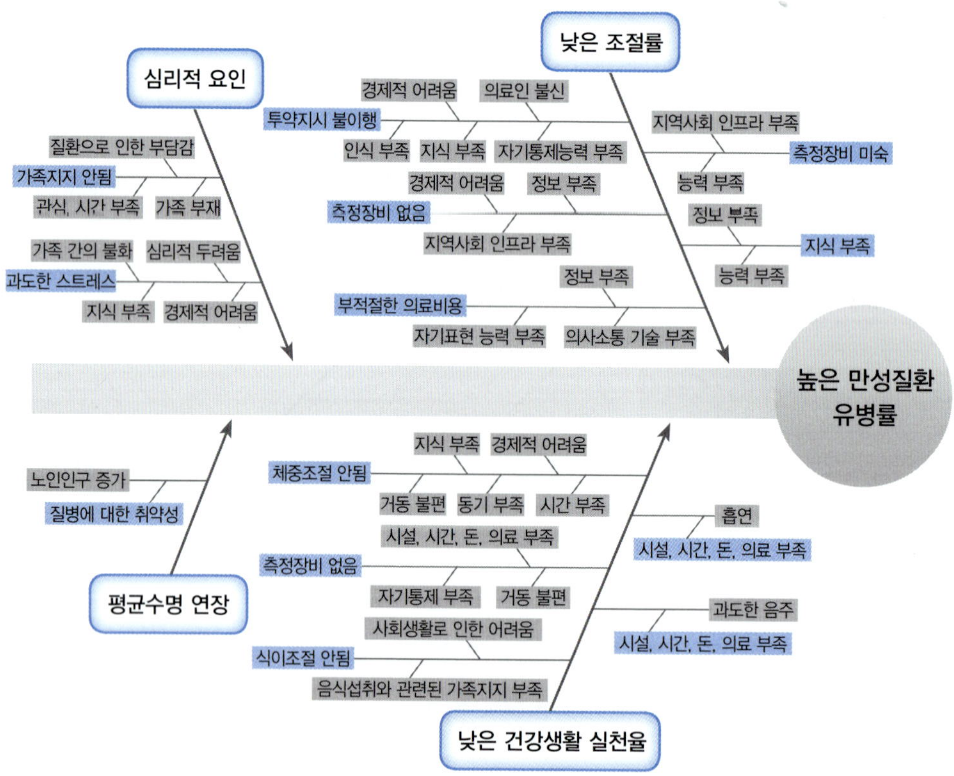

출처: S구 보건소(2011). 제5기 지역보건의료계획.

그림 4.4 높은 만성질환 유병률의 기여요인들에 대한 특성요인도

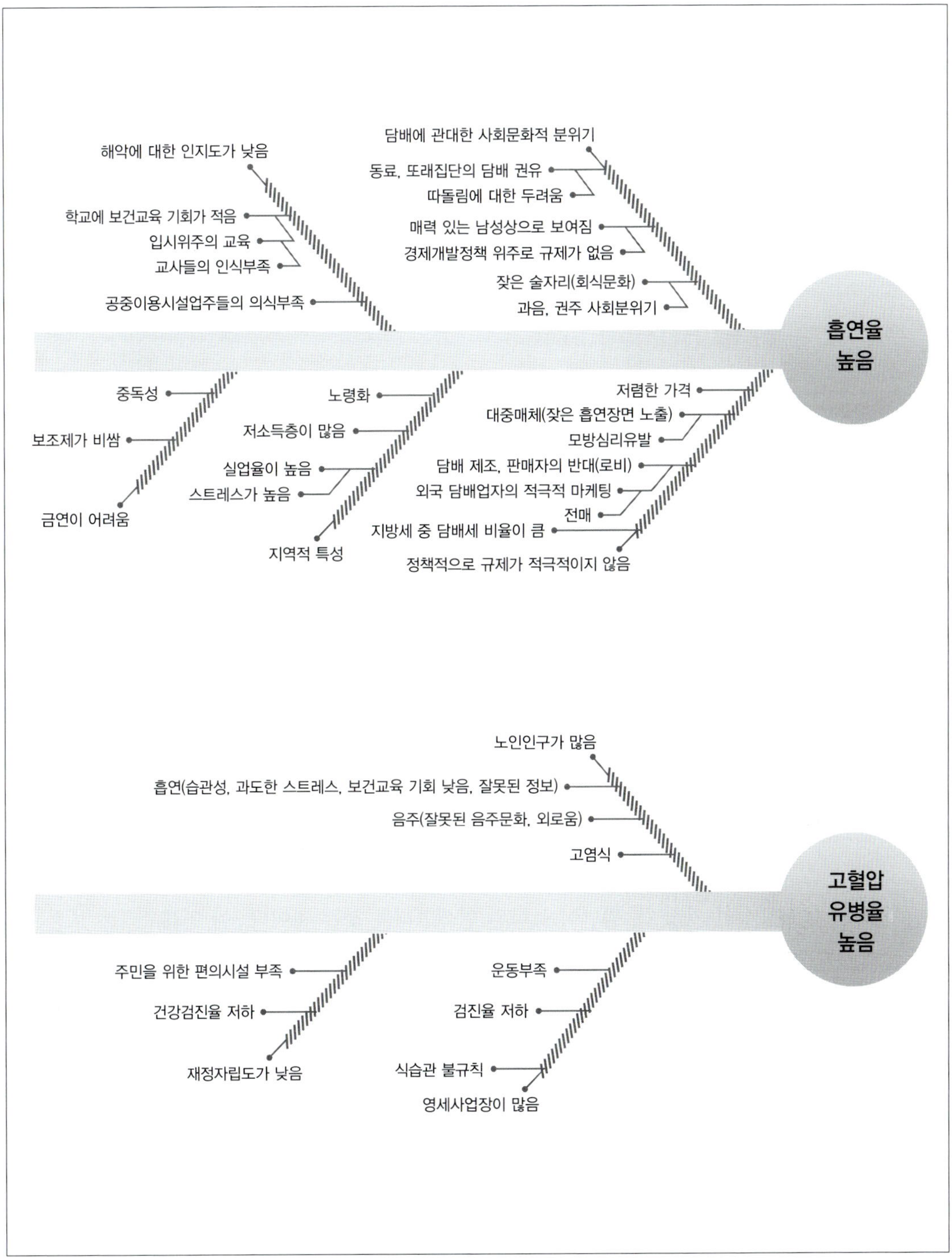

그림 4.5 특성요인도 사례

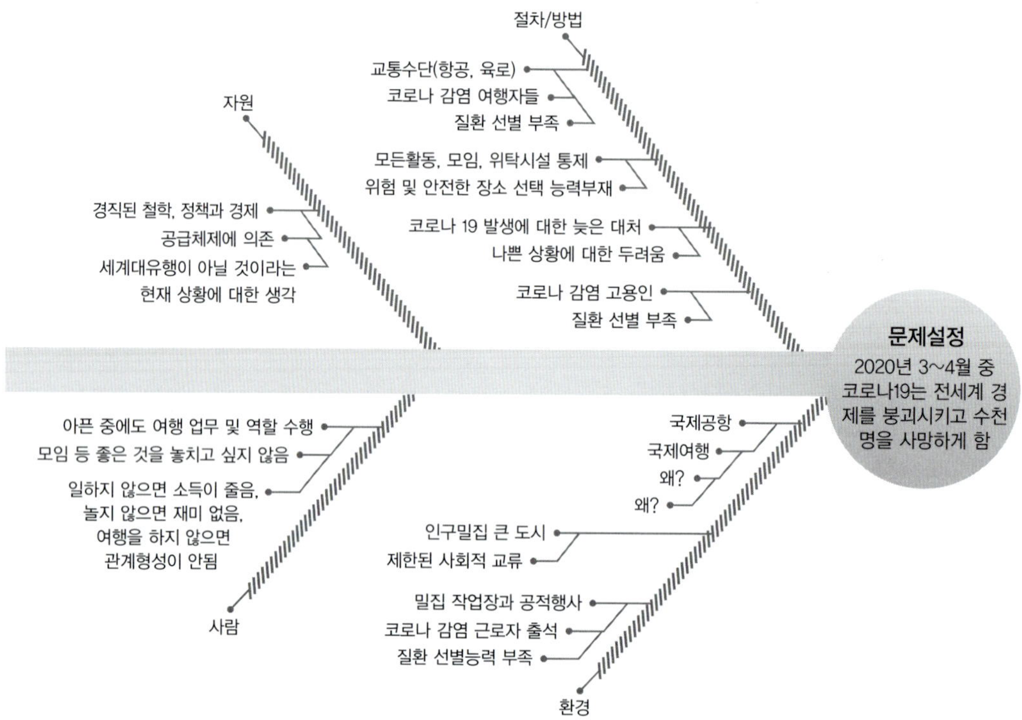

출처: https://www.qimacros.com/lean-six-sigma-blog/covid-19-root-cause-analysis-and-countermeasures/에서 각색함

그림 4.5 **특성요인도 사례(계속)**

가능성이 가장 큰 원인을 발견하는 것 자체도 중요하지만, 더욱 중요한 것은 가능성이 가장 큰 원인이 포함된 연쇄고리를 찾는 것이다. 이 연쇄고리는 보건사업내용을 구성하는 기초라고 할 수 있다. 이시카와 다이어그램을 이용한 분석결과를 보건사업전략개발에 연결시킬 수 있다면, 이를 사업목표설정과 연결시킬 수도 있다. 건강문제의 변화를 결과목표로 그에 직접 영향을 미치는 요인의 변화를 영향목표로 설정하는 방식으로, 이를 인과관계분석에 따른 목표설정이라고 한다.

③ 기여요인 분석

높은 만성질환 유병률과 관련된 기여요인 분석의 예는 **표 4.17**과 같다.

표 4.17 기여요인 분석 예

건강문제	위험요인	기여요인	
		직접 기여요인	간접 기여요인
높은 만성질환(고혈압, 당뇨) 유병률	낮은 조절율	투약지시 불이행	• 지식 부족 • 경제적 어려움 • 부작용에 대한 심리적 두려움 • 의료인 불신 • 중요성 인식 부족 • 자기통제 능력
		부적절한 의료이용	• 의사소통 기술 부족 • 정보 부족 • 자기표현능력 부족
		혈압 및 혈당 조절에 대한 지식 부족	• 적절한 정보 이용 능력 부족 • 적절한 정보 부족
	낮은 건강생활 실천율	체중조절 안 됨	• 시간 부족 • 경제적 어려움 • 지식 부족 • 동기 부족 • 거동 불편
		식이조절 안 됨	• 음식섭취와 관련된 가족지지 부족 • 사회생활로 인한 어려움 • 자기통제 부족
		운동실천 안 됨	• 의식, 지식, 기술 부족 • 거동 불편
		흡연	• 시설, 시간, 돈, 의료 부족
		과도한 음주	• 시설, 시간, 돈, 의료 부족
	심리적 요인	가족지지 안 됨	• 가족의 부재 • 관심, 시간 부족 • 지식 부족 • 질환으로 인한 부담감
		과도한 스트레스	• 경제적 어려움 • 지식 부족 • 가족 간의 불화 • 심리적 두려움
	평균수명 연장	노인인구 비율 증가	• 질병에 대한 취약성

출처: S구 보건소(2011). 제5기 지역보건의료계획.

chapter 4

5절

우선순위 설정

학습목표

- 우선순위 설정방법을 열거하고 설명할 수 있다.
- 우선순위 설정기준의 보완을 설명할 수 있다.

1. 우선순위 설정방법

보건사업을 위한 자원은 대체로 제한되어 있으므로, 보건의료서비스의 제공자는 항상 어느 것을 선택할 것인지를 고민하게 된다. 여러 가지 문제나 대안 중에 어떤 것을 선택할 것인가에 대한 결정을 우선순위 설정이라고 한다. 따라서 제한된 보건의료 자원으로 지역사회 간호문제를 해결하기 위해, 지역사회간호사는 문제의 우선순위를 설정해야 한다.

우선순위에 따라 전개된 지역사회 보건프로그램은 주민 다수의 건강문제에 직·간접적으로 영향을 주므로, 지역사회 간호사는 우선순위 설정기준에 대해 신중을 기해야 한다. 보건사업을 위한 기획모델에서 지역사회 간호사업의 우선순위 설정에 활용하거나 현재 보건소 등에서 지역보건사업의 우선순위 설정 시에 사용 중이거나 사용할 수 있는 몇 가지 모델의 우선순위 설정기준은 **표 4.18**과 같다.

표 4.18 보건사업기획 모델의 우선순위 설정 기준

저자 / 모델	내용
PATCH (Planned Approach to Community Health)	1단계: 브레인스토밍을 이용하여 여러 건강문제를 파악하여 나열 2단계: 각 문제를 중요도와 변화 가능성을 고려하여 정리 • 중요도 판단 기준 – 건강문제가 얼마나 흔한가; 유병률 발생률(절대적, 상대적 크기) – 해당 문제가 지역의 건강수준에 얼마나 심각한 영향을 미치는가 • 변화 가능성 판단기준: 과학적 근거 3단계: 중요하고 변화 가능성이 높은 문제들을 중심으로 다시 우선순위 설정
BPRS (Basic Priority Rating System)	• 건강문제의 절대적 크기에 따라 우선순위가 정해지는 방법 • 세 가지 요소(기준)를 이용하여 설정 – 건강문제의 크기(요소 A): 10점 – 건강문제의 심각도(요소 B): 10점 – 보건프로그램 효과(요소 C): 10점 • 건강문제 크기는 만성질환은 유병률, 급성질환은 발생률을 이용하여 점수화함 • 심각도는 4가지 항목을 고려하여 평가함 – 긴급성: 추가적인 피해로 인한 문제해결의 긴급성 – 중증도: 생존율, 조기사망률, 잠재수명 손실연수, 장애 정도 – 경제적 손실: 국가, 지역사회, 가족, 개인에 대한 경제적 손실 – 타인에의 영향: 집단 혹은 가정에 대한 경제적 손실 이외의 사회적 영향 • basic priority rating(BPR) = (A + 2B) ×C/3 (만점은 300점이나 100점 만점으로 환산하기 위해 3으로 나눔) • 건강문제의 크기나 심각도보다 보건프로그램 효과가 더 결정적인 영향을 미치도록 공식이 만들어져 있음 • 보건프로그램 효과 예측 위해 문헌이나 연구보고서 통해 확인 필요**
PEARL (Propriety, Economic feasibility, Acceptability, Resources availability, Legality)	• 우선순위 설정의 보완 방법 • BPRS 계산 후 보건사업의 실현 가능성 여부를 판단하는 기준으로 사용함 • 장기계획이나 사업의 우선순위가 쉽게 드러나지 않는 경우에 활용이 권장됨 • 5가지 평가항목으로 구성 – 보건문제의 적절성(Propriety): 보건문제 해결을 위해 적절한 사업인가?, 해당 기관의 업무범위에 해당되는가?, 우리의 임무(mission)인가? – 경제성(Economic feasibility): 문제를 해결하면 경제적 편익이 있는가? – 수용도(Acceptability): 지역사회가 원하는 사업인가?, 지역사회가 사업을 수용할 것인가? – 자원 이용 가능성(Resources availability): 사업에 사용할 재원이나 자원이 있는가? – 합법성(Legality): 현행법 하에 수행할 수 있는 프로그램인가? • 건강문제별 각 항목에 0점 또는 1점을 부여한 후 5가지 항목의 점수를 곱하여 우선순위 설정 • (P*E*A*R*L)(예: 1, 아니오: 0) • PEARL 질문 중 한 가지라도 '아니오'라는 답이 나올 경우 우선순위에서 제외
Bryant 모델**	• 보건프로그램 기획 시 우선순위 설정을 하는 하나의 기법 • PATCH의 기준에 주민의 관심도가 추가됨 • 4가지 요소를 적용함 – 문제의 크기 – 문제의 심각도 – 사업의 기술적 해결 가능성 – 주민의 관심도
Golden Diamond 모델**	• 미국 메릴랜드주에서 사용한 방법으로 건강지표의 상대적 크기(전국 평균 또는 타지역)와 변화의 경향을 이용하여 우선순위를 결정하는 방식 • 국가전체와 건강지표 비교 시 '해당지역이 좋음', '같음', '해당 지역이 나쁨'으로 구분하고, 황금다이아몬드 모양의 상자에 표기함 • 1순위 사업은 국가전체에 비해 해당지역 지표가 좋지 않고, 변화 추세도 나쁜 경우임

*http://wonder.cdc.gov/wonder/prevguid p0000064/p0000064.asp#head001000000000000
**배상수(2015)에서 인용하여 재구성

1) PATCH Planned Approach To Community Health

1980년 중반에 미국 질병관리본부(Centers for Disease Control and Prevention, CDC)가 주(state)와 지방정부보건부(health department)와 협력하여 개발한 지역보건사업 기획 모형으로, 지역사회가 건강증진 및 질병예방사업을 계획하고 수행하며 평가하는 데 이용할 수 있도록 고안하였는데, 우선순위 설정을 위해 문제의 중요성과 그 문제의 변화 가능성을 중요한 기준으로 제시하고 있다.

2) BPRS Basic Priority Rating System

지역사회의 서로 다른 건강문제의 상대적 중요성을 객관적 방식으로 제시하기 위해 개발된 방법으로, 모델 개발자인 Hanlon과 Pickett의 이름을 따서 Hanlon-Pickett 방법이라고도 부른다. 이 방법은 질병 간의 우선순위를 설정하기 위해 개발된 방법으로, 건강증진사업의 경우 우선순위 대상이 건강행태이므로 그대로 적용하는 데 무리가 있으며, 건강문제의 크기보다 심각성이, 심각성보다는 사업의 효과가 설정적 영향을 미치도록 공식이 만들어져 있다(**표 4.19**, **표 4.20**). 따라서 객관적 자료가 가장 부족한 사업의 효과가 BPRS 점수에 가장 큰 영향을 미친다는 것이, 타당성을 저해할 위험이 있으므로 적용 시 주의해야 한다(Pickett & Hanlon, 1998).

3) PEARL Propriety, Economic Feasibility, Acceptability, Resources, Legality

일반적으로 BPRS의 계산 후 사업의 실현 가능성 여부를 판단하는 기준으로 사용한다. BPRS 방식에 의해 해당 건강문제가 중요하다고 판단이 되었더라도, 정치적, 경제적, 행정적, 시간적, 윤리적인 이유 등으로 인해 보건사업을 통해 문제를 해결하기 어려운 경우도 많아, 실행 가능성이 반드시 일치한다고 볼 수 없다. 특히 장기계획이나 사업의 우선순위가 쉽게 드러나지 않는 경우에 활용할 것을 권장하고 있다. PEARL 방식을 통한 우선순위 계산은 **표 4.18**에 제시한 5가지 평가항목을 이용하여 계산한다.

표 4.19 BPRS에서 건강문제의 크기, 심각도, 보건프로그램 효과 계산

구분	분류	평점
건강문제의 크기(A)	25% 이상	9 or 10
	10~24.9%	7 or 8
	1~9.9%	5 or 6
	0.1~0.9%	3 or 4
	0.01~0.09%	1 or 2
	0.01% 미만	0
문제의 심각도(B)	매우 심각	9 or 10
	심각	6, 7, 8
	다소 심각	3, 4, 5
	심각하지 않음	0, 1, 2
보건프로그램 효과(C)	매우 효과적(80%) 이상	9 or 10
	상대적으로 효과적(60~80%)	7 or 8
	효과적(40~60%)	5 or 6
	다소 효과적(20~40%)	3 or 4
	상대적으로 비효과적(5~20%)	1 or 2
	거의 비효과적(50% 미만)	0

출처: 배상수(2005). 보건사업기획 2판에서 일부 인용.

4) Bryant 모델

보건프로그램 기획 시 우선순위를 설정하는 하나의 기법으로, PATCH의 기준에 주민의 관심도가 추가되어 문제의 크기, 심각도, 해결 가능성, 주민관심도 등 4가지(배상수, 2004)를 제시하고 있다.

5) 황금다이아몬드 Golden Diamond

미국 메릴랜드 주 보건부에서 사용한 방법으로 건강문제의 우선순위를 따질 때, 유병률이나 발생률의 절대적 크기도 중요하지만 상대적 크기를 중요시하는 경우이

표 4.20 BPRS 모델을 적용한 지역사회 건강문제의 우선순위 예

건강문제	요소			BPRS(A+2B)×C	순위
	크기(A)	심각도(B)	사업효과(C)		
고혈압	10	8	8	208	1
당뇨 관리	6	8	8	176	2
흡연	10	6	4	88	5
고위험 음주	6	6	2	36	7
비만	8	6	6	120	4
운동 부족	10	4	4	72	6
고지혈증	6	6	8	144	3

크기: 건강문제를 지닌 인구의 크기에 따라 0~10점으로 평가
0.01% 미만–0점, 0.01~0.09–2점, 0.10~0.9%–4점, 1.0~9.99%–6점, 10.0~24.9%–8점, 25% 이상–10점
심각성: 건강문제 심각성을 0~10으로 평가, 효과: 매우 효과적–10점, 비효과적–0점

출처: 2007년 S구 보건소 방문보건관리사업기획.

다. 프로그램 기획팀에서는 우선순위를 설정할 주요 건강문제를 선정한다. 그리고 이들 건강문제의 이환율과 사망률, 변화의 경향을 미국 전체와 비교하여 해당 주가 '좋음', '같음', '나쁨'으로 구분하고, **그림 4.6**과 같은 '황금다이아몬드' 상자에 표시한다. 1순위 사업은 미국 전체와 비교해서 해당 주의 지표가 좋지 않고, 변화 추세도 나쁜 경우이다. 이 방법은 자치단체에서 건강지표 확보가 가능하고, 과거의 추세를 알 수만 있다면 쉽게 우선순위를 정할 수 있으며, 형평성을 추구하는 데 매우 적합한 방법이다.

이외에 우리나라의 경우 지역사회건강조사를 근거로 황금다이아몬드 모델을 적용하여 지역보건의료계획서를 제시한 예가 있어서 소개한다(**표 4.21**). 지역사회건강조사의 경우 지역사회건강조사가 시작된 2008년부터 해당 지자체의 조사년도까지 지표가 제시되어 있을 뿐만 아니라 해당 지자체가 속해있는 광역시, 도 및 우리나라 전체 지표가 있어서 우선순위 설정 근거로 황금다이아몬드 모델을 적용해 보는 것도 의미가 있다.

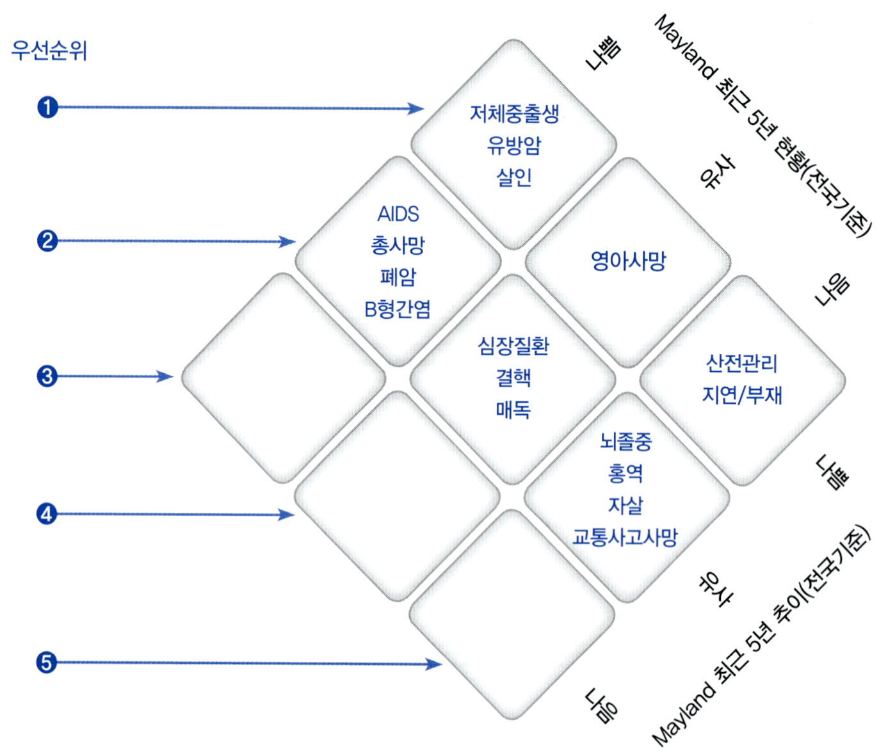

출처: 배상수(2015). 보건사업기획 제3판에서 일부 인용.

그림 4.6 건강문제의 우선순위를 설정하기 위한 '황금다이아몬드'

6) NIBP Needs Impact Based Planning

캐나다의 Metropolitan Toronto District Health Council(MTDHC)에서 개발한 보건프로그램 기획방법으로, 건강문제의 크기 혹은 충족되지 못한 요구도와 건강문제해결을 위한 방법의 효과(impact)를 근거로 하여 우선순위를 정한다. NIBP에서는 보건사업 필요성의 크기를 높음, 보통, 낮음으로 구분한다. 또 보건사업의 효과를 매우 좋음, 좋음, 보통(may work), 효과 없음의 4단계로 추정한다. 필요성과 효과를 교차하여 필요성이 높고, 효과도 매우 높으면 반드시 실행해야 하는 사업으로 구분된다. 필요성은 보통인데 효과가 높을 경우나 필요성이 높고 효과도 높은 경우는 '실행'으로 분류된다. 이외에 필요성과 효과가 낮을 경우에는 '연구', 실행중단 또는 '불시도' 등으로 구분하여 사업의 우선순위를 설정하게 된다. NIBP 방식을 적용

표 4.21 황금다이아몬드 모델을 적용한 H군 지역 건강문제의 우선순위 설정

구분		전국 및 강원도 비교		
		나쁜 수준	비슷함	좋은 수준
변화추세	나빠짐	• 기초보호대상자 비율(전국 11위) • 고용률 감소 • 연령표준화 암 사망률 • 자살률(전국 32위) • 폐렴발생률(전국 10위) • 고위험 음주율 • 중증도 이상 신체활동 실천율 • 비만율 • 우울감 경험률 • 고혈압, 당뇨병, 관절염 진단 경험률	• 저작불편 호소율	
변화추세	변화없음		• 심뇌혈관질환 사망율	• 금연시도율
	좋아짐	• 걷기 실천율 • 월간 음주율 • 운전자석 안전벨트 착용률 • 영양표시 활용률 • 체중조절 시도율 • 점심식사 후 잇솔질 실천율 • 연간 사고중독 경험률	• 성인남성 흡연율 • 주관적 비만인지율	• 스트레스 인지율 • 인플루엔자 접종률

자료원: 홍천군 보건소(2019), 7기 지역보건의료계획

한 예는 **표 4.22**의 실례를 참고하기 바란다. 표에 대한 설명은 다음과 같다.

- 근육조절(반드시 실행)은 필요의 크기가 높고, 효과도 매우 좋다. 근육량이 체력과도 연관되기 때문에 근육량을 늘림과 동시에 체력도 보완해야 한다. 아직은 운동 초기이기에 운동 대비 효과를 크게 느낄 수 있다. 그리고 과거 헬스장을 다닌 경험으로 근육량을 효율적으로 늘릴 수 있다.
- 영양섭취 개선(반드시 실행)은 필요의 크기가 높고, 효과도 좋다. 앞서의 근육량과 체력을 효율적으로 증가시키기 위해서는 올바른 영양섭취가 중요하다. 하지만 영양섭취 개선으로 몸의 변화를 쉽게 느끼기는 어렵다.

표 4.22 NIBP 방식을 활용한 건강증진 계획 예

필요의 크기 / 효과의 추정	높음	보통	낮음
매우 좋음	근육조절(+6.0kg)		
좋음	영양섭취 개선		
효과가 있을 것 같음		지방조절(+2.4kg)	
효과 없음			

- 지방조절(검토 필요)은 필요의 크기가 보통이고 효과가 있을 것 같다. 현재 나의 건강증진계획에서는 지방조절보다는 근육조절이 우선된다. 나의 몸 체질상 쉽게 살이 찌지 않는 터라 근육조절을 한 다음 지방조절을 할 계획이다. 그리고 지방을 건강하게 늘릴 수 있는 방법에 대해 검토가 더 필요하다.

NIBP에서는 우선순위가 설정된 것에 대한 사업 실행 가능성이라는 측면에서, CLEAR라는 기준을 이용하여 보완하고 있으며 구체적인 평가 항목은 다음과 같다.

- **Community Capacity(지역사회 역량)**: 건강문제에 대한 일반인의 관심, 문제 확인, 지역사회의 역량, 환경변화에 대한 지역사회의 대처능력을 평가한다.
- **Legality(합법성)**: 보건프로그램과 권한의 위임관계, 문제를 해결하지 않았을 경우의 법적 책임이 발생하는가? 등을 평가한다.
- **Efficiency(효율성)**: 비용에 대해 효과적인지 평가한다.
- **Acceptibility(수용성)**: 표적집단이 보건프로그램 전략 수용, 해당 문제해결을 위한 사업의 수행 시 다른 보건서비스가 중단되거나 제한되어야 하는가? 보건프로그램 서비스 공급자나 대상집단이 서비스의 축소를 수용하겠는가? 문제를 해결하려는 정부의 의지가 있는가?
- **Resource Availibility(자원 활용가능성)**: 대상지역에 보건프로그램을 실시하는 것이 가능한가? 사업을 중단할 경우 중단에 필요한 비용을 조달할 수 있는가? 적절한 인력, 재원, 시설의 활용이 가능한가?

이상의 건강문제의 우선순위 설정을 위해서는 구성원 간에 합의를 도출하기 위한 의사결정과정을 여러 차례 거쳐야 한다. 따라서 우선순위 설정과정을 객관적·효율적으로 진행할 수 있는 방법에 대해 보건프로그램 기획가들은 익숙해질 필요가 있다.

chapter

5

보건프로그램의 기획단계

1절 대상자 선정

2절 목적과 목표 설정

3절 전략개발

4절 프로그램 설계

5절 보건프로그램 실행

학습개요

본 장에서는 보건프로그램을 기획하는 단계별 내용에 대해 다룬다. 첫 단계는 누구를 대상으로 보건프로그램 개발을 할 것인지 정하는 매핑기법과 대상자 선정 모형에 대해 소개한다. 대상자가 명확하게 선정된 후 다음 단계는 보건프로그램의 목적과 목표 설정을 해야 하므로 비전, 미션, 목적, 목표 등의 기본개념을 소개하고, 다양한 목표유형, 목표수준, 그리고 목표설정방법과 유의사항 등에 대해 설명한다.

세 번째 단계는 보건프로그램의 목표를 달성하기 위한 수단인 전략개발의 개념, 다양한 유형, 전략의 수립방법 및 유의점 등에 대해 설명한다. 이어서 네 번째 단계인 보건프로그램의 설계에 대한 개요, 단계, 구성요소, 원리, 설계과정 그리고 수행계획 작성법과 절차 등에 대해 설명한다. 또한 보건프로그램 설계양식 사례들을 제시한다.

마지막 단계인 프로그램 실행에서는 실행에 대한 기본개념, 프로그램 마케팅, 관리기법 등을 소개한다. 또한 보건프로그램과 보건교육 프로그램의 실행과정에서 해야 하는 관리들을 제시한다.

chapter 5

1절

대상자 선정

학습목표

- 보건프로그램 대상자 선정을 위한 매핑기법을 설명할 수 있다.
- 보건프로그램 대상자 선정 모형을 설명할 수 있다.

1. 매핑기법

매핑(mapping)이란 일정한 기준에 의해 경계를 설정하여 나누는 것을 의미한다. 즉 보건프로그램을 개발할 때, 보건프로그램에 참여하여 이득을 얻을 것으로 예상되는 집단의 윤곽을 정해보는 것이다. 보건프로그램이나 보건교육 프로그램의 대상자를 예상하고, 대상집단을 설정하는 매핑기법을 사용하면 대상집단의 특성을 고려할 수 있어 보다 효과적인 프로그램을 운영할 수 있으며, 효율적이다. 구체적인 매핑기법에는 사회체제분석, 사회계층화분석, 사회차별화분석, 그리고 문화분석 등이 있다(이주열, 2011).

1) 사회체제분석

사회체제분석은 사회체제 내의 인간집단의 사회적 구조를 일정한 기준에 의해 유형화시키는 것이다. 사회체제는 인간관계를 형성하는 네트워크와 이에 연결된 모든 사회구성원을 의미하며, 이들이 서로 상호작용하게 되는 구성요소에는 권력, 규범, 사회적 서열, 지위, 역할, 신념, 목표, 감정 등이 포함된다. 이와 같은 구성요소를 고려하여 유형화하는 방식이다.

2) 사회계층화분석

사회계층화분석은 사회구성원을 사회 · 경제적 요인, 소득수준 요인, 직업 요인, 교육수준 요인 또는 사회적 명성 요인에 의해 상 · 중 · 하 척도로 서열화시키는 방식이다. 이때 사용되는 변수는 서열변수이다. 서열변수란 측정대상을 순서적으로 배열할 수 있는 방법이므로 무엇이 더 상급인지 알 수 있으나 어느 정도가 더 상급인지 크기 정도에 대한 정보는 없다.

3) 사회차별화분석

사회차별화분석은 사회구성원의 고유한 특성인 연령, 성별, 사회적 역할, 사회 · 경제적 지위, 생활방식, 교육경험 등에 의해 차별화시키는 방식이다. 이때 사용되는 변수는 명목변수이다. 명목변수란 속성의 유무에 따른 분류만 가능하고 분류구분을 위해 숫자를 부여하는 변수이므로 이 숫자가 어떤 계량적인 의미를 갖고 있지는 않다.

4) 문화분석

문화는 한 사회집단의 사고방식, 언어, 신념, 태도, 생활방식 등이 통합된 개념이다. 그러므로 문화요소는 개인에게 독특한 경험의 기회를 제공하고 행동에 영향을 미친다. 문화분석은 대규모의 사회집단을 분류하여 그 분류에 소속된 사회구성원을 이해하는 방식이다.

2. 대상자 선정 모형

보건프로그램은 특정 집단의 문제해결을 돕는 활동이므로, 대상자 집단을 가능한 한 명확하게 선정하여 프로그램의 적절성과 정체성을 분명히 해야 한다. 여기서는 랩과 포트너(Rapp & Poertner, 1992)가 제시한 프로그램 대상자 선정 모형에 대해 살펴보고자 한다. 랩과 포트너는 프로그램 적용집단을 일반집단, 위험집단, 표적집단, 클라이언트 집단(대상자 집단)으로 구분하였는데(**그림 5.1**), 프로그램의 최종 대상자 집단인 클라이언트 집단을 선정하기 위해 광범위한 일반집단에서 점차적으로 좁혀가면서 위험집단, 표적집단을 선정하고 마지막으로 클라이언트 집단을 결정하여 선정하게 된다.

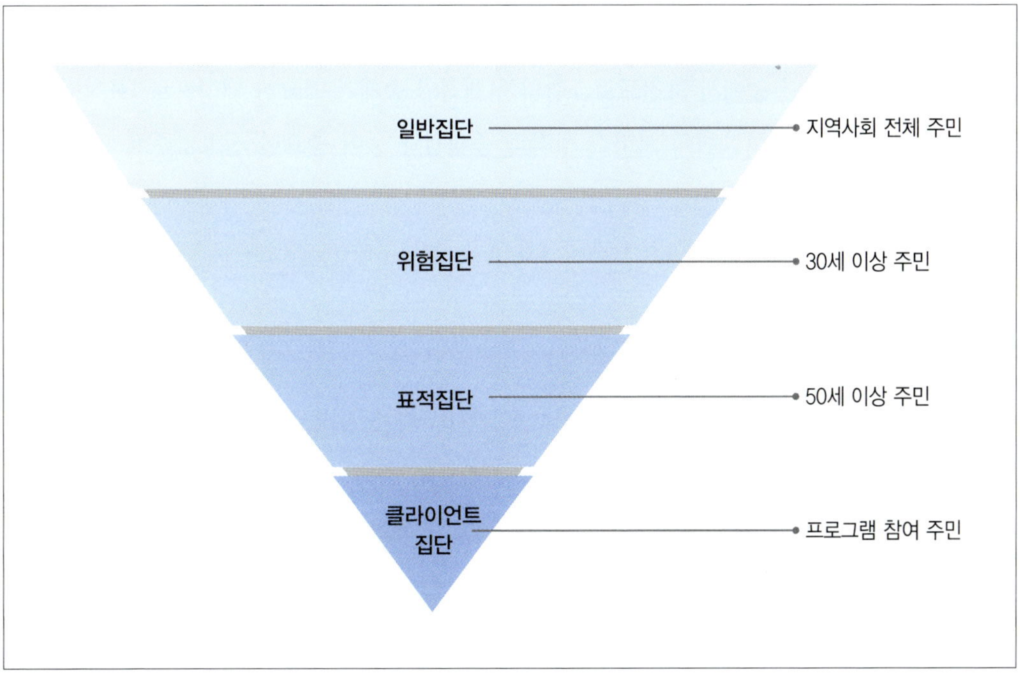

그림 5.1 **보건프로그램 대상자 선정 모형과 고혈압 프로그램 적용**

출처: Rapp & Poertner(1992)

1) 일반집단

대상지역 내에서 문제의 속성, 즉 해당 문제를 가질 수 있다고 판단되는 가장 포괄적인 전체 인구집단을 말한다. 예를 들면 다음과 같다.

- 고혈압 프로그램의 사례–지역사회 전체 주민

2) 위험집단

일반집단 중에서 보건프로그램이 목표로 하는 문제에 직접 관련되거나 노출되어 취약한 상태에 있는 사람들로서 특정개입이 필요한 집단을 말한다. 즉 요구도가 있는 집단이다. 예를 들면 다음과 같다.

- 고혈압 프로그램의 사례–30세 이상 주민

3) 표적집단

위험집단 중에서 보건프로그램의 구체적인 중재가 필요한 대상으로, 표적집단 선정 시 보건프로그램의 서비스 성격과 중재전략 등이 중요한 선정기준이 된다. 예를 들면 다음과 같다.

- 고혈압 프로그램의 사례–50세 이상 주민

4) 클라이언트 집단(대상자 집단)

선정된 표적집단 중에서 보건프로그램에 직접 참여하는 프로그램 소비자집단이다. 대상자 선정은 자발적인 참여를 원칙으로 한다. 그러나 상황에 따라 접근성 등 특별한 자격조건으로 제한하는 경우도 있다. 특히 프로그램 수행기관의 서비스제공 능력, 시간 및 장소, 클라이언트의 관심 등은 결정요인으로 작용한다. 예를 들면 다음과 같다.

- 고혈압 프로그램의 사례–프로그램 참여 주민

chapter 5

2절

목적과 목표 설정

학습목표

- 비전, 미션, 목적, 목표의 개념을 정의할 수 있다.
- 목표의 유형을 구분할 수 있다.
- 목표의 수준을 설명할 수 있다.
- 목표의 설정방법(SMART)을 설명할 수 있다.
- 목표설정 시 유의사항을 열거할 수 있다.

1. 목적과 목표 수준

보건사업이나 프로그램의 계획단계에서 달성하고자 하는 미래의 결과는 비전, 미션, 목적 그리고 목표 등으로 기술한다. 이들의 구별은 거시적, 포괄적, 추상적 정도나 수준에 따라 나뉘게 된다. 비전은 가장 거시적이며 포괄적이고 추상적인 수준의 성취결과를 기술하는 것이고, 목표는 가장 미시적, 부분적, 구체적 그리고 단기적인 수준의 성취결과를 기술하는 것이다. 이들 중 가장 많이 사용하는 미래의 성취결과는 목적과 목표이다.

1) 비전Vision

조직이 미래에 성취하려는 궁극적 가치로서, 조직의 희망이나 꿈 등을 짧게 기술한 미래의 조직상이다. 따라서 비전은 각 기관이 미래 전략을 정의하고 방향을 제시함으로써 조직의 목표와 사업방향을 확립하게 하며 조직의 운영과 행동기준을 제공하고 구성원들에게 동기를 부여한다.

2) 미션Mission

조직이 존재하는 이유로, 조직의 핵심가치, 제품이나 서비스, 시장, 기술, 철학, 자신감, 이미지 등을 통해 설명하며, 사업의 현재 방향을 제시한다.

3) 목적Purpose

사업을 통해 궁극적으로 달성하려는 추상적이며 일반적인 결과에 대한 개괄적인 진술로서, 포괄적이고 장기적이며 전체적인 사업의 방향을 가리킨다. 하위목표들에 대한 상위적 개념이다.

4) 목표Goal

일정한 기간에 사업을 통해 달성해야 할 관찰가능한 변화 결과를 구체적인 측정가능한 수치로 진술한 것이다. 이는 미시적, 부분적, 단기적으로 설정된 목적을 보다 세분화된 차원에서 진술한다.

5) 세부목표Objectives

목표수준에서 현실적으로 실현 가능하고 구체적이며 즉시 목표달성여부를 평가하고 측정할 수 있는 단기목표를 의미한다. 프로그램이 잘 진행되면 세부목표들이 성취된다.

6) 목적과 목표의 계층구조

목적과 목표 간에는 계층구조가 있으며 세부목표(objectives)−목표(goal)−목적(purpose)−상위목적(aim)으로 표현할 수 있다. 이들 간에는 논리적인 일관성이 있어야 한다. 즉 세부목표는 목표에 대한 수단이 되고, 목표는 다시 목적에 대한 수단이 된다. 즉 세부목표의 성취는 목표의 성취와 연결되고 목표의 성취는 다시 목적을 성취하는 것과 연결이 된다. 이들 간에 괴리가 발생하면 프로그램의 최종목표를 달성하지 못하게 된다.

목표는 필요에 따라 상위-하위, 장기-단기, 일반-특수, 궁극적-구체적으로 구분하기도 한다. 일반적으로 상위목표는 사업을 통해 하위목표가 작용한 결과로 표현하고, 하위목표는 상위목표 달성을 위한 수단으로 표현한다. 또한 목표는 사업기간에 따라 장기목표와 단기목표로 구분한다. 즉, 문제가 광범위하고 복합적일 경우 문제해결에 소요되는 기간이 장기적이므로 장기목표를 세우고, 문제가 단순하고 세부적인 것은 단기간에 해결이 되므로 단기목표를 세우게 된다. 또한 목표는 일반적 목표와 특수적 목표 또는 일반적 목표와 구체적 목표로 구분하기도 한다. 일반적 목표는 '문제'를 해결하는 목표로 제시하고, 구체적 목표는 '관련 요인'을 해결하는 목표로 기술한다.

2. 목적과 목표의 기능 및 속성

프로그램의 목적과 목표의 기능은 프로그램 내용의 선정과 조직에 기준이 된다. 프로그램 실행방법을 규정하는 기능을 할 뿐 아니라 클라이언트 집단의 참여활동을 촉진하거나 활성화시키는 기능을 한다. 또한 프로그램 평가의 방향을 제시하고, 평가내용이나 평가절차 그리고 결과를 해석하는 기준으로 기능한다.

보건프로그램의 목적과 목표의 속성에는 논리적인 형식을 갖는 합리성이 있다. 또한 다차원을 포함하는 다원성이 있으며, 상하관계가 분명한 위계성과 차별성 그리고 변화가능성 등이 있다.

3. 목표의 유형

비전과 목적을 달성하기 위한 목표는 논리 모형, 인과관계, 목표달성 기간 및 여러 특성별로 분류할 수 있다(배상수, 2012).

1) 논리 모형에 따른 목표 분류

논리 모형(logic model)은 보건사업을 도식적으로 표시하는 방법으로, 이 모형

표 5.1 논리 모형에 따른 목표의 예

목표 분류	목표의 예
투입목표	인력, 예산, 시설, 장비, 정보 등
산출목표	교육건수, 교육생수, 교육자료개발건수, 이용건수, 사업건수 등
결과목표	지식, 태도, 행동의 변화
	사망률, 유병률 저하
	평균수명 연장
	삶의 질 향상

을 근거로 한 목표설정은 **표 5.1**과 같다. 사업의 투입(input) 자원이 어떤 활동을 거쳐 특정 서비스나 산출(output)로 변환되는지, 활동과 산출이 사업이 의도하는 결과(outcome)에 어떻게 기여하는지 도식화하여 보여준다.

① **투입**(input)

사업에 동원되는 인력, 시간, 예산, 장비, 시설, 정보 등의 자원 등을 들 수 있다.

② **산출**(output)

관계자의 활동과 참여자의 참여 결과가 나타나는 실적들로서 활동의 산물인 인력훈련 횟수 및 훈련된 자원봉사자 수, 기금모금액, 보건교육 횟수 및 참여자 수, 예방접종 건수, 서비스 제공, 연합, 협력, 홍보건수 등을 들 수 있다.

③ **결과**(outcome)

활동과 산출의 결과 나타나는 개인, 그룹, 조직, 지역사회의 직접적인 변화나 편익(benefit) 등으로 건강수준, 건강결정요인, 건강행태, 환경, 정책의 변화를 들 수 있다.

2) 인과관계에 따른 목표 분류

사업목표를 건강문제의 인과관계를 고려하여 과정목표, 영향목표, 결과목표로 분류하되 결정요인과 기여요인을 구분하여 분류하는 것이다(**표 5.2**). 보건사업 수준의 변화는 결정요인을 변화시킴으로써 나타나고, 결정요인은 기여요인을 변화시킴으로써 나타난다. 사업목표를 설정할 때는 보건사업 수준의 변화뿐만 아니라 결정요인과 기여요인의 변화도 사업목표에 포함하는 것이 바람직하다(**그림 5.2**).

표 5.2 인과관계에 따른 목표의 예

목표 분류	목표의 예
과정목표	보건사업 산출의 양적수준과 투입 및 산출의 적절성
영향목표	건강수준 변화를 위해 필요한 건강결정요인과 기여요인의 변화, 보건사업결과 나타나는 지식, 행태, 환경, 정책 등의 변화
결과목표	건강수준(사망률, 유병률, 장애율 등)의 변화

결과목표는 보건사업 수준의 변화를 말하며, 영향목표는 보건사업 수준 변화를 위해 필요한 결정요인이나 기여요인의 변화를 말한다. 과정목표는 결과목표나 영향목표를 달성하기 위한 보건사업 활동을 말한다.

3) 목표달성 기간에 따른 목표 분류

목표달성에 필요한 기간에 따라 단기목표, 중기목표, 장기목표로 구분한다(**표 5.3**).

① 단기목표(short-term objectives)

지속적인 변화를 일으키기 위해 필요한 단기적인 결과변화에 대한 목표이다. 2~3개월에서 2년 이내에 달성할 수 있는 목표로서, 대상자에 대한 보건사업의 직접적인 효과를 측정한다. 정책에 대한 동의나 지지 수준의 변화, 행태 변화를 위한 지식 · 태도 수준의 변화 등이다.

② 중기목표(intermediate objectives)

3~7년 사이에 달성하려는 목표로서 행동이나 서비스 이용수준의 변화 등이다.

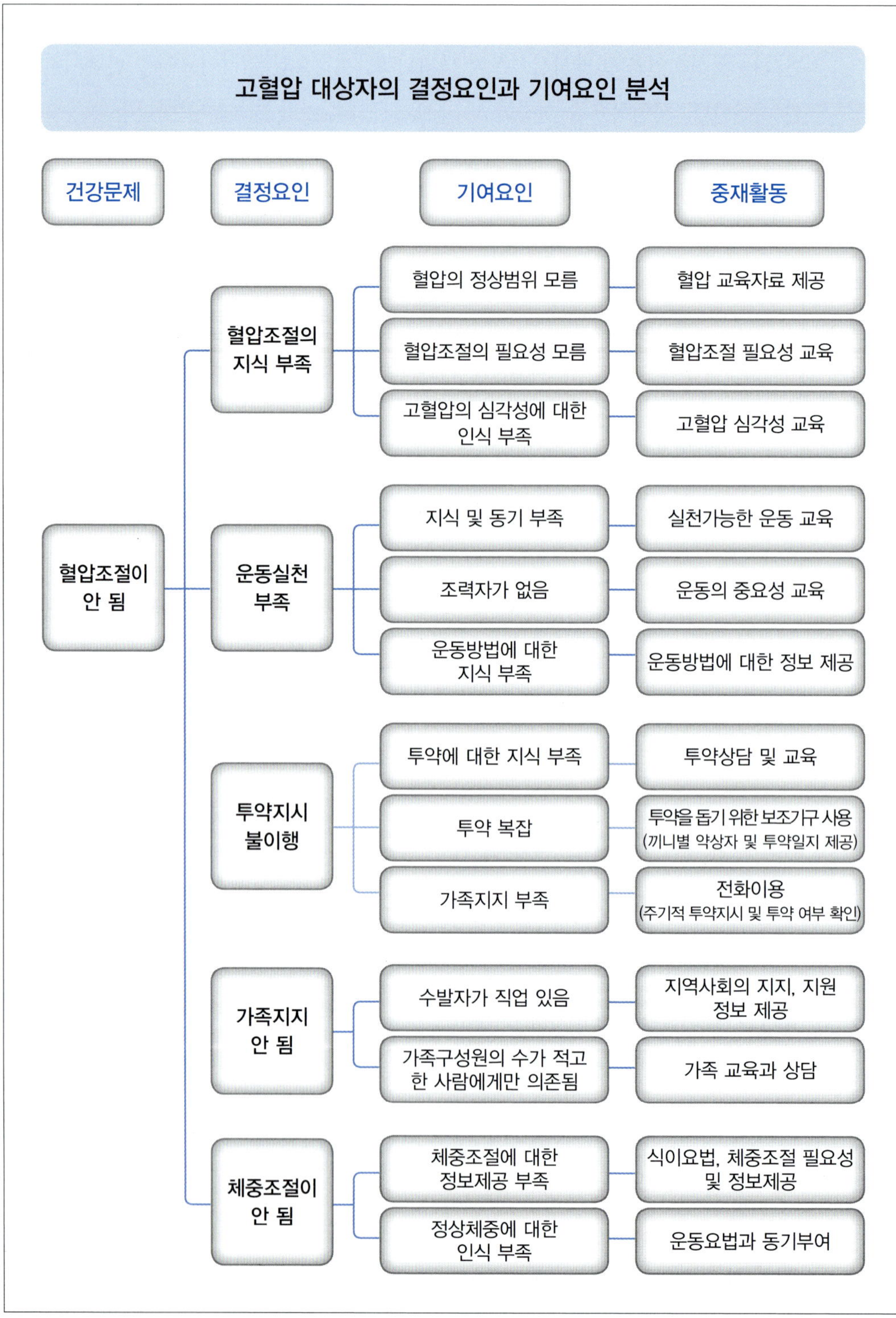

그림 5.2 고혈압 대상자의 결정요인과 기여요인 분석

표 5.3 목표달성 기간에 따른 목표의 예

목표 분류	목표의 예	
단기목표	• 정책에 대한 지지의 변화	• 지식, 태도, 믿음의 변화
중기목표	• 서비스 이용의 변화 정도	• 행동의 변화
장기목표	• 사망, 상병 등 건강상태의 변화	• 사회적 가치의 변화

③ 장기목표(long-term objectives)

보건사업의 최종 목표를 달성하기 위해 필요한 변화를 측정하며, 5~10년이 요구되는 목표로서 건강상태의 변화, 사회적 가치의 변화 등이다.

4) 행정목표와 보건서비스 목표

① 행정목표

기관의 조직유지 및 서비스 체계의 기능향상을 위한 목표로서, 운영목표 및 관리 목표가 해당된다.

② 보건서비스 목표

보건프로그램의 목표로 대상자에 대한 서비스 전달 등 조직의 산출에 중점을 둔다.

5) 절대목표와 상대목표

① 절대목표(최소필수목표)

모든 대상자가 프로그램에서 반드시 성취해야 할 기본적이고 필수적인 결과를 나타낸 목표이다.

② 상대목표(심화발달목표)

대상자가 절대목표를 성취한 후, 능력과 흥미에 따라 선택적으로 성취할 수 있는 목표이다.

6) 공식목표와 작업목표

① 공식목표

기관설립 이념 등 공식적으로 표현하는 조직의 일반목표이다.

② 작업목표

기관에서 실제로 수행하고 있는 목표이다.

7) 과정목표와 결과목표

① 과정목표(활동목표)

프로그램 운영과정을 모니터링하여 결과목표가 달성되도록 돕는다.

② 결과목표(과업목표)

결과는 서비스 제공 후 대상자의 상태와 변화 정도로서, 대상자들의 삶의 질 변화와 관련된다. 삶의 질 변화는 자아인식의 변화, 지위의 변화, 행위변화, 기술 향상 등 다양한 면을 파악한다.

8) 영향목표, 성취목표, 활동목표, 이용자 목표

① 영향목표

프로그램이 문제 지표에 얼마나 많은 영향을 주는지를 진술한다.

- 예: 보건소 장애인 등록관리율을 10%로 높인다.

② 성취목표

성취될 목표를 구체적인 대상자 숫자로 제시한다.

- 예: 장애인 500명을 등록 · 관리한다.

③ 활동목표

제공할 서비스를 구체적으로 제시한다.

- 예: 장애인 5,000명에게 등록권유의 안내 홍보물을 발송한다.

④ 이용자 목표

대상자들이 받게 될 서비스를 구체적으로 제시한다.

- 예: 등록한 장애인 500명은 다양한 재활프로그램을 제공받는다.

4. 목표수준

목표수준은 측정가능한 목표들을 단계별로 위계화한 것이다. 맥켄지(McKenzie) 등은 행정 · 학습 · 행동 · 환경 · 결과목표로 구분한다(**표 5.4**).

1) 행정목표 Administrative objectives

매일 해야 할 활동계획으로 다른 수준의 목표 성취에 도움을 준다. 이는 프로그램과 관련된 예산, 시설, 장비 등의 적절성, 참여자들의 출석과 참여도, 일정대로 진행되는지의 여부에 초점을 둔다.

2) 학습목표 Learning objectives

대상자가 프로그램에 참여한 후 변화되는 인식, 지식, 태도, 기술개발 등을 표현한 것이다. 대상자가 건강행동을 실천하려면 건강문제가 무엇인지 알고, 건강문제에 관심과 지식을 갖고 건강문제를 해결할 수 있는 태도로 임하고 건강행동에 필요한 기술을 알고 실천한다. 학습목표의 기능은 학습경험의 범위를 명확히 제시하고, 교육내용 · 방법 · 방향을 규정하며, 평가의 방향 내용 및 결과해석의 방향을 규정한다.

3) 행동목표 Beavioral objectives

대상자가 건강문제 해결을 위해 실천해야 할 행동을 설명하고 목적을 분명하게 알려준다. 규칙적인 운동유지, 약물복용 준수, 음식물 섭취양상, 스트레스 해소활동, 칫솔질, 응급처치, 자기관리, 적절한 응급시설 활용 등이 해당된다.

4) 환경목표 Environmental objectives

건강문제를 유발하는 환경으로 물리적(물과 공기 등) · 사회적(건강관리에 접근) · 심리적 환경(정서적인 학습 분위기) 등이 해당된다.

표 5.4 목표수준과 평가내용

목표수준	프로그램 결과	평가내용	평가유형
행정목표	활동발표 작업완료	모임개최횟수, 출석일수, 참여활동횟수와 일정 준수 정도 등	과정평가
학습목표	인식변화 지식변화 태도변화 기술변화	인식, 지식, 태도의 향상 정도와 기술 습득 정도	영향평가 과정평가
행동목표	행동변화	현재 행동이 개선되거나 중단 또는 새로운 행동 실천 여부	영향평가
환경목표	환경변화	환경에서 보호 · 위험요인이나 장애물 제거 여부	영향평가
결과목표	삶의 질 변화 건강상태변화 위험요인 감소 사회편익변화	유병률, 사망률, 위험 측정, 생리학적 측정, 신체적 징후와 증상 등	결과평가

출처: McKenzie. et al.(2009). 이주열(2015). 제3판 보건프로그램 개발 및 평가 p167 재인용

5) 결과목표 Outcome objectives

프로그램의 최종목표로 건강상태, 사회적 편익, 위험요인 또는 삶의 질 변화에 초점을 둔다. 목표달성 여부는 유병률, 사망률, 위험 측정, 생리적 측정, 신체적 징후와 증상 등으로 평가한다.

5. 목표의 설정방법

1) 설정방법

목표는 사업수행을 촉진하고 사업평가에 활용하도록 정확하고 바르게 설정해야 한다. 이를 위해 목표의 SMART가 요구된다.

① 구체성(Specific): 목표는 참여대상을 구체적으로 명시하고, 전문적 용어나 수식보다는 명료하게 기술한다.

② 측정 가능성(Measurable): 목표는 비율이나 참여인원 등을 측정 가능하도록 숫자로 제시한다.

③ 적극성과 실현 가능성(Aggressive & achievable): 목표는 재정적 · 기술적 · 윤리적 · 법적으로 실현 가능한 수준에서 설정한다.

④ 관련성(Relevant): 사업목적 및 문제의 원인과 결과를 파악하여 문제해결과 직접적인 관련성이 있도록, 즉 해당 건강문제와 인과관계가 있도록 기술한다.

⑤ 기한(Time limited): 목표달성 기한을 명시하여 시간과 연계성 있게 기술한다.

2) 설정요소

목표를 기술할 때는 다음의 5가지 설정요소를 갖춰야 한다.

① 무엇을(What): 건강문제, 위협요인, 기여요인, 투입요소와 산출 등

② 언제까지(Till when): 목표달성 기한

③ 어디에서(Where): 대상 지역

④ 누구에게 또는 누구의(Whom or whose): 대상자

⑤ 얼마나(How much): 목표수준(target setting) 보건사업에 의한 변화와 양을 기술하는데, 계량화된 목표설정이 어려울 때는 변화의 방향만 기술하고 향후 자료를 축적하여 기술한다.

6. 목표설정 시 유의사항

목적과 목표는 논리적 틀을 명확히 하고, 사업전략과 활동을 조직화하며, 사업평가자료로 활용되므로 올바르게 설정해야 한다. 목표설정 시 유의사항은 다음과 같다.

① 사업목적을 설정하기 전에 조직의 목적을 명확히 한다.

지역의 보건조직은 여러 가지 사업을 동시에 진행하고 많은 보건요원이 함께 하므로, 조직 전체의 목적을 공유해야 특정한 단위보건사업에 치우치지 않고 지역보건사업의 전체 균형을 이룰 수 있다.

② 사업의 논리 모형을 명확히 한다.

사업기획은 논리 모형에 기초한 일련의 체계적인 의사결정과정이다. 사업기획 시 논리 모형에 소홀하게 되면, 현황분석에 의해 목표를 설정할지라도 사업전략은 과거사업을 답습하여 활동, 산출, 결과가 서로 괴리되는 모순이 생긴다.

③ 목표를 단계별로 설정한다.

목표의 위계화는 사업의 논리를 명확히 하고 사업의 실제적 평가를 가능하게 하므로, 논리 모형에 입각하여 목표를 단계적으로 작성한다. 목표의 수는 위계를 고려하여 균형을 이루면 사업의 진행 정도를 모니터링하기에도 좋다.

④ 목표는 SMART하게 기술한다.

목표의 가치는 성취 가능한 목표를 구체적이고 측정 가능하게 기술하는 데 있으므로, 목표의 설정방법을 명확히 이해하여 SMART하게 기술한다.

⑤ 목표는 연속성이 있고 비교 가능해야 한다.

보건기관은 지역의 건강문제를 지속적으로 관리함으로써 조직의 미션을 달성하게 되므로, 과거사업을 제외한 새로운 사업만을 추구해서는 안 되며, 지속적인 사업의 목표는 시기별로 연속성이 있어야 한다. 또한 보건사업의 목표는 전국이나 다른 지역과 비교 가능해야 보건사업의 평가가 가능하며 사업의 효과를 높일 수 있다.

⑥ 목표설정에 이해관계자의 참여와 시간적 여유가 필요하다.

사업목표는 조직이 업무를 얼마나 수행할 것인가에 대한 척도이므로, 목표를 설정할 때에는 모든 이해관계자가 참석해야 한다. 또한 충분한 시간적 여유를 갖고 작성과 수정을 반복해야 좋은 목표를 개발할 수 있다.

chapter 5

3절

전략개발

학습목표

- 전략의 정의를 말할 수 있다.
- 보건사업 전략의 유형을 설명할 수 있다.
- 보건사업 전략의 수립방법을 설명할 수 있다.
- 전략 수립 시 유의사항에 대해 기술할 수 있다.

1. 전략의 정의

전략(strategy)은 사업목적과 목표를 달성하기 위해 일정기간 내 대상자에게 실행하는 주체적인 활동들의 집합체로서, 개입이나 중재와 혼용하여 사용되고 있다. 전략이란 원래 전쟁용어로 전쟁에서 승리하기 위해 여러 전투를 계획 · 조직 · 수행하는 정책을 말한다. 또 다른 정의로 조직의 사명과 목적달성을 위한 수단(J.B. Barney, 1998), 조직의 기본적 목적달성을 위한 통합적 종합 계획(W.B. Glueck, 1980), 조직의 주요 목적, 방책, 활동을 결합시킨 패턴 또는 계획(J.B. Quinn, 1996) 등을 들 수 있다.

일반적으로 보건사업에서 전략(strategy)이란 목적이나 목표를 달성하는 데 도움을 주는 유사한 세부활동들의 집합(com ponent of activities)으로 개입(intervention) 또는 중재라고도 한다. 활동(activities)이란 목표달성을 위해 일정기간 중에 대상자에게 실행해야 할 구체적인 행동을 의미한다.

2. 전략의 유형

보건사업 전략의 유형은 개인 또는 집단의 건강행태에 영향을 미치는 요인들을 정리한 사회생태학적 모형으로 설명할 수 있다(**표 5.5**). 이 모형은 전략의 유형을 개인 수준, 개인 간 수준, 지역사회 수준으로 구분한다(**표 5.6**).

1) 개인 수준의 전략

개인의 지식, 태도, 믿음, 기질 등을 변화시키기 위해 교육, 행태개선훈련, 직접서비스 제공, 유인과 불이익 제공 등의 전략을 사용한다.

(1) 교육

강의, 세미나, 워크숍 같은 공식적인 교육과정을 통해 정보를 제공한다. 구체적인 방법의 예는 다음과 같다.

- 시청각교재와 장비의 활용: 영화, 슬라이드, 녹음테이프, CD, 차트, 그림 등
- 정보기술 활용: Web 활용, 컴퓨터 활용한 개인학습 프로그램, E-mail 활용, 전화상담, 문자메시지 활용, 쌍방향 텔레비전 활용 등
- 인쇄자료 활용: 유인물, 작업지(worksheets), 팸플릿, 학습지침서, 교재 등
- 교실에서의 교육: 브레인스토밍, 사례연구, 협동학습, 토의, 시범, 초청강연, 강의, 강의 후 토론, 패널토의, 역할극, 모의실험, 수수께끼나 게임 등
- 교실 밖에서의 교육: 견학, 건강박물관, 보건교육센터 등

(2) 행태개선훈련

교육은 다수를 대상으로 하며, 행태개선은 소수의 대상에게 정보제공과 필요한 기술훈련을 동시에 집중적으로 제공한다. 구체적인 예는 다음과 같다.

- 금연교실, 고혈압 · 당뇨 환자 상담 및 지도, 노인 운동지도 건강검진 후 고위험자나 환자대상의 상담, 대형병원의 암환자 교육, 일지작성(영양, 운동), 시뮬레이션과 게임, 소집단 토의 등

표 5.5 사회생태학적 모형에 따른 건강에 영향을 미치는 요인

단계		요인
개인 수준		지식, 태도, 믿음, 기질과 같은 행동에 영향을 주는 개인적 특성
개인 간 수준		가족, 직장동료, 친구 등 공식적 · 비공식적 사회적 관계망과 지지시스템
지역사회 수준	조직요인	조직원의 행동을 제약하거나 조장하는 규칙, 규제, 시책, 조직 내 환경과 조직 문화, 조직원 간의 비공식적 구조 등
	지역사회 요인	개인, 집단, 조직 간에 공식적 · 비공식적으로 존재하는 네트워크, 규범 또는기준과 지역사회 환경
	정책요인	질병예방, 조기발견, 관리 등 건강관련 행동과 실천을 규제하거나 지지하는 각급 정부의 정책과 법률 및 조례

출처: 배상수(2012) 재인용.

표 5.6 사회생태학적 모형에 따른 전략의 유형

단계		전략의 유형
개인 수준		• 교육 • 행태개선훈련 • 직접서비스 제공(예방접종, 검진, 진료, 재활 방문보건 등) • 유인과 불이익 제공
개인 간 수준		• 기존 네트워크 활용 • 새로운 네트워크의 개발 • 후원자(mentor) 활용 • 동료(buddy) 활용 • 자조집단(동아리)의 활용 • 자생적인(비공식적) 지도자(natural helper)의 활용
지역사회 수준	조직요인	• 조직개발이론과 조직관계이론의 적용
	지역사회 요인	• 이벤트 • 매체홍보 • 사회마케팅 • 지역사회역량 강화
	정책요인	• 옹호 • 정책개발

출처: 배상수(2012) 재인용.

(3) 직접서비스 제공

보건의료제공자가 대상자의 건강상태에 따라 질병관리를 위해 직접서비스를 제공한다. 최근에는 교육이나 기술 지도를 병행하는 복합적인 방법을 선호한다. 예는 다음과 같다.

- 예방접종, 조기검진, 진료, 재활, 방문보건 등

(4) 유인과 불이익 제공

유인(incentive)은 대상자에게 긍정적이고 바람직한 보상을 주어 성취도를 증진시키려는 것이다. 유인은 사회적 강화, 물질적 강화, 기타 유인으로 구분하는데, 대상자의 욕구 및 특성에 부합하는 맞춤형 유인이 가장 효과적이다(**표 5.7**). 유인의 효과는 활동의 기대가치를 높여주고 참여를 촉진하며, 보건의료서비스 이용 행위 및 보건의료전문가의 자문을 이행하도록 격려하고, 대상자에게 행동변화의 결심과 목표를 상기시켜 준다. 유인전략을 활용할 때의 고려할 사항은 다음과 같다.

- 유인의 종류가 무엇이든 모든 사람이 받을 수 있도록 한다.
- 의미 있고 유용한 유인이 되도록 한다.
- 유인규정은 공평하고 누구나 수긍하도록 한다.
- 유인을 위한 의사소통 계획을 수립한다.
- 유인제공 시 특별미팅이나 의식을 거행한다.
- 건강증진 철학에 부합하게 유인책을 쓴다.

불이익(disincentive) 제공은 특정 행위를 단념시키려고 할 때 사용한다. 예는 다음과 같다.

- 흡연자에 대한 추가보험료 부과, 흡연근로자에게 회사휴게실이나 통근차 이용을 제한하는 것 등

유인이나 불이익을 제공하는 전략은 지역사회 수준이나 공공정책 수준에서 통합할 때보다 효과적이다.

- 담배, 술 등에 특별세 부과, 벌금 부과(안전벨트나 헬멧 미착용자 등), 특정 장소의 이용금지(금연장소) 등

표 5.7 사회적 유인과 물질적 유인

단계	전략의 유형
I. 사회적 강화 (무형의 유인)	• 상급자, 동료, 강사 등으로부터의 특별한 관심이나 인정 • 칭찬이나 격려 • 공고: 신문이나 게시판 등에 이름 게재 • 격려 • 우정이나 소속감 • 가족을 사업대상에 포함시켜줌 • 목표달성자에게 개인적으로 편지
II. 물질적 강화 (유형의 유인)	• 비싸지 않은 토큰제도: 모자, 티셔츠, 열쇠고리, 지갑, 물병 등의 기념품, 자격증, 수건이나 사물함, 무료주차권 등 • 고용자와 피고용자 간에 프로그램 비용분담: 프로그램 참가비, 헬스회원비 등 • 의료보험: 비용분담, 추가 의료보험 가입 • 화폐: 토큰, 회사매장을 이용할 수 있는 쿠폰이나 확인 도장, 보너스, 선물권 등 • 작업시간: 탄력적인 근무시간, 시간단축, 프로그램 참여시간 허용, 포상휴가 • 계약: 동료와 실천 완수에 대한 계약, 강사와의 계약에서 참가자가 프로그램에 등록하여 목적을 달성하면 돈을 환불해줌
III. 기타 유인	• 특별 건강검진권 • 콘서트나 식사 등의 특별 이벤트 • 식당의 특별 자리를 지정석으로 제공 • 항공권 당첨을 위한 로또 • 특별한 혜택이나 서비스(특별 주차공간 부여 등)

출처: 윤순녕 외(2014)에서 재인용.

2) 개인 간 수준의 전략

건강문제가 있는 개인을 관리할 때 그 사람에게 영향을 미칠 수 있는 가족, 친구, 직장동료, 이웃 등을 함께 관리하면 사업의 효과가 높아진다. 건강행태 개선을 위해서는 개인의 사회적 네트워크를 통해 건강에 유리한 방향으로 감정적 · 도구적 지지를 강화하거나 정보제공과 교환을 활성화하고 자기평가를 하도록 정보를 제공하고 격려한다. 즉, 기존의 네트워크를 강화하거나 새로운 네트워크를 만들 수 있다.

(1) 기존 네트워크 활용

- 네트워크 구성원에 대한 기술훈련으로 지지 제공
- 네트워크를 강화하여 사회적 지지 제공
- 중심인물(지도자)에게 네트워크 활성화와 유지를 위한 기술훈련 및 리더십교육
- 네트워크 간 경쟁과 우수한 네트워크에 대한 유인 제공

(2) 새로운 네트워크 활용

- 짝짓기(buddy system): 행동변화를 필요로 하는 비전문가(가족, 친구, 동료 등) 중 두 사람을 짝지어 주면 서로를 격려하고 때로는 먼저 변화된 사람이 멘토 역할을 하게 되어 성공할 확률이 높다.
- 후견인제도(mentoring system): 전문가나 이미 건강행태를 경험한 사람을 신참의 후견인으로 활용하는 것이다. 대학의 신입생 적응교육이나 직장의 신입사원 적응훈련과 같이 보건사업에서 건강행태 개선프로그램을 이수한 사람을 새로 등록한 사람의 후견인으로 활용한다.
- 사회적 친목화합(social gathering): 중요한 사회적 중재의 한 유형으로, 순수하게 친목을 위한 모임에서 삶의 체험을 나눔으로써 직접적으로 공통문제를 다루지는 않지만 간접적으로 문제해결을 돕는다.
- 자조집단(self-help group): 1:1이 아닌 집단을 대상으로 네트워크를 만드는 것으로 금주동맹이나 환자 자조모임, 걷기 동아리 등을 들 수 있다.

(3) 자생적인(비공식적) 지도자의 활용

지역사회에는 공식적이든 비공식적이든 여론지도자가 있기 마련이다. 이들을 비전문가 보건인력(lay health adviser)으로 활용하면, 지역사회 주민의 거부감 없이 저렴한 비용으로 정보제공과 사회적 지지를 활성화할 수 있다. 단점은 자생적 지도자(natural helper)와 평소에 교류가 없는 소외되고 고립된 대상자는 사업대상에서 제외되고 고소득층을 주로 접촉할 확률이 높다는 점이다.

자생적 지도자를 보건사업에 활용하는 과정은 다음과 같다. 먼저 지역사회의 자생적 지도자를 확인한다. 다음에는 자생적 지도자의 사회적 네트워크를 분석하고, 자생적 지도자에게 건강문제와 지역사회 문제해결 전략에 대한 훈련을 제공한다.

3) 지역사회 수준의 전략

지역사회 수준의 전략은 조직요인, 지역사회요인, 정책요인으로 구분할 수 있다.

(1) 조직요인

학교나 직장과 같은 조직에 대한 접근은 조직개발이론에 근거를 둔다. 조직에 대한 접근은 조직 분위기의 변화, 조직 규범이나 문화의 변화, 조직환경의 개선 및 조직역량(인적 자산, 문제 진단, 프로그램 개발 및 평가능력, 외부자원의 획득, 외부조직과의 협력)의 강화를 목표로 한다.

조직개발 이론을 적용한 직장건강증진사업의 예는 **표 5.8**과 같다.

(2) 지역사회요인

지역사회요인에 의한 전략으로는 이벤트, 매체홍보, 사회마케팅, 지역사회 역량강화 및 환경개선을 들 수 있다.

① 이벤트

이벤트는 '사람을 동원하여 현장에서 실시하는 모든 활동형태'를 뜻한다. 이벤트는 특정의 목적, 기간, 장소, 대상을 전제로 실시하는 개별적이고 직접적이며 쌍방향적인 커뮤니케이션 매체이다. 보건사업의 대표적인 이벤트는 건강박람회, 걷기대회 등이다. 홍보와 교육목적 이벤트가 자주 활용되지만 교육 효과의 지속성이 떨어짐을 명심해야 한다. 사람들이 동원되는 모임 중에서 정치적 캠페인, 종교적 행사, 친선이나 사교 목적의 행사나 모임은 이벤트가 아니라는 의견도 있다.

② 매체홍보

홍보는 어떤 소식이나 정보를 일반대중에게 널리 알리는 것으로, 보건사업전략에서 많이 활용하고 있다. 홍보전략은 다양한 목적과 목표달성에 유용하고, 많은 대상자에게 정보를 제공하므로 비용-효과적이며, 일반대중에게 덜 위협적이라는 장점이 있다. 홍보의 비용은 다양한데, 초등학생들에게 포스터 그리기 같은 비용이 들지 않는 방법, 소책자 발행처럼 약간의 비용이 드는 방법, 개인 상담처럼 비용이 저렴한 방법, 황금시간대의 광고처럼 매우 고비용이 드는 방법도 있다.

표 5.8 조직개발 이론을 적용한 직장건강증진사업

단계	과제 및 구성요소	사례
시작 (start-up)	• 사업지도자의 승인, 지지 획득 • 준비팀의 조직 • 현황분석과 목표의 설정	• 자발적인 사업지도자를 개발 • 근로자 건강증진자문위원회 조직 • 종업원에 대한 사업필요 조사 • 행정적 · 관리적 문제 확인 • 목표설정 • 전략적인 기획과정을 확립
홍보, 참여유도 (involvement)	• 사업소개 워크숍	• 근로자의 관심을 집중시킴 • 우선 사업대상자의 검토, 평가 • 홍보계획을 활성화 • 유인 및 보상전략을 현실화 • 사업시작을 위한 계기 마련
변화의 시작 (installing change)	• 동료, 가족 등 지지그룹 • 특정 건강문제에 관한 자조그룹 • 자조적 프로그램 • 과업성취 프로그램	• 검진 및 건강평가 • 건강교실 • 지지그룹 조직 • 건강교재의 제작과 배포 • 개인상담
변화의 지속 (sustaining change)	• 사업평가 • 사업수정 • 사업확대	• 사업평가 • 새로운 사업의 개발 • 재발방지전략의 설계

출처: 배상수(2012) 재인용.

홍보방법의 예는 다음과 같다.

- 방송이나 신문, 기타 대중매체를 통한 뉴스보도, 칼럼게재, 공익광고, 유료 광고, 대담, 오락프로, 사설이나 편집자의 글, 편집자에게 편지, 만평 등
- 게시판, 소책자, 회보, 대상자에게 직접적인 우편물 발송, 상품에 정보게재(담배, 식품, 술), 소식지, 포스터
- 대상자와의 대면을 통한 정보제공(보건의료인과 환자 관계)

③ 사회마케팅

사회마케팅은 상업적 상품이나 서비스를 판매하는 것이 아니라 사회적인 가

치, 이념, 규범을 소비자가 수용하도록 유도하는 방법이다. 대상집단에게 행동실천의 이익과 장애를 알려주어 프로그램 참여를 설득함으로써 자발적으로 참여하도록 유도한다. 사회마케팅의 특징은 다음과 같다.

- 궁극적인 목표는 대상집단 구성원의 자발적인 행동(행동을 변화하거나 기존의 행동유지)에 영향을 미치고자 하는 것이다.
- 대상집단 구성원에게 행동의 혜택을 찾아주거나 장애요인(개인적: 자기효능감 부족, 사회적: 주변사람들의 지지 부족, 경제적: 비용의 어려움, 환경적: 접근성 불편 등)을 제거하거나 감소시키도록 노력한다.
- 수혜대상은 상업마케팅과는 다르게 대상집단의 구성원이나 사회 전체이다.
- 대상자의 요구를 평가해서 충족될 수 있도록 노력한다.
- 강제적이 아닌 자발적이어야 대상자가 자신의 자원(돈, 시간, 노력)을 써서 행동 변화를 위해 노력한다.

④ 지역사회 역량강화 및 환경개선

지역사회 역량강화는 지역사회가 건강과 관련된 요인에 대한 의사결정에 참여하여 즉각으로 문제를 해결하는 것이다. 또한 장기적으로 그들의 능력과 자신감을 배양하도록 함께 노력하는 것이다.

지역사회 환경개선은 환경에 변화를 줌으로써 개인의 인지, 지식, 태도, 행동에 영향을 미치려는 활동을 말한다. 최근 보건사업에서 지역사회문화나 규범을 바꿈으로써 개인이나 집단에 영향을 미치는 것으로는 금연마을, 금연아파트, 건강마을 만들기 등을 예로 들 수 있다.

행동을 유도하는 환경의 예로는 자판기나 식당에서 건강식 판매, 자판기의 건강식품 가격인하, 고속도로 중앙분리대 설치, 범죄예방과 걷기 여건 조성을 위해 가로등 설치 증가, 상점에서 저지방 유제품 구매를 용이하게 배치, 직장 내에 운동을 위한 사물함과 샤워시설 설치, 공공건물에 담배자판기나 재떨이 제거, 노인의 교통편의 제공 등이 있다. 건강메시지나 특정 행동에 대한 계기나 단서를 제공하는 예로는 금연표지판 설치, 자판기의 경고, 식당 배식장소에 식품표시 등이 있다.

(3) 정책요인

정책요인에 의한 전략은 옹호와 정책개발을 들 수 있다.

① 옹호

옹호는 지역사회주민이 그들의 일상생활에 영향을 미치는 제도나 의사결정에 참여하는 과정이다. 옹호의 효과는 지역주민들의 많은 지지를 이끌어내며 의사결정에 영향을 미친다. 또한 비참여자의 참여를 유도하기도 하고, 서비스를 향상시키며, 관계자가 계획 및 사업에 대상자의 요구를 반영하도록 유도한다. 옹호를 위한 구체적인 활동으로는 교육을 위한 개별 방문, 지역사회 집회활동, 의사결정권자에게 전화, 의사표명, 중요인물에게 편지쓰기, 인터넷을 통한 교육, 미디어 활용 등이 있다.

② 정책개발

일반적으로 정책은 정부가 제정하는 법, 규제, 정책 등을 의미하지만, 민간단체(학교, 서비스제공기관, 기업 등)의 공식적 · 비공식적인 규정이나 합의도 해당된다. 새로운 건강문제를 해결하기 위한 연구, 인적자원 개발, 정보체계의 개발과 운영, 보건의료서비스 제공체계의 개선 등도 정책개발전략에 해당한다.

건강과 관련된 정책은 건강에 유해한 행동을 억제하거나 제한하는 규제와 건강한 행동을 촉진하기 위한 정책으로 구분한다. 건강에 유해한 행동을 억제하거나 제한하는 규제로는 담뱃값 인상, 금연구역 설정(금연공원, 금연정거장, 금연거리 등), 공공건물에서 담배관련 상품의 판매 제한, 청소년에게 담배 및 알코올 판매를 제한하는 정책, 금주구역 설정(절주공원), 음주운전에 대한 벌칙, 식당의 불량식품 제공에 따른 벌칙, 유독성 폐기물 취급에 대한 규제 등이 포함된다.

건강한 행동을 촉진하기 위한 정책에는 안전벨트나 안전모 착용의 의무화, 근로자 작업시간의 유연한 운영, 비 흡연자에 대한 보험료 감면, 근로자를 위한 진료시간 연장, 대학보건실에서 콘돔 제공, 지역 여가시설의 개장시간 연장 결정 등이 속한다.

3. 전략의 수립방법

1) 시장의 세분화와 표적집단의 선정

보건사업도 시장, 경영, 소비자 개념을 받아들이고 활용할 때 효율적이며 효과적인 목표달성이 가능해질 것이다. 시장의 세분화(segmentation)와 표적집단의 선정(targeting)이란 세부시장 중 어떤 시장을 사업대상자로 할 것인가를 결정하는 것이다.

시장세분화는 동질성을 지닌 집단으로 사업대상자를 분류하는 것이다. 사람들은 동일한 건강문제에 대해서도 대처욕구나 행동방식이 서로 다르다. 상대적으로 동질적인 욕구에 유사한 반응을 보이는 대상자군별로 확인하여 집단에 맞는 맞춤식 서비스를 제공하면 보다 효과적일 것이다. 시장세분화에는 인구학적 · 지리적 · 심리적 · 행태적 변수 등이 있다(**표 5.9**). 시장세분화의 예는 **표 5.10**과 같다.

표적집단 선정은 사업대상자를 몇 가지 유형의 동질적 그룹으로 나누고, 그 그룹 중에서 어떤 그룹을 사업대상자로 할 것인가를 결정하는 것이다. 표적집단을 선정할 때 대상자의 양적 크기, 양적 성장 속도, 경쟁 정도, 대상자의 반응 등을 고려하기도 한다.

- 필요 기준: 문제행동이나 심각성을 가장 많은 문제점이나 위험요인을 가진 집단
- 비용-효과 기준: 투입자원에 대비하여 최대의 효과를 가진 집단
- 전략적 기준: 국가나 지방자치단체, 보건소의 전략적 목표에 부합하는 집단
- 형평성 기준: 반응이 떨어지는 취약계층으로 도움이 가장 필요한 집단

표적집단이 꼭 하나일 필요는 없고, 여러 세분화된 집단을 표적으로 삼아 각 표적집단에 따른 서비스를 제공할 수 있다.

(1) 일차 표적집단

일차 표적집단은 보건사업의 주된 대상을 의미한다. 앞에서 설명한 클라이언트 집단이 이에 해당한다.

표 5.9 시장세분화에 사용되는 변수

유형	변수	분류 사례
인구학적 변수	성별	남성, 여성
	연령	영유아, 청소년, 성인, 노인
	학력	무학, 초졸, 중졸, 고졸, 대졸
	소득	저소득층, 중산층, 고소득층
	직업	자영업, 기술자, 전문가, 직장인
	가족 규모	독신자, 2인, 3~4인, 5인 이상
지리적 변수	지역	서울특별시, 부산광역시, …도
	인구밀도	도심지, 교외, 농어촌
	규모	특별시, 광역시, 시, 군, 읍, 면
심리적 변수	생활양식	오렌지족, 386세대
	개성	권위적, 사교적, 야심적, 보수적
행태적 변수	기능적 편익	편의성, 경제성
	심리적 편익	제품이미지, 신분과시, 자기만족
	이용량	소량, 보통, 대량
	이용이유	선물용, 휴대용, 사무실용, 점포용, 가정용
	상품 충성도	자사제품 애호자, 타사제품 애호자
	자기효능감	자신감, 끈기/노력, 대인관계, 상황극복
	행위의 변화단계	계획이전, 계획, 행동준비, 실천, 유지, 종료

출처: 배상수(2012) 재인용.

표 5.10 시장세분화의 예

차별화 내용	상품, 회사	차별성의 특징
입에서만 녹고 손에서는 안 녹아요	m&m	먹는 편리성의 차별화
큰사발 먹고 큰사람 되자	큰사발면	사이즈의 차별화
Looks Good	싸이언	디자인의 차별화
우리 강산 푸르게 푸르게	유한킴벌리	기업성의 차별화
일요일엔 오뚜기 카레	오뚜기 카레	이용 상황의 차별화
150m 천연암반수로 만든 맥주	하이트 맥주	주성분의 차별화(수질)

출처: 하우석, 「100억짜리 기획력」에서 발췌.

(2) 이차 표적집단

이차 표적집단이란 사업의 효과를 인지하고 일차 표적집단에게 접근을 도와줄 수 있는 집단으로 청소년 대상에서 교사와 학부모, 산업보건에서 경영자, 건강증진사업의 의료 제공자 등이 해당된다. 보건사업에서 표적집단을 결정할 때의 기준을 살펴보면 다음과 같다(배상수, 2012).

① Impact-ability: 대상집단의 크기

② Benefit-ability: 대상집단으로부터 얻을 수 있는 효과

③ Access-ability: 대상집단에 대한 접근의 용이성

④ Achieve-ability: 대상집단의 변화를 위해 극복해야 할 어려움의 정도, 사업 실행의 용이성

⑤ Response-ability: 대상집단의 반응 정도, 대상집단의 변화에 대한 의지

⑥ Account-ability: 대상집단의 변화에 대한 책임성

대상자 집단을 선택할 때는 국가나 지방자치단체, 보건소의 전략적 목표에 부합하는 집단, 보건소가 아니면 서비스를 제공받지 못하는 집단, 취약계층과 같이 가장 도움을 필요로 하는 집단을 고려한다.

2) 표적집단의 건강문제 원인 분석

표적집단의 건강문제 원인분석을 위해 심층면접과정이나 의사결정나무, 특성요인도, '5 Why' 등을 활용한다.

특성요인도(Fishbone Diagram)는 어떤 일의 결과(특성)와 그것을 유발시키는 원인(요인)이 서로 어떻게 관계되고 영향을 미치는지 한 눈에 알 수 있게 생선뼈 모양으로 나타내는 기법으로 의사결정나무(decision)와 비슷하다(**그림 5.3**).

'5 Why'는 주어진 문제에 대해 계속 이유를 물어서 가장 근본이 되는 원인을 찾는 기법이다. 각 단계에서 도출된 원인 중 우선순위를 결정하여 가장 중요한 원인 1개를 선정하고 다음 단계에 'why?'라는 질문을 던져 도출된 원인 중 가장 중요한 원인을 1개 선정하기를 5회 반복하는 것이다.

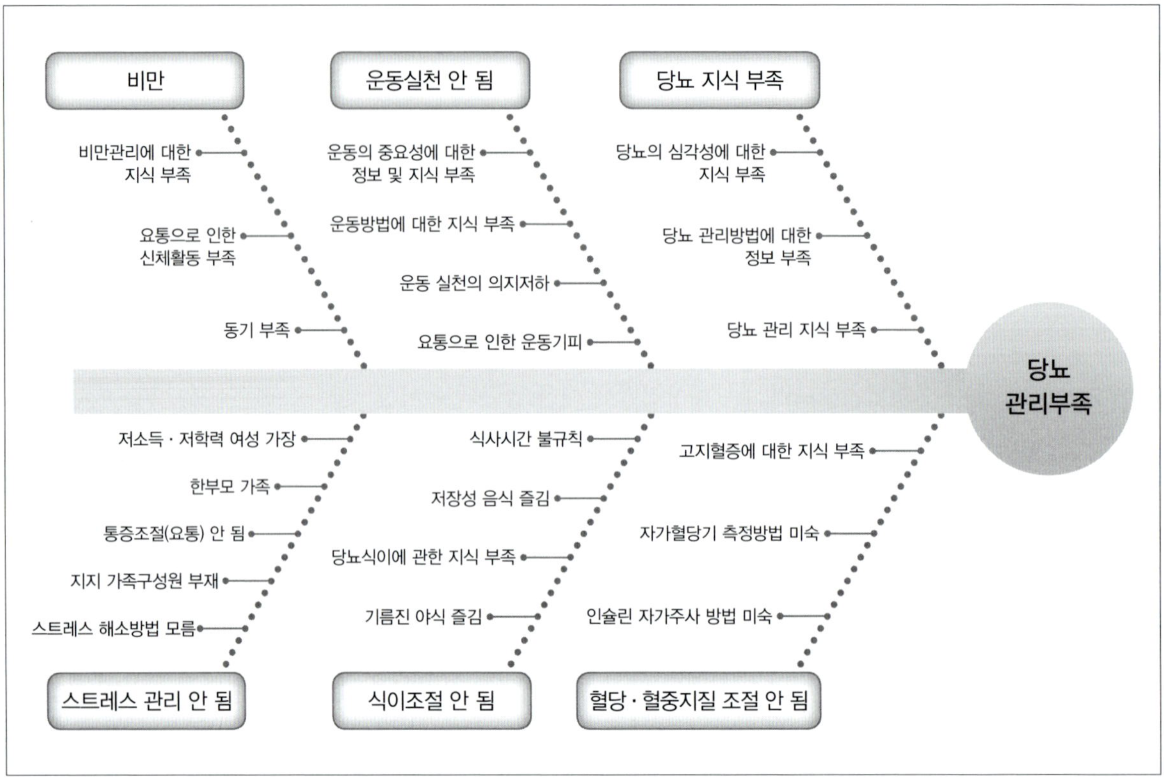

그림 5.3 당뇨병 대상자 건강문제 특성요인도

3) 가능한 전략의 수집과 선택

원인해결에 적합한 전략을 수집하기 위해 기획팀원들의 브레인스토밍이나 Story-boarding 등의 방법을 이용한다. 팀원 의견만으로 부족할 경우에는 전문가를 대상으로 델파이 조사를 병행한다. 기획팀은 수집된 자료를 바탕으로 전략을 구성하고 전문가의 의견도 수렴하여 우선순위를 고려한 후 가장 적합한 전략을 선택한다.

(1) 전략 선택 시 질문내용

전략을 선택할 때의 질문내용은 다음과 같다.

① 대상자가 획득해야 할 것 또는 문제 범위를 감소시키기 위한 특정행동은 무엇인가?

② 대상자가 새로운 방법 실행을 위해서나 기존 방법유지에 필요한 기술과 정보는 무엇인가?

③ 어떤 자원이 필요한가?

④ 필요한 연계서비스나 다른 종류의 조건은 무엇인가?

⑤ 교육프로그램에서 전해질 수 있는 실제 행동은 어떤 것인가?

⑥ 목표를 달성하기 위한 최선의 촉진방법은 무엇인가?

(2) 전략의 우선순위 결정기준

전략의 우선순위를 결정할 때의 기준은 다음과 같다.

① 효과의 크기

② 효과의 즉시성: 할인율을 고려할 때 사업효과가 늦게 나타나는 전략은 즉시 나타나는 전략에 비해 효과가 동일하더라도 우선순위가 낮아져야 한다.

③ 효과의 지속기간: 효과가 반짝 나타났다가 사라지는 이벤트 같은 전략은 효과가 꾸준하게 나타나는 전략에 비해 우선순위가 낮다.

④ 시너지효과: 다른 전략이나 사업에 시너지효과를 줄 수 있는 전략이 더 가치가 있다.

⑤ 부작용 고려: 전략을 선정할 때는 예상하지 않은 부작용에 대해 심사숙고한다.

⑥ 필요한 자원의 양: 동일한 효과를 거두는 데 자원이 많이 필요한 전략은 그렇지 않은 전략보다 우선순위가 낮다.

⑦ 전략실행의 기술적 난이도: 기술적 난이도가 높은 전략은 우선순위가 낮다.

⑧ 지역사회나 대상자의 반응: 지역사회나 대상자가 선호하는 전략을 고려한다.

4. 전략수립 시 유의사항

보건사업현장에서의 전략의 현황을 살펴보고, 전략의 문제점을 개선할 수 있는 효과적인 전략을 수립하기 위해 유의해야 할 사항을 살펴보고자 한다.

1) 보건사업현장에서 문제로 대두되는 전략

① 현재 사업의 효과와 효율을 평가하지도 않고 기존 사업을 그대로 시행하는 경우

② 대상자의 건강문제 발생 원인과 상관없는 사업을 시행하는 경우

③ 지역사회와 조직의 역량을 고려하지 않은 실현 불가능한 전략을 제시하는 경우

④ 조직의 공동 목표와 무관한 상호독립적인 전략을 제시하는 경우

⑤ 대상자의 행동변화와 무관한 단기적인 전략을 중요시하는 경우 등

2) 효과적인 전략을 수립하기 위한 유의사항

① 표적집단을 정하여 집중한다

보건사업대상을 전체 주민이 아닌 '선택과 집중'의 원칙하에 우선적인 사업 대상자를 선정하여 이들에게 집중적으로 사업을 전개하는 것이 실제 지역사회 건강 수준 향상에 기여하게 된다.

② 건강문제의 원인을 고려한 맞춤형 전략을 수립한다

해결하려는 건강문제의 원인과 전략 간에 인과관계가 있어야 한다. 예를 들면 다음과 같다.

- 운동을 하지 않는 사람이 운동부족의 폐해를 알지만 운동할 시간이 없거나 주변의 지지 부족 등 여건이 맞지 않아 운동을 하지 못하는 경우
- 모유수유의 중요성은 알지만 신체적 문제나 기업 · 정부 · 가족 등 사회적으로 해결할 문제 때문에 수유를 하지 못하는 경우 등

③ 전략수립은 이론에 기반을 둔다

보건사업의 전략은 인간의 행동과 사회환경의 변화를 추구한다. 이론은 인간의 행동과 건강문제, 환경 등에 대해 논리적인 설명을 가능하게 하고 문헌이나 과거의 성공적인 경험을 참고하게 한다. 이론을 지역사회 상황에 맞게 모방이 아

닌 실제로 적용하는 것은 사업의 시행착오를 줄이고, 효과적으로 목표를 달성하게 하며, 사업결과의 일반화 가능성도 높여준다.

④ 대상자의 문화와 환경을 고려한다

대상자에게 맞는 전략을 수립하려면 대상자가 처한 환경이나 문화를 고려해야 한다. 예를 들면 아래와 같다.

- 보육시설 아동을 위한 건강식단을 개발하여 어린이집에 배포했지만 원장들이 실행하지 않은 이유는 단가가 맞지 않다, 조리방법이 익숙하지 않다, 조리시설이나 기구가 부족하다 등이었다.

⑤ 사업대상자를 합리적 행동의 주체로 대한다

사업대상자들을 합리적 행동의 주체자로 가정하고, 그들에게 건강에 유익한 행동을 유도하기 위해 행동의 지속적인 결과를 판단하여 유인을 제공한다. 유인과 사회적 홍보, 환경개선 등의 전략을 통해 건강에 유익한 행동을 할 경우 얻을 수 있는 이익을 강화하고 비용은 감소시키도록 노력한다. 예는 다음과 같다.

- 미국 직장에서 시행된 비만종업원에게 벌금을 부과하고 감량에 성공하면 돌려주는 사업, 금연이나 체중감량펀드, 상금제공 등의 사업은 바람직한 결과가 나타나면 대상자들이 유인받을 수 있어 올바른 행동을 유도하게 된다.

⑥ 가능한 생태학적 모형을 참조하여 복합적 전략을 수립한다

인간의 행동은 다양한 수준의 요인이 영향을 미치므로 보건사업의 경우 여러 수준에서 동시다발적으로 개인의 행태에 영향을 미치도록 복합적인 전략을 채택하는 것이 바람직하다.

⑦ 전략의 과학적 근거를 확보한다

보건사업은 형평성, 효율성, 공정성 등의 가치가 요구되고 보건사업결과는 오랜 기간이 지나야 나타나므로 객관적인 사업평가가 쉽지 않다. 따라서 전략을 선택할 때는 국내 · 외의 문헌과 사업의 효과에 대한 데이터베이스, 전문가의 의견을 참조하여 전략의 효과를 객관적으로 평가하여 채택해야 한다.

⑧ 차별화된 사업전략을 수립한다

개인을 대상으로 한 보건사업은 경쟁이 심화될 경향이 있으므로, 사업대상자가 중요하게 여기고 경쟁우위를 차지할 수 있는 경쟁력 있는 차별화된 서비스를 제공하도록 전략을 수립해야 한다. 차별화를 고려할 때 자문할 내용은 다음과 같다.

- 이 전략에서 강조하는 경쟁적 · 차별적 우위요소는 무엇인가?
- 정말 경쟁력이 있는 것인가?
- 정말 차별적인 것인가?
- 정말 우위요소인가?

⑨ 전략의 실천 가능성을 높인다

'계획은 계획, 사업은 사업'이 아닌 전략의 실천 가능성을 높이려면, 실현 가능한 전략을 수립하고, 수립된 전략의 실천성을 높여야 한다. 이를 위한 구체적인 방안은 다음과 같다.

- 비전–목표–전략 간에 논리적으로 일관성 있게 작성한다.
- 전략–실천–평가–보상이 연계되게 한다.
- 수직적(기관–부서–팀–개인), 수평적(부서 간, 팀 간) 관계의 시너지효과를 고려한다.
- 조직과 지역사회의 문화, 역량과 환경 등을 고려하여 지역사회의 인지와 지지, 자원을 확보한다.
- 사업규모와 지속성이 보장되도록 한다.
- 기존사업의 실패와 성공요인을 고려한다.

chapter 5

4절

프로그램 설계

학습목표

- 프로그램 설계의 개념을 설명할 수 있다.
- 프로그램 설계방법을 설명할 수 있다.
- 프로그램 수행계획을 설명할 수 있다.
- 보건프로그램 설계양식에 따라 사례를 작성할 수 있다.

1. 프로그램 설계 개요

설계는 목표달성을 위해 대상자에게 필요한 프로그램을 계획된 시간 내에 실행되도록 활동을 구체적으로 계획하여 문서화한 것이다. 이는 다양한 담당자에게 요구되는 최소한의 실천 방법을 규정한 것으로, 정확하고 논리적으로 작성하여 프로그램 진행시 계속해서 재검토하며 사용하는 문서이다. 그러므로 프로그램의 목표를 설정하고 그에 맞는 내용과 효과적인 전달방법을 선택하여 계획안을 구체적으로 작성한다. 이때 고려할 요소들은 목표, 내용, 방법, 평가인데 이들은 상호 유기적으로 관계가 형성되어 있다.

1) 프로그램 설계의 기본 요건

① 프로그램은 대상자의 요구를 충족하는 수단으로서, 변화하는 데 필요한 방향성과

실행 후에 변화될 청사진을 제시한다.

② 프로그램 운영에 필요한 인력의 배치 및 역할에 대한 정보를 제시하고, 목표달성을 위해 중재방법을 개발하는 데 도움을 줄 수 있어야 하며, 대상자의 요구를 반영하여 대상자가 활용할 수 있는 수단을 제공한다.

2) 보건프로그램 설계의 개념

① 협의의 개념

보건프로그램을 새롭게 기획하거나 설계하는 것이다. 보건프로그램을 개발하는 과정에서는 새로운 요구도 조사나 문제분석, 목표설정 또는 중재방법의 개발과 같은 초기단계의 활동이 필요하다. 하지만 기존의 보건프로그램을 개선하는 과정에서는 보건프로그램 개발의 초기단계 활동이 생략되기도 한다. 협의의 개념은 신규 보건프로그램의 개발에는 적합하겠지만 기존 보건프로그램을 개선하는 과정에는 적합하지 않다.

② 광의의 개념

새로운 보건프로그램을 개발하는 것뿐만 아니라 기존의 보건프로그램을 수정 · 보완하는 과정을 포함한다. 단계적으로는 보건프로그램을 기획하고 설계하며, 실행과 평가와 같은 모든 단계를 포함하는 것으로 보건프로그램을 개선하는 작업이라고 말할 수 있다. 광의의 보건프로그램 개발은 협의의 개념과 달리 보건프로그램의 개발과정에서 기획과 설계과정뿐만 아니라 실제로 프로그램의 운영을 통해 달성하고자 하는 목표를 위한 실행과정과 프로그램의 성과를 측정하는 평가과정, 환류(feedback) 과정을 포함하는 개념이다.

2. 프로그램 설계방법

1) 프로그램 설계의 구성요소

프로그램 설계는 이미 설정된 목적과 목표를 달성하기 위해 대상자에게 필요한 프로그램을 조직하여 문서로 만드는 활동이다. 즉 프로그램 설계는 계획된 시간 안에 프로그램을 실행하기 위한 구체적인 활동을 계획하는 것이다.

보건프로그램 설계는 제공 가능한 프로그램을 확인하고 선택하는 과정과 예산을 배분하는 과정으로 구분되는데, 정확하고 논리적으로 작성하여 대상자에게 유익하며 관련기관의 지지를 얻을 수 있어야 한다.

프로그램 설계에는 보건프로그램의 추진체계, 각 수행단계별 업무내용, 업무담당자 지정 및 업무담당자별 업무분담내역, 각종 지침이나 양식, 세부업무별 필요한 예산 및 인력, 시설 장비 등의 소요자원과 확보방안, 프로그램 진행일정, 평가계획과 평가결과의 활용방안 등이 포함되어야 한다(Timmreck, 2002).

① 보건프로그램의 추진체계는 해당 프로그램의 운영주체를 제시하는 부분으로, 프로그램 기획을 하는 기관이 자체운영하는지 또는 위탁운영하는지의 여부, 내부와 외부의 참여인력과 그들의 역할에 대해 기술한다.

② 업무담당자 지정 및 담당자별 업무분담과 관련하여 보건프로그램에 참여하는 개개인별로 부여된 책임과 권한을 명확히 기록한다. 필요한 경우 지침서(manual) 및 서식(format) 등을 작성하여 활용한다.

③ 세부업무별 필요한 예산과 인력, 시설, 장비 등 소요자원의 확보방안을 마련해야 하는데, 구체적으로 포함되어야 하는 내용은 다음과 같다(McKenzie, 2008).

- 예산확보: 세부업무별 예산액과 예산 확보방안
- 공간확보: 프로그램 수행 공간의 확보방안
- 인력확보: 직종별, 자격별, 전임 및 비전임 등으로 구분한 필요인력 수와 확보방안
- 인력교육 및 훈련방안
- 장비 및 시설확보: 세부업무별로 필요한 장비 및 시설의 종류와 확보방안
- 수행사업에 대한 윤리적 법적 고찰 및 관련 정책 고찰
- 조직구조, 회의 및 보고 시스템 구축

④ 보건프로그램의 일정을 계획하여 준비시기와 시작 및 종료시기를 결정한다. 또한 사업수행의 책임자, 책임팀 및 담당자를 결정하여 '누가, 무엇을, 언제까지 할 것인가?'를 명확히 한다.

⑤ 프로그램이 정해진 일정에 따라 제대로 진행되고 있는지 파악하기 위해 모니터링 체제를 마련한다. 또한 사업기획단계에서 업무방안마다 기대성과와 평가기준을 명확히 하여 보건프로그램의 평가가 가능하도록 해야 하며, 평가결과의 활용방안도 마련해야 한다.

2) 프로그램 설계 원리

(1) 목표설정 원리

프로그램의 목적이나 목표는 자원을 선택하고 내용을 선정하며 프로그램의 실행과 평가절차를 개발하는 기준이 된다. 보건프로그램의 목표를 수립할 때에는 보건정책의 철학적 이념 및 국가의 정책방향을 고려하고, 대상자 요구, 수행기관의 요구, 사회적 요구를 고려한다. 프로그램을 제공하는 조직이나 담당자가 목표를 효과적으로 달성하려면, 목표를 충분히 이해하고 구체적인 활동에 반영해야 한다. 구체적인 프로그램의 목표는 구체적인 행동용어로 행동변화에 필요한 시간(기간), 목표의 평가를 위한 평가 기준(지표) 등을 명시해야 한다. 목표는 프로그램의 내용, 방법, 실행방향을 명확히 알도록 구체적으로 진술해야 한다.

(2) 내용선정 원리

보건프로그램 내용선정은 목표에 따라 목표달성에 필요한 활동 내용을 선택하여 그 범위(scope)를 결정하는 것이다.

① 보건프로그램 내용선정 기준

- 목적과 관련성: 보건프로그램 내용으로 선정된 활동들은 프로그램의 목적 및 목표와 관련성이 있어야 한다.
- 대상자 요구반영: 보건프로그램 내용은 목적의식과 일치하는 범위 내에서, 참가자들의 필요와 흥미 및 능력 수준 등의 내적요구를 반영해야 참가자들이 적극적으로 참여하게 된다.
- 성취가능성: 선정된 보건프로그램 내용은 참가자들이 쉽게 이해하고 행동변화를 실질적으로 성취할 수 있을 때 좋은 내용이라고 한다.
- 참여가능성: 참가자들이 선정된 내용에서 목적과 목표가 규정한 행동을 수

행하고 경험할 수 있는 기회를 제공해야 한다.

- 포괄성: 내용은 여러 성과를 얻을 수 있도록 포괄적이고 다양해야 한다. 한 가지 목표를 달성하기 위해 몇 가지 내용과 연관지어 선정해야 참가자들의 동기유발, 주의집중, 적극적인 참여와 긍정적인 태도를 유지시키는 데 도움이 된다.
- 현실 적용가능성: 내용은 현실여건 및 상황을 반영하여 일상생활에서 적용될 수 있는 내용과 활동이어야 한다.
- 지역특성반영: 보건프로그램은 지역의 건강문제를 해결하기 위해 특정지역을 중심으로 개발되어 실시하므로 지역의 특성을 고려해야 한다.

② 보건프로그램 내용의 선정방법

보건프로그램 내용을 선정하는 방법은 다양하지만, 목표중심으로 선정하는 방법과 우선순위에 따라 선정하는 방법을 살펴본다.

- 목표중심에 따른 선정방법: 보건프로그램 개발의 타당성을 확인할 자료를 검토하고, 요구사정 내용 중에서 선별한다. 또한 설정된 보건프로그램의 목적과 목표를 확인하고, 목표달성을 위한 생각과 내용을 나열한다.
- 우선순위에 따른 선정방법: 내용을 선정할 때 고려할 기준을 제시하고, 각 기준에 가중치를 부여하여 합계의 순위에 따라 내용을 선정한다. 이때 보건프로그램 개발의 필요성을 확인하고, 요구사정 내용 중에서 스크린과정을 거친 내용을 검토한다. 그리고 목적과 목표달성을 위한 내용을 나열하고, 나열된 보건프로그램 내용의 우선순위를 결정할 기준을 제시한다. 제시된 기준에 가중치를 부여하고, 가중치를 적용하여 내용별 점수를 부여한다. 가중치에 따른 총점을 산출하여 서열화시키고, 초점을 근거로 우선순위에 따라 보건프로그램 내용을 선정한다.

③ 보건프로그램 내용의 조직

보건프로그램 내용의 조직(sequence)은 선정된 내용전체를 배열하는 것으로 전체 구조의 결정에서부터 보건프로그램 유형, 시간배당, 각 활동영역의 구조화 등을 포함한다. 핵심 내용은 목적 달성을 위해 특정 활동 다음에 어떤 활동을 전개할 것인가와 참여자의 특성에 따라 각 활동의 위치를 정하는 것이다. 프로그램 내용을 조직하는 데 종적 원리에는 계속성과 계열성이 해당되며, 횡적 원리로는 통합성, 균형성, 다양성이 해당된다.

- 계속성: 보건프로그램 내용의 조직은 중요한 내용을 구체적인 활동으로 계속해서 반복적으로 제공하면 강화되어 목적 달성이 쉬워진다.
- 계열성: 보건프로그램 내용은 앞의 내용을 기초로 다음의 내용을 전개하여 점차 깊이와 넓이를 더해가도록 조직하여 그들 간의 위계성과 상호관련성을 유기적으로 연결한다. 내용조직의 계열성을 위해서는 단순한 것에서 복잡한 것으로, 구체적인 것에서 추상적인 것으로, 쉬운 것에서 어려운 것으로, 이미 알고 있는 것에서부터 모르는 것으로, 가까운 주변으로부터 먼 곳으로, 총괄적인 것에서부터 세부적인 것으로 조직하는 것이 바람직하다.
- 통합성: 보건프로그램 내용들의 상호관련성을 유지시켜, 각 경험들을 서로 연결하고 통합하여 참가자의 조화로운 성장 및 발달을 보장한다.
- 균형성: 보건프로그램 내용 간에 균형과 조화를 이루어야 일상생활에 필요한 기능들을 조화롭게 습득한다. 예를 들면, 건강정보 제공시 일반적인 내용과 전문적인 내용의 균형과 조화를 이룬다.
- 다양성: 보건프로그램 참가자의 특성, 요구, 흥미, 능력 등을 충분히 반영하도록 다양하고 융통성 있는 방법으로 조직한다.

④ 보건프로그램의 구성요소

보건프로그램의 구성요소는 참가자, 실행주체의 의도, 활동내용, 실행방법, 장비, 시간적 요소, 장소, 담당자, 예산, 평가계획 등으로 구분한다.

- 참가자: 보건프로그램의 성공 여부는 참가자에 따라 결정된다고 할 수 있다. 따라서 참가자에 대해 이해하고 배치와 편성에 신중한 배려가 필요하다. 참가자에 대한 이해는 참가대상의 속성을 체계적으로 분석하여 명확하게 하고, 규모와 참가집단을 구성하는 것이다. 참가자의 속성은 개체의 특성면(성별, 발달단계 등), 생활터와 공간적인 면(가정, 직장 등), 보건프로그램 참가경험 면(경험유무, 참가유무, 활동수준 등)을 고려한다.
- 실행주체의 의도: 실행주체가 지향하는 의도가 무엇인지 정확하게 파악하

고 프로그램에 반영한다.

- 활동내용: 목표에 도달하기 위한 방법이므로 활동내용을 보건프로그램의 목적, 주제, 방침 , 개인 및 집단에서의 중요성, 내용의 긴급성 정도, 참가자들의 질 수준, 새로운 지식, 기술, 정보의 습득과 내용의 신속성으로 세분화한다.

또한, 활동내용은 목표에 도달하기 위한 방법이므로 실시방법, 장비 등과 관련하여 참가자 특성에 적합하고 내용의 이해를 높일 수 있는 방법, 학습내용에 맞는 다양한 형태의 방법, 참가자 특성과 수준 및 내용에 적합한 지도매체, 지도자의 경험과 능력에 적합한 지도법, 참가자의 주체성과 자기주도 활동을 촉진할 수 있는 것 등을 선정하고 편성한다. 그리고 활동의 연속성과 발전성을 고려하여 내용을 선택하고 편성하며, 내용의 양과 질을 고려하여 참가자 요구와 지도자의 지도내용 격차 또는 참가자에게 부담되지 않는 시간과 횟수를 배려하여 선택하고 편성한다.

- 실행방법: 적절하게 선택한 실행방법은 보건프로그램 내용의 이해도를 높이고 참여활동의 변화를 가져오며, 집단의 분위기를 조성하는 등 여러 가지 교육효과를 갖는다. 효과적인 방법 선택을 위해 목표달성의 효과성, 제공하는 내용의 양과 질의 적절성, 적절한 장비의 이용가능성, 지도자 및 참가자의 경험 능력에 대한 적합성, 참여효과를 높이기 위한 두 가지 방법 이상의 혼용가능성, 개인과 집단 지도방법의 상호보완 가능성 등을 고려해야 한다.

- 장비: 보건프로그램 활동의 효과를 높이기 위해서 관련 장비를 선정할 때 활동목표, 주제, 내용, 방법의 적절성, 참가자의 경험 및 기술 수준, 장비에 대한 지도자의 이해도와 숙련도, 지역성 및 참가자의 일상생활과의 긴밀성 등을 고려한다.

- 시간적 요소: 보건프로그램 편성에 영향을 미치는 시간적 요소는 실행시기, 시간대, 총 시간수 등이다. 실행시기는 보건프로그램의 내용 및 방법에 따라 차이가 난다. 실행기간을 적절히 편성하는 것은 참가자가 이용가능한 시간대에 편성하고 실행기간이 길거나 짧지 않아서 참가자의 참여 및

활동의욕에 문제를 초래하지 않는다.

- 장소: 장소가 보건프로그램의 내용과 방법에 적절한가에 대해서는 장소가 목적달성에 적절한가, 활동분위기에 영향 받는 참가자의 성향, 행동양식 등 비언어적인 행동변화에 긍정적으로 작용하는지를 검토한다.
- 담당자: 보건프로그램 운영의 성공 여부는 자격 있는 유능한 담당자를 배치하는 일에 달려있다. 구체적인 역할을 명시하고, 역할과 관련된 전공, 경력이나 훈련, 자격요건, 주단위로 보건프로그램에 할당된 시간 등을 구체적으로 명시한다.
- 예산: 보건프로그램의 총 예산을 인건비, 관리비, 기자재 구입비, 운영비, 수용비, 사업비 등으로 나누어 항목별 산출근거를 구체적으로 제시한다.
- 평가계획: 평가의 정확성과 운영의 효율성을 위해, 보건프로그램을 편성할 때 평가 각 단계의 유의사항과 평가대상, 주체, 시기, 방법 등을 미리 구상한다.

(3) 진행방법의 선정원리

보건프로그램 진행방법의 선정은 목표달성을 위한 보건프로그램 형태나 방법을 결정하는 것이다. 그러므로 적절하게 선택하고 조직한 보건프로그램 방법은 참가자의 적극적인 참여를 유도하고 내용을 쉽게 전달하게 되어 프로그램 효과를 높일 수 있다. 보건프로그램 진행방법을 선정할 때 다음과 같은 사항을 고려할 수 있다.

- 자기주도성(self-directedness): 참가자가 자신의 필요와 요구에 따라 달성가능한 목표를 세우고 자기주도적으로 활동을 수행하는 것이다.
- 참여성(participation): 프로그램 담당자와 참가자가 프로그램 계획에서부터 평가까지 모든 진행과정을 함께 만들어 가는 것이다.
- 상호성(mutuality): 참가자가 특정집단이나 공동체를 구성하여 함께 상호작용하도록 프로그램을 조직하는 것이다.
- 다양성(diversity): 참가자들의 다양한 특성과 요구를 반영하여 방법을 선정하는 것이다.

(4) 평가의 설계원리

보건프로그램 설계는 계획에서 평가단계까지 계획안을 구체적으로 기술한다. 평가의 설계는 평가모형, 평가지표, 평가일정, 목표달성 여부, 평가범위와 제한점, 평가자료 수집방법, 분석방법 등을 명시한다. 프로그램 평가를 설계할 때 고려할 사항은 다음과 같다.

- 프로그램의 평가는 목표를 얼마나 달성했는가를 보고 차후의 의사결정과 정책수립에 반영한다.
- 프로그램의 평가는 지속적이고 종합적으로 전개해야 평가목적을 달성하게 된다. 평가는 각 영역별로 수행되었던 모든 활동을 다양한 상태와 조건 등의 실태를 고려하여 통합 조정하고 의미를 찾는 것이다.
- 평가는 활동상태를 점검하는 것이 아니라 문제점을 확인하고 해결책을 모색해서 활동을 더욱 발전시킬 수 있는 해결방안을 모색하는 것이다.

3) 프로그램의 설계과정

(1) 설계과정의 개념

프로그램의 설계는 목표를 달성하기 위한 방법을 구체화하는 것으로, 설계과정은 서비스 전달 방법을 개발하고 선택하는 것과 예산배분으로 구분할 수 있다. 서비스 방법을 선택할 때는 다양한 서비스 방법들을 확인하고, 하위목적별로 대상집단에 따라 실현가능한 복수의 대안을 두고 비교 검토하여 최종방법을 선택한다. 프로그램 개발자는 구체적인 전달방법을 선택하면 예산범위 내에서 목적달성에 가장 적절하게 예산을 배분한다.

(2) 서비스(대안)방법의 선택기준

① 점증 모형

기존 프로그램의 문제를 수정하여 개선책을 추구한다. 정책 결정과정은 현실적으로 과거의 정책이나 결정을 부분적 · 점진적 · 순차적 수정이나 약간만 개선하고 향상시키는 것이 바람직하다고 본다.

② 합리 모형

인간은 이성과 고도의 합리성에 근거하여 행동하고 최선의 대안을 결정한다는 것으로, 정책 결정자나 정책 분석가는 목적달성을 위해 합리성에 의해 최선의 정책 대안을 찾는다고 전제한다.

③ 만족 모형

정책 결정자가 상황이 복잡하고 변화하는 가운데 문제를 선별적으로 인식하고 선택하여, 제한된 합리성에 근거를 두고 최고의 적절한 수준은 아니지만 만족스러운 수준에서 방법을 선택한다.

④ 공공선택 모형

공공서비스 공급을 합리적으로 수행하기 위한 정책 결정을 강조하는 것으로, 사회복지 재화나 서비스가 대상자 요구에 따라 경제적 합리적으로 제공되지 않고 정치적 이해관계로 제공된다고 본다.

⑤ 포괄적 합리주의 모형

점증주의와 대조되는 것으로 정해진 목표달성을 위해 가능한 모든 대안들을 열거하고 체계적 분석방법을 통해 선택하는 방법이다.

⑥ 제한적 합리주의 모형

욕구와 선택의 범위를 제한하여 해결해야 할 문제를 하위 분석단위로 나누어 각 단위별로 실현가능한 대안을 확인하고 선택한다. 비현실적이거나 수용불가능한 조건들은 정치적 · 윤리적 · 실행적 차원에서의 문제들이다.

(3) 서비스 개발방법

프로그램 종류와 프로그램을 어떻게 실시할 것인가도 중요하다. 서비스 개발방법은 창의력, 문제관련 분야의 이론, 경험과 통찰력, 이해관계자 요인을 고려한다. 창의적 개발방법으로는 브레인스토밍(brainstorming)과 사이네틱스(cynetics) 등이 있다. 브레인스토밍은 자발적이며 제약과 비판없이 아이디어를 창출해 낸다. 사이네틱스는 유추법을 이용해서 창의력을 개발한다.

서비스 개발은 해결하려는 문제를 명확히 하고 문제와 관련된 이론을 적용하는 것이 필요하다. 또한 다른 국가, 지역사회, 기관 등이 문제에 어떻게 대처했는지 파악하고 이해관계자의 의견을 들어 범위와 방향을 잡는 것이 요구된다. 여러 관계집단을 참여시켜 가능한 여러 방법의 비용–편익 분석을 통해 적절한 방법을 합의하는 것도 중요하다.

3. 프로그램 수행계획

1) 프로그램 작성방법 및 절차

프로그램을 작성할 때는 세부 단위 보건프로그램별로 사업계획서를 작성해야 한다. 보건프로그램 참여 구성원의 책임감 수준은 구성원이 기획과 수행과정에서 투자하는 시간의 양으로 반영되기도 한다(Timmreck, 2002).

그림 5.4에서 보듯이 가장 지위가 높다고 할 수 있는 최고행정가는 기획에 가장 많은 시간을 투자하는 데 비해, 조직의 전반적인 기획과 지도 · 감독하는 감독자는 일반적이며 광범위한 수행내용에 많은 시간을 쓴다. 중간관리자는 기획과 수행 두 가지 모두에 관여하며 매일 수행되어야 하는 업무에 참여해야 하고, 수행의 세부적

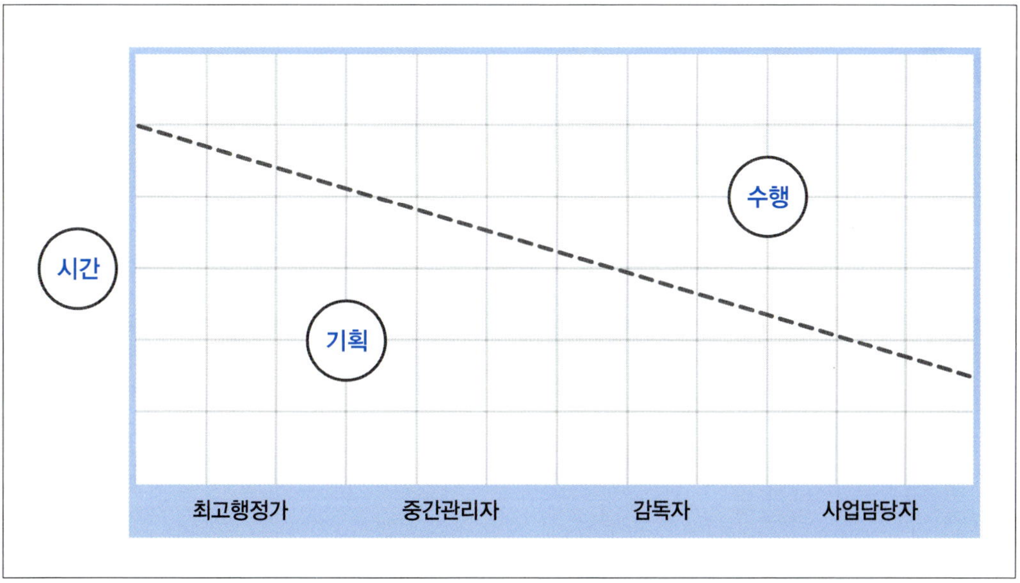

그림 5.4 프로그램 참여자 수준에 따른 책임감의 수준과 기획과 수행에 참여하는 시간의 양

출처: Timmreck, 2002.

인 사항까지도 참여해야 한다. 그러나 일반 사업담당자나 보건프로그램 업무 수행자는 프로그램의 업무 대부분을 수행해야 하지만 기획과정에서는 거의 참여하지 못하는 경우도 있다.

모든 업무에는 책임자가 반드시 정해져야 책임을 다하여 실행계획을 세우고 성공적으로 수행할 수 있다. 보건프로그램 실행계획 수립과 같은 기획모임에는 행정가, 기획자, 건강증진전문가, 보건교육사, 장비시설 담당자 등 프로그램과 관련된 서로 다른 분야의 인력이 반드시 포함되어야 한다. 프로그램이 다른 부서와 상호 연계될 때에는 관련된 부서와 보건프로그램 업무에 적합한 구성원이 공동으로 노력해야 한다(McKenzie, 2008).

실행계획의 초안은 각 프로그램의 중간관리자가 책임자로 참여하여 작성하는 것이 바람직하다. 세부 단위 보건프로그램 책임자는 보건프로그램 기획팀의 구성원이 되어서 프로그램 업무수행자의 실무에 대한 의견을 반영할 수 있어야 한다. 세부 단위 보건프로그램 책임자가 작성한 실행계획 초안은 보건프로그램 전체 기획회의에서 검토, 수정, 보안되도록 하는 것이 바람직하다.

(1) 세부사업계획의 작성 절차

세부사업계획의 작성을 위해서는 다음과 같은 단계를 거쳐 전략을 분석해야 한다(배상수, 2012).

- 보건프로그램 수행에 필요한 세부업무를 빠짐없이 정리(의사결정나무나 특정요인도 방식 활용)
- 세부업무에 필요한 인원을 검토
- 필요 인원의 조달방법을 강구
- 세부업무 수행에 필요한 예산 추계
- 업무의 수행에 필요한 장비나 시설 검토
- 업무의 순서와 예상 소요시간을 검토하여 총 소요일수를 계산하고, 보건프로그램 일정을 결정

전략의 분석작업을 위해서는 '업무분석표'를 이용하는 것이 좋다. **그림 5.5**의 예를 참고하면 기획의 성격에 맞게 쉽게 적용이 가능할 것이다.

단계	작업명과 내용	담당자	예산	장비/시설	일정		비고
					시작일	완료일	
준비 단계	지역신문 홍보						
	교육청 협조 공문 발송						
	교육 내용 개발						
	교육 자료집 제작						
	자원봉사자 섭외						
	…						
실행 단계	교육기자재 및 비품 배치						
	등록						
	체력 측정						
	영양교육 실시						
	체력훈련 실시						
	학부모에 대한 교육 결과 통보						
	불참자에 대한 참석 독려						
	언론에 사업 홍보						
	교육청, 학교 관계자와의 간담회						
	자문회의 개최						
	…						
	…						
	…						
	…						
평가 단계	평가자료 수집						
	평가자료 분석						
	평가보고서 작성						
	평가보고서 배포						
	평가보고회						
	…						
	…						

그림 5.5 업무분석표의 예: 어린이 비만교실

(2) 보건프로그램 세부업무 정리

보건프로그램 수행을 위한 단계별 절차를 결정하거나 어떤 업무들이 수행되어야 하는지, 어떤 업무를 다른 업무보다 먼저 해야 하는지 등을 결정하는 데 유용하게 사용될 수 있는 기법은 의사결정나무(Decision Tree) 또는 업무기획 매트릭스(Activity Planning Matrix) 등이 있다(Timmreck, 2002). 의사결정나무(Decision Tree)를 이용하여 발생한 업무량 증가에 대한 문제를 해결하기 위해 의사결정나무를 적용한 사례는 **그림 5.6**과 같다.

업무기획 매트릭스의 경우, 가장 중요한 업무 또는 가장 먼저 해야 하는 업무를 맨 윗부분 왼쪽 첫 번째 칸부터 적어 나간다. 두 번째로 해야 할 업무와 관련된 항목은 두 번째 칸에 적는다. 이렇게 순서에 따라 해야 할 일을 적어나가면 가장 높은 우선순위, 즉 첫 번째 단계에서 해야 할 일이 첫 번째 열의 제일 위에 적히게 된다.

보건프로그램을 기획하고 실행계획을 세우는 과정에서는 사소한 요인이라도

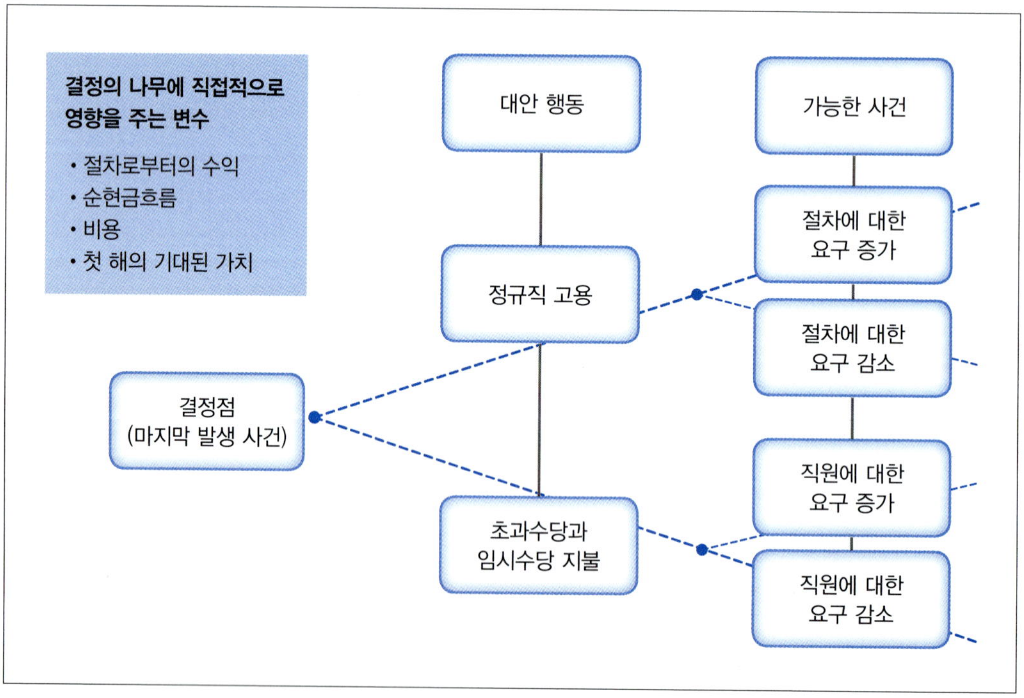

그림 5.6 의사결정나무 사례

출처: Marquis, B.L. & Huston, C.J.(2003). Leadership roles and management functions in nursing: theory and application.

놓치면 보건프로그램의 최종 결과에 부정적인 영향을 미칠 수 있다. 예를 들어, 자원봉사자 중 15%가 해야 할 업무를 혼자 100%를 해내거나, 운전자의 10%가 교통사고의 95%를 일으킬 수도 있다(파레토의 법칙, Pareto's Law). 이는 어떤 단계와 업무가 중요한가와 어디에 자원을 투자할지 결정할 때 반드시 고려해야 하는 것으로, "모든 것이 동일하게 중요한 것이 아니다."라는 것을 의미한다(McKenzie, 2008).

매트릭스의 맨 아랫부분에 적힌 업무는 각 단계 또는 각 칸의 제일 위에 적힌 업무보다 나중에 해야 하거나 상대적으로 덜 중요할 수 있다(**그림 5.7**). 그러나 이것도 보건프로그램의 수행을 위해서는 반드시 해야 하는 필수적인 일이라는 점을 반드시 고려해야 한다. 즉 중요한 문제에만 관심을 가짐으로써 경미한 문제를 경시하지 말아야 한다.

그러나 계획에 포함된 업무의 수가 많으면 많을수록 점점 더 복잡해진다. 이는 결국 각 업무의 진행과정과 전체적인 프로젝트 달성을 더 어렵게 할 수 있다는 것도 고려해야 한다.

(3) 업무일정표 작성방법

업무일정표는 실제 사업을 수행하는 데 필요한 지침서가 될 수 있다(**그림**

구분		시간 또는 우선순위(Time or Priority)			
		1순위 업무	2순위 업무	3순위 업무	…
업무 목록 ↓	1				
	2				
	3				
	4				
	…				

그림 5.7 단계별 업무 기획 매트릭스(Step by Step Activity Planning Matrix)

출처: Timmreck, 2002.

5.8). 보건프로그램의 진행순서에 문제가 없는지, 작업별로 준비기간은 충분한지, 특정 기간에 보건프로그램이 집중되어 담당자의 업무처리에 문제가 없는지 등을 사전에 검토하고, 보건프로그램의 실행 중에는 일정대로 보건프로그램이 진행되는지를 평가하는 데 필요하다.

소요시간은 담당자가 그 일에만 전념해서 완수하는 데 필요한 시간을 의미하며, 각 작업을 마치는 데 소요되는 시간을 현실적으로 예측해야 한다. 예상 소요시간을 가장 현실적으로 산출할 수 있는 방법은 그 일의 담당자에게 직접 산출해 달라고 요청하는 것이다. 이를 통해 담당자의 참여의식을 고취시켜서 정해진 시간 내에 완수하게 하며, 나중에 시간이 부족하여 계획을 수정하자는 요구도 하지 않을 것이다. 기획자는 각각의 업무에 예상되는 시간을 정확하게 예측하도록 노력해야 한다. 실행계획대로 항상 업무의 진행이 일치되는 것이 아니기 때문에 일정표는 융통성 있고 수정 가능해야 한다(배상수, 2012).

보건프로그램 기획과정에서 일정표를 작성하면 기획 참여자가 중요한 업무의 목록을 명확하게 할 수 있다. 어떤 업무를 언제 수행해야 할지 시간적인 틀을 분명히 하고, 사건이나 업무의 발생 순서를 결정하는 데 도움이 될 수 있다(**그림 5.9**).

실행계획 수립 담당자가 첫 번째 해야 하는 일 중 하나는 보건프로그램 실행에 영향을 미치는 업무와 장애요인이다. 즉 긍정적 또는 부정적 문제요인을 고려하는 것으로 어떠한 업무들을 수행하더라도 필요한 전체 시간을 미리 규정하는 것이 필요하다. 또한 기획자는 다양한 시간적 측면을 고려하고, 작성과정에서 더 많은 시간이 필요한 특정 업무가 있는지에 대해 살펴보아야 한다. 프로그램 목표를 달성하기 위해 시간적 흐름에 따라 각각의 활동을 조정할 수 있다. 예산, 노력, 과학적 이해, 고용, 인력, 장비와 물자의 구매, 규제적 문제, 행정부서의 승인, 자금의 출처, 정부기관의 승인 등 모든 요인을 고려해야 한다.

일정표 작성 및 일정관리기법으로는 갠트 차트(Gantt Chart), PERT 차트(Program Evaluation & Review Technique Chart) 등의 기법이 활용되고 있다.

① 갠트 차트

갠트(Herry I. Gantt)가 미국 육군병기국에서 병기 생산을 위한 일정관리기법으로 개발하여 사용했던 것으로, 소요작업별로 시간척도(Time-Scale) 막

기획명	○○○○ 사업			일시	년 월 일
일정 작업내용	○ 월	○ 월	○ 월	○ 월	○ 월	소요 일수

일정/작업내용	○ 월	○ 월	○ 월	○ 월	○ 월	소요일수
교육내용 개발						10
자원봉사자 섭외						10
교육자료 제작						36
자료집 인쇄						14
교육자 훈련						28
사업 홍보						30
프로그램 운영						64
평가지표 개발						7
평가자료 수집						7
평가						7
↑ 기획의 실행에 필요한 작업을 순서대로 적는다.			↑ 일정은 기간에 따라 적절한 간격을 둔다.			
담당자						

특이사항		

그림 5.8 업무일정표의 예

단계	업무내용	담당자	필요 장비시설	예산	프로그램 진행일정						
					3월	4월	5월	6월	7월	8월	…
준비											
실행											
모니터링											
평가결과 활용											

그림 5.9 단계별 프로그램 업무 내용 및 프로그램 진행일정의 예

대그림표로 구성되어 있으며, 소요작업의 시작과 작업기간 및 작업완료 시점을 막대그림으로 나타낸 것이다. 계획과 실제 추진작업을 비교한 계획량과 달성량을 백분율로 표시한 도표를 제시함으로써, 시각적으로 일정을 관리할 수 있는 장점이 있다. 갠트 차트는 프로그램 또는 기존의 업무 간에 관련성이 거의 없거나 상호독립적일 때 매우 효과적이다(유승흠, 1995).

② PERT 차트

1958년에 미국의 폴라리스(Polaris) 잠수함 건조계획에 도입된 기법으로 화살표와 결합점(node, 'ㅇ'표시)을 이용하여 작업의 순서 관계를 명확히 하고, 이에 대한 기간과 일량을 표시하며, 수학적인 해석으로 일정을 관리하는 기법이다. PERT 차트에서 업무(event or activity)는 일정을 구성하는 작업의 단위로, 화살표로 표시한다. 결합점은 업무를 결합하는 시점을 의미하는데, 업무의 시작점과 완료점을 나타내며 기호를 붙인다. 주 공정(critical path)은 업무 중 지연되면 안 되는, 즉 여유가 없는 업무를 연결한 것을 말하며, 굵은 화살표로 표시한다. PERT 차트를 이용하여 외래치료실 운영 계획을 위한 일정관리를 적용한 사례는 **그림 5.10**과 같다.

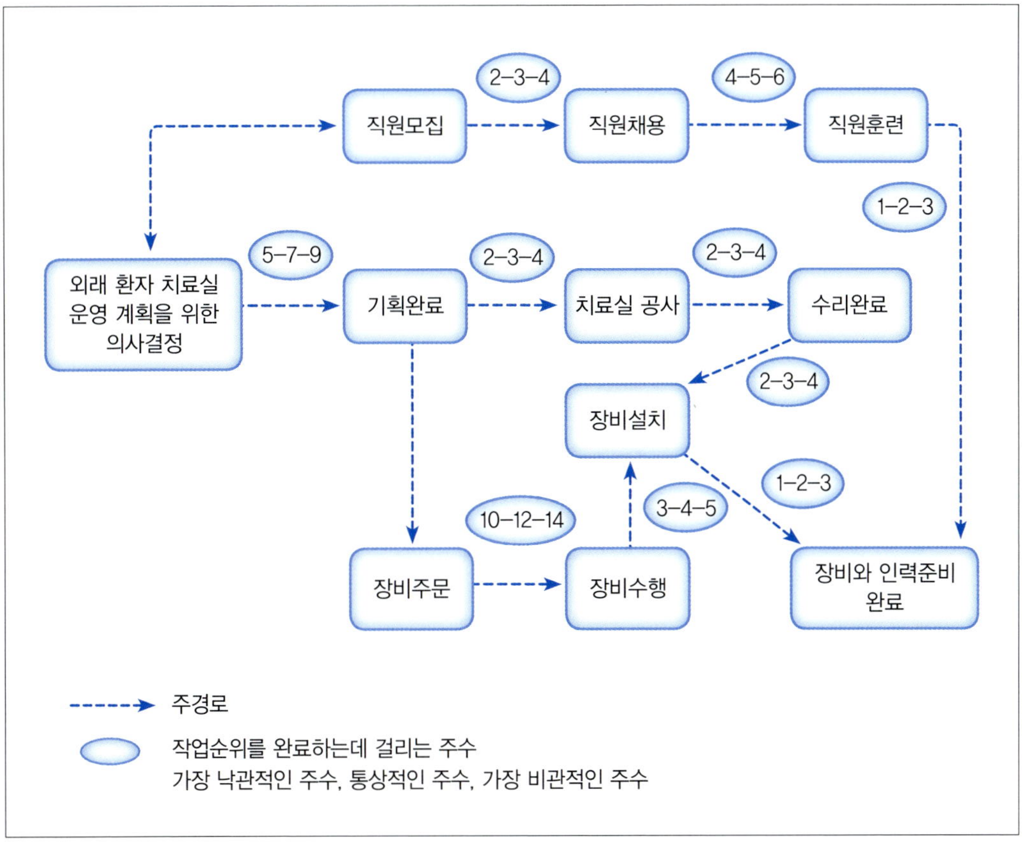

그림 5.10 **PERT 적용 사례**

출처: Marquis, B.L. & Huston, C.J.(2009). Leadership roles and management functions in nursing: theory and application, 6th Edition. Wolters Kluwer Health/ lippincott Williams & Wilkins.

작성된 차트를 잘 활용한다면 행정가나 기획자는 보건프로그램의 진행이 정확하게, 정해진 스케줄대로 진행되고 있는지 여부 등의 구체적인 정보를 한눈에 빨리 파악할 수 있는 장점이 있다. 그러나 현재는 특정 업무의 수준에 따라 더욱 더 많은 복합적인 업무가 요구되고 있기 때문에 이들 간의 상호 복합적인 업무를 분석하거나, 특별한 용어와 상징 목록을 사용하여 정확한 양을 산출하는 일이 복잡해서 보건복지 분야에서는 종종 꺼리는 경우가 있다. 어떤 경우는 기획자가 프로젝트를 실행하는 것보다 차트를 만들고 관리하는 데 더 많은 시간을 쓰게 될 수도 있기 때문이다(Timmreck, 2002).

일반적으로 사용되는 일정표는 이해하기 쉽게 만들어야 한다. 업무일정표에는 다음과 같은 사항이 기본적으로 포함되어 있어야 한다(Nutt, 1984).

- 해야 할 업무를 구체적으로 기술
- 먼저 해야 할 업무에 대한 결정
- 얼마나 오랫동안 각 업무를 수행할지 결정
- 각각의 업무를 언제 시작할지 결정
- 업무들이 끝나고 반복할지, 대체할지 결정
- 어떤 종류의 시간주기를 사용해야 할지 논의(일, 주, 달 등)
- 업무들이 스케줄보다 앞서 있는지, 제대로인지, 뒤처져 있는지 쉽게 알 수 있도록 보여주는 방법 결정

실행계획서, 즉 세부사업계획서는 업무분석표와 업무일정표를 보완하여 최종적으로 사업명과 책임자, 최종검토일 등을 기재하면 완성된다(**그림 5.11**).

2) 프로그램 설계 및 작성 시 유의사항

프로그램 설계는 참가자, 실행주체, 여건 등을 고려하고 기존의 지식과 기술을 활용하여 프로그램 활동을 체계화하는 과정이다. 프로그램 설계는 관련 전문지식과 운영 및 현장 경험이 요구되므로 담당자 혼자가 아닌 실무팀의 논의 과정을 거쳐 작성한다. 프로그램 설계 시 유의사항은 다음과 같다.

- 보건프로그램은 대상자의 요구 충족을 위해 기존 프로그램의 평가 결과 및 현실적인 여건을 충분히 고려한다.
- 프로그램을 설계할 때 예측하지 못한 상황 변화에 유연하게 대처할 방안을 고려한다.
- 프로그램은 대상자 입장에서 설계하여, 대상자들이 능동적으로 참여하고 스스로 건강문제를 해결하도록 설계한다.
- 목표달성을 위해 대상자의 적극적인 참여가 요구되므로 대상자의 흥미를 유발하도록 설계한다.

프로그램 작성 시 전체적인 개요부터 작성한 후 구체적인 세부사업계획서를 작성하는 것이 바람직하다. 세부사항에 많은 시간을 소모하기 전에 전체적인 개요를 사

○○ 세부사업 계획서

- 사업명:
- 우선순위:
- 책임자:
- 최종검토일:

단계	작업명과 내용	담당자	예산	장비/시설	일 정		비고
					시작일	완료일	
준비 단계							
실행 단계							
평가 단계							

그림 5.11 세부사업 계획서

업 팀원과 공유하고 의견을 수렴한다. 팀원이 동의하면 사업책임자 외 몇 명이 모여서 필요한 작업, 각 작업의 실무를 맡을 사람, 시간과 비용 등의 세부사항을 결정한다. 이렇게 완성된 세부사업 계획서를 기획팀 전체회의에 올려 검토받도록 한다. 세부사업 계획 작성에 참여할 사람과 절차는 다음과 같다.

- 실제로 사업실행에 참여하게 될 사람(3~5명 정도)을 모아서 세부사업 계획을 작성할 작업팀을 구성한다.
- 세부사업 개요를 작성하고 사업팀의 의견을 수렴한다.
- 개요를 발전시키고 실행단계에 포함될 작업과 자원에 대해 브레인스토밍을 실시한다.
- 작업의 순서를 정한다.
- 일주일 정도 지난 후 작성한 초안을 다시 검토하고 수정한다.
- 수정된 안을 기획팀에 배부하여 검토받는다.
- 기획팀의 검토결과를 반영하여 최종 사업계획서를 완성한다.

보건프로그램의 실행단계에서는 무엇보다 의사소통이 중요하다. 따라서 실행계획 작성 시 구체적인 작성절차를 곧바로 시작하기보다는 전체 보건프로그램 팀원과 실행계획의 전체적인 개요에 대한 의견을 수렴해야 하며, 이러한 절차를 통해 보건프로그램의 책임자, 각 업무별 실무자, 필요한 인원수, 소요비용 및 시간 등 세부사항에 대한 정보를 확보해야 한다. 보건프로그램의 실행단계를 실행계획서에 명확히 제시하지 않으면 프로그램이 의도했던 초기의 결과를 도출하기 어려우므로, 실행계획서에는 각 업무들의 최종결과물로 기대하는 내용이 무엇인지 구체적으로 밝힐 필요성이 있다. 예를 들어, '자원봉사자 모집' 만 표기해서는 안 되며, '어떤 능력을 갖고 어느 정도 시간을 할애할 수 있는 자원봉사자 ○○명 모집'이라는 내용까지 기입해야 한다. 또한 '교육자료 검토'라는 수동적인 방향 제시보다는 '교육자료를 검토 후 채택'과 같은 적극적인 실행 내용을 명기하도록 한다.

3) 보건프로그램 설계양식 사례

보건프로그램 설계양식은 보건교육과 보건사업에 사용하는 계획서 형식이다. 보건교육 계획서는 일회성과 다회성 등 교육 횟수에 따라 구성요소에 차이가 있지만, 공통적인 구성요소는 교육 제목, 교육 일시 및 장소, 교육 대상자 및 대상자 특성, 학습목표, 학습지도계획, 평가계획, 교육자료 및 교구 준비, 지도상 유의점, 참고자료 등이다.

일회성 보건교육은 단위교육 중심으로 계획서를 작성하고(**그림 5.12**), 다회성 보건교육은 전체 교육내용을 구성하여 전체 지도계획서를 작성하고 내용지도계획에서 배분한 단위별로 계획서를 작성한다(**그림 5.13**).

보건사업을 설계할 때는 기관에 따라 구성요소의 차이가 있으므로, 수행하는 기관이나 예산 지원기관에서 제시하는 사업계획서 양식을 확인해야 한다. 보건사업 계획서에는 투입자원과 추진일정을 구체적으로 기술한다(**표 5.11**).

일회성 보건교육 계획서 양식

1. 교육 제목

2. 교육 일시 및 장소

3. 교육 대상자 및 대상자 특성

4. 학습목표

단계	학습내용 및 활동		교육방법	교육매체 및 자료	시간	유의점
	교육자	대상자				
도입						
전개						
정리						

5. 본시 학습지도계획

6. 평가계획

7. 교육자료 및 교구 준비

8. 지도상 유의점

9. 참고자료

그림 5.12 일회성 보건교육 계획서 양식(사례)

출처: 이주열(2015). 제3판 보건프로그램 개발 및 평가.

다회성 보건교육 계획서 양식

1. 교육 제목

2. 교육 일시 및 장소

3. 교육 대상자 및 대상자 특성

4. 교육목표

5. 전체 지도계획

차시	제목/주제	주요 학습내용	교육방법	교육매체 및 자료	유의점
1					
2					

6-1. 1차시 학습지도계획

[학습목표]

•

•

단계	학습내용 및 활동		교육방법	교육매체 및 자료	시간	유의점
	교육자	대상자				
도입						
전개						
정리						

6-1. 2차시 학습지도계획

[학습목표]

•

•

단계	학습내용 및 활동		교육방법	교육매체 및 자료	시간	유의점
	교육자	대상자				
도입						
전개						
정리						

7. 평가계획

8. 교육자료 및 교구 준비

9. 지도상 유의점

10. 참고자료

그림 5.13 다회성 보건교육 계획서 양식(사례)

출처: 이주열(2015). 제3판 보건프로그램 개발 및 평가.

표 5.11 보건사업 계획서 양식(사례)

<table>
<tr><th>사업명</th><td colspan="14"></td></tr>
<tr><th>추진배경</th><td colspan="14">• 현황
• 사업목적</td></tr>
<tr><th>사업기간</th><td colspan="14"></td></tr>
<tr><th>사업대상</th><td colspan="14"></td></tr>
<tr><th rowspan="3">사업목표</th><td></td><td>목표지표</td><td colspan="6">현재수준</td><td colspan="6">목표</td></tr>
<tr><td>산출</td><td></td><td colspan="6"></td><td colspan="6"></td></tr>
<tr><td>결과</td><td></td><td colspan="6"></td><td colspan="6"></td></tr>
<tr><th rowspan="3">사업내용</th><td colspan="2">세부내용</td><td colspan="12">추진방법 설명</td></tr>
<tr><td colspan="2"></td><td colspan="12"></td></tr>
<tr><td colspan="2"></td><td colspan="12"></td></tr>
<tr><th rowspan="3">투입자원</th><td colspan="2">인력</td><td colspan="12"></td></tr>
<tr><td colspan="2">예산</td><td colspan="12"></td></tr>
<tr><td colspan="2">장비/시설</td><td colspan="12"></td></tr>
<tr><th rowspan="3">추진일정</th><td colspan="2">주요내용</td><td>1월</td><td>2월</td><td>3월</td><td>4월</td><td>5월</td><td>6월</td><td>7월</td><td>8월</td><td>9월</td><td>10월</td><td>11월</td><td>12월</td></tr>
<tr><td colspan="2"></td><td></td><td></td><td></td><td></td><td></td><td></td><td></td><td></td><td></td><td></td><td></td><td></td></tr>
<tr><td colspan="2"></td><td></td><td></td><td></td><td></td><td></td><td></td><td></td><td></td><td></td><td></td><td></td><td></td></tr>
<tr><th>평가계획</th><td colspan="14">• 모니터링 계획
• 평가방법</td></tr>
</table>

출처: 이주열(2015). 제3판 보건프로그램 개발 및 평가.

chapter 5

5절

보건프로그램 실행

학습목표

- 프로그램 실행 개념을 설명할 수 있다.
- 프로그램 마케팅을 이해하고 설명할 수 있다.
- 프로그램 관리 기법을 열거할 수 있다.
- 보건프로그램 실행과정을 설명할 수 있다.
- 보건교육 프로그램 실행과정을 설명할 수 있다.

1. 프로그램 실행 개념

1) 실행의 의미

프로그램의 실행은 목적과 목표달성을 위해 대상자에게 설계된 프로그램을 계획대로 실제로 수행하는 것이다. 광의로는 프로그램을 실행할 운영조직 편성, 대상자 모집을 위한 홍보, 프로그램 실행, 결과정리 및 평가, 결과보고서 작성까지 포함한다.

협의로는 프로그램 담당자와 참가자 간의 상호작용을 통해 활동을 직접 전개하는 과정을 의미한다.

프로그램 담당자는 프로그램의 효과와 효율성을 높이기 위해 조직의 가치 및 역량, 조직구조개발, 구성원 능력개발, 자원확보 등 인적 · 물적 자원에 관심을 갖는다.

2) 실행의 기본원리

프로그램 실행은 여러 요인의 영향을 받으므로, 기본원리인 목적성, 통합성, 자발성 등을 고려한다.

① 목적성

프로그램 활동은 대상자가 효율적으로 목표를 달성하도록 돕는 과정이다. 대상자가 성취해야 할 목적과 목표를 분명하게 인식하면, 적극적으로 활동에 참여하고 자발적으로 행동을 통제하고 수정하게 된다.

프로그램 담당자도 명확한 목적의식을 갖고 분명하고 구체적인 업무목표를 인식하면 효율적으로 지도하여 효과적인 결과를 산출한다.

② 통합성

프로그램 활동은 대상자의 인지적 · 정의적 · 기능적 영역을 고려하여 실제 생활 및 내용 간에 서로 연계하고 통합할 때, 대상자의 흥미를 유발하여 의도한 목표를 달성하게 된다.

③ 자발성

대상자의 행동변화는 스스로 노력할 때 지속될 수 있다. 담당자는 대상자의 반응에 따라 변화 정도를 알려주거나 보상 등의 피드백 활동으로 자발적인 참여를 유도한다. 담당자는 대상자의 자발적인 참여를 유도하기 위해 프로그램 내용을 선정할 때 대상자 특성과 실제생활, 참여 동기 및 흥미를 고려하고, 대상자에게 적합한 물리적 환경을 조성하며, 목표를 명확하게 제시한다.

2. 프로그램 마케팅

1) 프로그램 마케팅의 정의

프로그램 마케팅(program marketing)은 잠재적인 대상자에게 프로그램 참여를 유도하는 여러 방안을 추진하는 것과 가장 효과적으로 제공할 수 있는 방법에 대해 연구 · 분석 · 판단하는 모든 활동을 말한다. 프로그램 실행 계획이 완료되면 마케팅을 활용하여 서비스를 이용할 잠재적인 대상자를 확보하고, 서비스에 대한 정보를 제공하여 참여를 유도하며, 그들의 서비스에 대한 반응을 알아보고 개선에 반영하는 것이 조직 관리에서 매우 중요한 일이다.

마케팅과 유사한 용어로 마케팅 전략 중의 하나인 광고(advertising)와 홍보(publicity)가 있다. 광고는 경제적 비용을 지출하여 프로그램을 진흥시키는 방법으로 신문에 게재된 광고란이나 우편물 책자 등이 이에 해당한다. 반면, 홍보는 프로그램을 위해 별도의 소요비용 없이 잠재적 대상자에게 알리는 것으로, 신문이나 방송에서 기사화된 기획물이나 인터뷰 등이 해당한다. 홍보는 일반 대중에게 프로그램에 관한 다양한 정보를 제공하고, 프로그램의 지속적인 운영을 위해 필요한 외부의 여론이나 태도를 호의적으로 형성하는 데 도움을 준다.

2) 프로그램 마케팅의 방법

프로그램을 잠재적 대상자에게 많이 알리기 위해서는 다양한 마케팅 방법을 동시에 활용하는 노력이 필요하다. 주요 프로그램 마케팅의 방법은 다음과 같다.

① 인쇄물 및 현수막

프로그램 홍보에 가장 흔히 사용하는 방법은 인쇄물과 현수막이다. 인쇄물은 일반적으로 팸플릿, 소책자, 전단지 등을 활용하고, 필요 시 사업운영기관을 홍보하는 소식지를 활용할 수도 있다. 현수막은 거리 또는 건물 외벽에 설치하는 것으로, 시각적인 도안과 세련된 문구를 적절히 사용하면 대상자의 관심을 유발할 수 있다.

② 우편물

우편물은 수신자의 주소와 이름이 분명해야 하므로 기존 프로그램 이용자나 관련된 대상자로 한정될 수밖에 없다. 발송될 내용은 명확히 설명되어야 잠재적 대상자의 관심을 유발할 수 있다. 수신자 주소의 중복을 피하는 일이 우편물을 활용할 때 유의할 사항이다.

③ 전화

전화는 이용 가능성이 높은 집단을 사전에 선별해서 홍보할 때 주로 사용한다. 전화를 통한 홍보는 통화가 연결되지 않을 수 있고, 같은 내용을 반복해서 여러 번 설명해야 하기 때문에 시간에 비해 실적이 저조하고 담당자를 체력적으로 소진시킬 수 있다. 그러나 어느 정도 관심이 있는 잠재적 대상자에게는 직접 상세하게 설명할 수 있기 때문에 보다 많은 관심을 불러일으킬 수 있다.

④ 신문 및 잡지

비용을 지불하고 신문이나 잡지의 광고란을 이용하는 방법과 관련 기사를 게재하여 간접적으로 홍보하는 방법이 있다. 최근에는 중앙지뿐만 아니라 지방지, 전문지, 무료배포지 등 다양한 종류의 신문이 발행되고 있어 프로그램을 마케팅하는 데 큰 도움을 받을 수 있다. 신문이나 잡지에 기사가 아닌 광고를 이용할 경우 많은 비용이 들 수 있다.

⑤ 방송매체

대표적인 방송매체인 라디오나 텔레비전 외에 최근에는 각 지역의 유선 및 케이블 방송을 많이 활용한다. 방송매체를 통한 프로그램 마케팅은 사람들의 머릿속에서 오랫동안 머물게 되어 관심 있는 사람의 참여를 증대시킬 수 있다. 하지만 다시 반복하여 보거나 듣기 어렵고 비용이 많이 든다는 단점이 있다.

⑥ 인터넷 활용

기관의 인터넷 홈페이지를 활용하여 프로그램을 마케팅하는 방법으로 게시판 또는 별도의 팝업창을 만들어서 프로그램의 내용을 알린다. 평소 기관의 홈페이지를 자주 방문하는 사람의 경우에는 도움이 될 수 있으나, 인터넷 접근이 어렵거나 사용이 익숙하지 않은 집단에게는 도움이 되지 않는다.

3. 프로그램 관리기법

대상자의 요구를 충족시키고 특정 건강문제를 예방하거나 해결하기 위해서는 프로그램에 대한 관리가 지속적으로 이루어져야 한다. 즉 프로그램이 계획대로 잘 실행되도록 하며, 예상하지 못한 상황이 발생했을 때에는 합리적인 해결방안을 모색하여 계속적으로 실행하도록 한다. 프로그램을 효과적이고 효율적으로 운영하기 위해서는 모든 사용 가능한 관리기법을 활용해야 한다. 일반적인 프로그램 관리기법은 ① 목표달성에 대한 관리기법, ② 문제발견 및 예측에 대한 관리기법, ③ 프로그램 진행에 대한 관리기법 등이 있다(이주열, 2011).

1) 목표달성에 대한 관리기법

프로그램의 기획과정에서 설정한 목적 및 목표의 달성이 어느 정도 이루어지고 있으며, 그 목적과 목표의 달성에 영향을 미치는 요인이 무엇인지를 파악하여 적절한 조치를 취하기 위한 기법으로는 목표달성을 위한 체크시트(Check Sheet), 영향력 분석(Forced Field Analysis), 계통도법(Tree Diagram) 등이 있다.

계통도법이란 프로그램이 진행되는 상황을 나뭇가지 모양으로 나타내는 방식이다. 계통도는 구성요소 전개형과 대책 전개형으로 구분된다. 구성요소 전개형은 프로그램의 구성요소를 목적-수단의 관계로 나타내는 것이고, 대책 전개형은 문제해결이나 목적 및 목표를 달성하기 위한 수단-대책의 관계를 계통적으로 나타내는 것이다.

계통도법의 일반적인 절차는 첫 번째, 최종적인 목적 및 목표를 설정한다. 두 번째, 그 목적 및 목표를 달성하기 위한 수단을 탐색하여, 그 결과를 적고 선으로 연결한다. 세 번째, 앞 단계에서 탐색한 수단을 목적 및 목표를 달성하기 위해 무엇을 해야 하는가를 도식으로 나타낸다. 네 번째, 실현 가능한 구체적인 수단으로서의 활동에 도달할 때까지 이와 같은 과정을 계속 밟는다. 다섯 번째, 전체 그림이 완성되면 탐색한 대로 되었는가를 확인하여 필요한 조치를 한다.

2) 문제발견 및 예측에 대한 관리기법

프로그램 실행과정에서 문제를 발견하는 데는 다양한 기법이 있는데, 그중 5W1H 체크리스트기법을 보건프로그램에 활용할 수 있다. 이는 보건프로그램의 실행과정을 주체, 목적, 내용, 방법, 시기 및 기간, 장소 및 여건 등의 여섯 가지 관점에서 체크하여 문제점이나 미비점을 발견 또는 예방하는 것이다. 그러나 이 기법은 다양한 관점에서 문제나 미비점을 확인할 수 있는 반면, 단순한 일상적인 점검으로 끝나거나 형식적인 대책만을 마련하고 끝내버릴 가능성도 많다.

(1) 주체Who

① 현재 누가 실행하고 있는가?

② 정말 누가 실행하는 것이 좋은가?

③ 이 보건프로그램을 실행할 수 있는 사람은 그 이외에 없는가?

④ 이 보건프로그램을 실행해야 할 사람은 그 이외에 없는가?

⑤ 3無(쓸데없고, 무리하고, 한결같지 않음)를 하고 있는 사람은 없는가?

(2) 시기 및 기간When

① 언제 실행하는가?

② 정말 언제 실행하는 것이 좋은가?

③ 그 이외에 실행할 수 있는 시간은 없는가?

④ 그 이외에 실행해야 하는 시간은 없는가?

⑤ 실행시간에 있어 3無를 하고 있지 않는가?

(3) 장소 및 여건Where

① 현재 어디에서 실행하고 있는가?

② 어디에서 실행하는 것이 좋은가?

③ 현재의 실행장소 외에 할 수 있는 곳은 없는가?

④ 현재의 실행장소 외에 해야 하는 곳은 없는가?

⑤ 실행장소나 여건에 있어서의 3無는 없는가?

(4) 활동What

① 현재 어떤 활동을 실행하고 있는가?

② 정말 무엇을 실행하는 것이 좋은가?

③ 이 활동 이외에 실행할 수 있는 활동은 없는가?

④ 이 활동 이외에 실행해야 할 활동은 없는가?

⑤ 3無에 해당되는 실행활동은 없는가?

(5) 목적Why

① 왜 그 사람이 그 활동을 실행하고 있는가?

② 왜 그 방법으로 실행하는가?

③ 왜 그 시간에 실행하는가?

④ 왜 그 장소에서 실행하는가?

⑤ 목적 달성과정에 있어 3無는 없는가?

(6) 방법 How

① 현재 어떤 방법으로 실행하고 있는가?

② 어떤 방법으로 실행하는 것이 좋은가?

③ 그 실행방법 이외에는 방법은 없는가?

④ 그 실행방법 이외에 할 수 있는 방법은 없는가?

⑤ 실행방법에서 3無는 없는가?

3) 프로그램 진행에 대한 관리기법

계획된 보건프로그램이 잘 실행되기 위해서는 그 목적과 목표를 효과적으로 달성하기 위한 진행과정에 대한 관리도 효율적으로 이루어져야 한다. 즉 보건프로그램의 진행상황 검토와 보고 및 보건프로그램의 완결을 위한 구체적인 실행계획을 마련해야 한다. 이러한 실행계획은 보건프로그램이 활동적이고 능률적으로 운영되도록 하는 데 도움을 준다.

보건프로그램의 실행을 효율적이고 효과적으로 관리하는 방법으로는 프로그램 평가검토기법(PERT), 활동별 진행계획도표(Gantt Chart), 월별 진행계획카드(Shed-U Graph) 등이 있으며, 보건프로그램 실행 전체 과정에서 수행해야 할 업무를 일목요연하게 그림으로 보여 주는 총괄진행도(Row Chart)가 있다.

① 프로그램 평가검토기법(Program Evaluation & Review Technique, PERT)

개별적인 활동 정보만으로 해당 프로젝트의 전반적인 기획과 관리에 필요한 정보를 산출할 때 사용한다. 프로젝트 관리를 위한 네트워크 모델로서 목표와 수단을 합리적이고 체계적으로 조직하고 진행일정 편성과 자원확보계획, 프로그램 진행사항을 모니터링하는 데 사용한다.

② 활동별 진행계획도표(Gantt Chart)

프로그램 완성을 위한 활동들을 체계적으로 정리한 것으로, 프로그램을 구성하는 개별 활동을 규정하고 활동마다 요구되는 시간을 규정하며 도표로 활동들의 진행일정표를 제시한다.

③ 월별 진행계획카드(Shed-U Graph)

갠트 챠트와 비슷한 것으로 특정 활동이나 업무를 작은 카드에 작성하여 월별로 지정한 공간에 삽입하거나 붙이는 방법이다. 이 카드는 업무시간별로 카드를 변경하기는 쉽지만 과업과 완성된 행사들의 상관관계를 파악하기 어렵다는 단점이 있다.

④ 총괄진행도(Row Chart)

프로그램 서비스 제공과정을 시작에서 종료까지 한 눈에 보도록 작성하여 프로그램이 제대로 진행되도록 돕는 지침이 된다.

4. 프로그램 실행과정

프로그램 실행은 개발된 프로그램을 계획대로 추진하는 것이다. 이를 위해서는 보건프로그램 마케팅을 통해 참가할 대상자를 충분히 확보하는 것이 중요하다. 보건교육사가 보건프로그램을 성공적으로 실행하기 위해서는 실행 관련 이론적 내용을 학습하는 것과 실제사례를 통해 간접경험을 하는 것이 필요하다. 여기에서는 보건소 건강증진 프로그램 실행과정을 각 단계별로 살펴보도록 한다(이주열, 2011).

1) 1단계: 운영계획(안) 점검

보건프로그램 운영계획을 점검받는 여러 가지 방법 중 최근에는 지방자치단체의 홈페이지 공지사항을 이용하거나 설문조사를 통해 주민의 의견을 청취하는 방법이 이용된다. 그 밖에 보건소를 이용하는 예비 대상자와 면담을 하거나 관련 전문가 또는 보건소 직원에게 보건프로그램 내용을 소개하고 의견을 들을 수 있다. 이러한 결과들을 반영하여 보건프로그램 계획을 보완한다.

2) 2단계: 실행기반 조성

보건프로그램을 실행하는 데 필요한 인적 · 물적자원을 정비하고 구축한다. 기반 조성으로 먼저 고려해야 할 것은 운영장소와 기자재 확보를 토대로 예산과 자원 활용방안을 마련한다. 필요한 기자재 중에서 확보 가능한 것과 구입이 필요한 것을 구분하도록 한다. 확보 가능한 경우 확보절차와 책임자, 소속, 활용 가능시기 등을 정리하고, 구입이 필요한 경우 필요시기와 가격, 구입절차 등에 대한 정보를 함께 정리한다. 운영장소로 기존 건물이나 장소를 활용할 경우 활용시기와 활용 가능성 여부, 활용 시 절차 등을 정리한다. 한편, 보건프로그램 운영인력은 담당인력이 많은 경우 각자의 역할을 분담하여 추진하고, 혼자서 업무를 담당하게 될 경우 외부전문가 또는 자원봉사 인력을 적절하게 활용하도록 계획한다.

3) 3단계: 참가자 모집

지역사회에 보건프로그램을 다양한 매체를 통해 광범위하게 홍보함으로써 지역주민이 보건프로그램에 흥미를 갖고 참여할 수 있도록 유도한다. 홍보할 때는 보건프로그램의 명칭, 운영일시, 장소, 세부내용, 참가등록 방법 등을 자세히 안내한다.

4) 4단계: 운영 시작

보건프로그램 참가자들과 함께 운영 시작을 위한 이벤트를 준비하면 보건프로그램을 지역사회 주민에게 널리 알리고 참가자들이 단합할 수 있는 기회가 된다. 행사에 자치단체장이나 보건소장이 참석하여 개회식을 운영할 때에는 시간이 너무 길어지거나 프로그램의 형식이 딱딱하면 역효과가 생길 수 있기 때문에 간단히 진행해야 한다. 보건프로그램의 시작을 언론매체에 적극 홍보하도록 한다.

5) 5단계: 향상활동

보건프로그램이 시작된 후에도 보건프로그램의 발전을 위해 여러 활동을 지속적으로 수행한다. 보건프로그램에 참여한 대상자 중에서 핵심 리더들과 회의를 갖고, 보건프로그램 운영에 나타난 문제점을 파악하고 해결방안을 모색하도록 한다. 여러 그룹별로 활동이 동시에 진행되고 있는 경우는 다른 그룹에 모범이 되거나 잘 운영되고 있는 활동에 인센티브를 제공하고 활동방법을 공유하도록 한다.

보건프로그램 운영에 따른 각종 행사와 계획에 없는 깜짝 이벤트가 지역사회 분위기 조성과 사업운영 활성화에 상당한 도움이 된다. 특히 주민이 참여한 운영 결과 발표회는 지속 참여율을 향상시키는 데 도움이 되며, 주민을 통해 상당한 홍보효과를 얻을 수 있는 기회가 된다.

6) 6단계: 운영체계 내의 의사소통

보건프로그램 참가자와의 의사소통은 전체 실행과정에서 이루어져야 한다. 각 과정마다 모니터링과 의견교환이 필요한데, 의견수렴을 위한 간담회는 보건프로그램 운영에 윤활제가 될 수 있다. 간담회에서 불편사항이나 건의사항을 수렴하고, 제기된 문제점을 파악하여 불편을 해결하면 참가자의 높은 호응을 기대할 수 있다. 보건프로그램 관리자는 보건프로그램 참가자뿐만 아니라 업무를 담당하는 인력과 의견교환도 고려해야 한다. 담당인력은 보건프로그램 운영의 명확한 목적과 그 내용을 충분히 이해하고 운영기간 동안 자유로운 의사소통이 가능할 때 적극적으로 업무에 협조하므로 더욱 좋은 결과를 얻을 수 있다. 담당인력과의 의견교환은 토론 및 회의 등의 특별한 형식을 통하거나, 실행과정 동안 수시로 통화하거나 전자메일 등을 통해 가능하다. 예를 들어, 업무추진에 대한 노고를 격려하고 고마움을 일상적으로 표현한 후에, 보건프로그램 운영에 대한 의견을 묻는 경우 훨씬 쉽게 문제점을 도출하고 해결방안을 찾을 수 있다.

5. 보건교육 프로그램 실행과정

보건교육 프로그램 실행과정에는 강사 관리, 강의장소 관리, 교육대상자 관리, 교재 관리 등의 관리가 필요하다(이주열, 2011).

1) 강사관리

① 사전준비

교육목적에 적합한 강사를 적시에 선정하기 위해서는 교육주제별로 강사 데이터베이스를 관리하는 것이 필요하다. 강사가 선정되면 강사와 직접 접촉하여 해당 강의의 학습목표와 참가자의 특성, 강의일정 등을 설명해야 강사가 학습목표와 대상자에 맞는 강의를 준비할 수 있다. 또한 보건교육 프로그램 전체의 개요를 설명하여 다른 강의와 조율이 가능하도록 지원한다. 강의 내용과 일정에 관한 합의가 이루어지면 강의의뢰서를 문서로 전달한다. 강의가 시작되기 전에 교재, 보조자료, 강사용 PC, 포인터, 교육참가자 명단 등을 강사용 탁자에 비치하고 마이크 상태 등을 점검해두고, 강사용 PC에는 발표자료를 띄워 놓는다.

② 교육 수행

강의가 진행되는 동안에 담당자는 강의를 참관하여 교육참가자의 반응과 내용의 적절성을 판단하고 PC와 실내온도 등 환경 면에서 원활한 강의가 진행되도록 협조한다. 담당자의 평가는 교육참가자 평가와 더불어 강사를 평가하는 귀중한 자료로 활용하며, 해당 강사를 다음에 초청하느냐의 판단 기준으로 활용한다.

2) 강의장소 관리

교육참가자의 인원과 강사–학습 활동에 적절한 강의장소를 예약한다. 그리고 강의장소의 책걸상 및 교육 기자재를 교육목적에 맞게 배열한다. 예를 들어, 팀 학습의 경우 한 팀의 인원수에 따른 장소 준비, 강사를 중심으로 한 책걸상 배열 방법, 필요한 교육기자재 배치 등을 강사와 의논하여 준비한다. 이 밖에 냉난방, 환기 등도 쾌적한 학습에 매우 중요하다. 기타 활동을 위해 필요한 장소와 장비도 사전에 예약을 해두어야 한다.

교육장소의 물리적 환경을 쾌적하게 준비하는 것은 교육 만족도에 적지 않은 영향을 미칠 수 있다. 보건교육 프로그램을 운영하기 위해서는 사전에 수많은 품목에 대한 체크리스트를 만들어서 철저하게 관리해야 한다. 이러한 체크리스트를 일일이 문서화하여 매뉴얼로 정리한 것을 '보건교육운영 매뉴얼'이라고 한다. 보건교육운영 매뉴얼에는 교육운영에 필요한 모든 문서(교육개요, 교육대상자 명단 및 연락처, 강사 명단 및 연락처, 운영 시 할 말, 준비물 체크리스트, 과정평가 설문지, 경비 관련 서류 등)가 포함된다.

3) 교육대상자 관리

① 사전준비

교육대상자 모집을 위한 홍보자료 및 보건교육 프로그램 소개서를 발부한다. 소개서에는 교육목적, 교육대상자, 교육내용 및 특징, 실시 일정표 등을 간략하게 기술한다. 교육목적 및 내용을 기술할 때 중요한 것은 교육참가자 입장에서 무엇을 얻을 수 있을 것인지, 왜 중요한지를 철저히 고객 중심으로 설명하도록 한다.

보건교육 프로그램의 제목은 광고처럼 고객이 '아, 이게 바로 나를 위한 교육이구나'라고 직관적으로 흥미를 느끼고 수강신청을 하고 싶은 마음이 생기도록 만드는 것이 좋다. 수강신청을 통해 수강할 교육참가자 명단이 확정되면 개인에게 안내서, 메시지, 메일 등을 발송한다.

② 교육 수행

프로그램 담당자는 오리엔테이션을 통해 교육목적 및 개요, 행동수칙 등을 소개한다. 이때 교육참가자끼리는 서로 초면이므로 아이스 브레이킹(ice-breaking)을 통해 분위기의 어색함을 줄인다. 매번 강의가 시작되기 전에는 강사 프로필 소개와 함께, 과목의 학습목표를 명확히 전달한다. 이때 담당자가 하게 될 말을 '운영 멘트'라고 한다.

한나절 이상의 장기교육이라면, 교과목 사이에 잠시 시간을 내어 주의를 환기시키는 즐거운 활동을 하는데, 이를 '스폿(spot)'이라고 한다. 스폿의 예로는 가벼운 퀴즈, 신체활동을 포함한 게임, 교육참가자의 자기소개 등을 들 수 있다. 이러한 스폿 활동은 교육 분위기를 활기차게 하는 데 큰 역할을 한다. 따라서 신임 담당자는 다양한 스폿 운영요령을 익히기 위해 각종 교육기관에서 실시하는 스폿 교육 프로그램을 수강하기도 한다. 스폿을 운영할 때도 가능하다면 해당 보건교육 프로그램의 목적에 맞는 활동을 할 것을 권장한다. 이렇게 함으로써 교육목적의 중요성도 함께 언급할 수 있고, 학습동기를 높여줄 수도 있기 때문이다.

실습 교과인 경우에는 강사 없이 담당자가 직접 촉진자(facilitator) 역할을 하기도 한다. 예를 들어, 팀별로 과제를 분배하고, 이에 대한 해결안을 연구하는 문제 중심 학습(problem-based learning)이나 액션러닝(action learning)을 운영할 경우에는 담당자가 보건교육 프로세스를 전체적으로 조정하는 촉진자의 역할을 하게 된다. 또한 그룹별로 토의 안건을 주고 결과를 발표하게 하는 그룹 토의를 관장하는 것도 촉진자의 역할이다. 보건교육 프로그램이 진행되는 동안 프로그램 담당자는 교육일정표에 따라 일정을 마칠 때까지 시간 관리를 정확하게 해야 한다.

③ 교육 후

교육을 종료하기 직전에는 교육참가자에게 설문을 실시하여 보건교육 프로그램에 대한 전반적인 평가자료를 수집한다. 흔히 '과정정리 설문'이라 부르는데,

설문내용에는 교육내용의 만족도, 강의장소 만족도, 강사 만족도, 강의기법에 대한 만족도, 교과목별 만족도 등이 포함된다. 과정정리 설문 결과를 분석하여 상사 및 스폰서, 교육참가자에게 피드백하는 후속(follow-up) 활동은 운영을 마무리하는 가장 훌륭한 방법이다. 이와 더불어, 교육에 소요된 경비를 정리하여 예산과 비교해보는 일도 담당자의 역할이다. 예산과 대비하여 차이가 나는 부분은 원인을 밝히고, 차후 예산에 반영하도록 한다.

④ 교재관리

교재는 교육참가자 인원보다 조금 넉넉하게 준비하고, 강사-학습 활동에 필요한 보조자료(설문지, 유인물, 평가지, 실습도구 등)도 여유 있게 제작한다. 제작된 교재와 보조자료 및 필기도구는 교육참가자 책상 위에 가지런하게 배치한다. 이러한 작업을 일반적으로 교재를 세팅한다고 한다. 강사가 사용하는 프레젠테이션 자료(파워포인트, 비디오 등)는 반드시 강의 시작 전에 시연해 봄으로써 오디오 음량, 시각효과(글씨 크기, 색, 조명 등)를 사전에 조정해 놓아야 한다. 프레젠테이션 자료를 미리 확인하지 않으면 귀중한 교육시간이 낭비될 수 있고, 교육참가자의 흥미가 급속히 냉각되어 불만족으로 이어질 수도 있기 때문이다.

chapter 6

보건프로그램의 평가

학습개요

보건프로그램 실시의 최종적인 부분은 평가라고 할 수 있으므로, 보건프로그램은 구상될 때부터 이론적 근거를 바탕으로 평가에 대한 계획이 이루어져야 한다. 평가를 실시하기 위해서는 목적과 활용에 대한 구상을 바탕으로 하여 보건프로그램을 평가해야 하는데, 이를 위해 주로 사용되는 논리 모형을 구체적으로 설명하였다. 또한 평가의 종류를 인지하고 분류할 수 있으며, 평가지표의 범주를 구분하고 보건프로그램의 진행시기별로 적용되는 평가방법과 설계도 구분할 수 있도록 이에 관한 학습내용을 포함하였다.

평가방법은 효과성, 경제성 평가의 기법과 사례를 제시하고, 양적 평가의 한계를 해소하기 위한 질적 평가기법을 적용하기 위한 내용도 세분화하였다. 평가결과를 활용하기 위한 적절한 발표준비도 필요하므로, 평가서 작성에 포함되어야 하는 항목들을 제시하고, 사례를 통해 이해를 돕고자 하였다.

평가에 관한 이론과 과학적 평가방법 그리고 좋은 결과가 확산될 수 있도록 프로그램 전 과정에 대한 체계적이고 간단하고 분명한 정리가 필수적이다. 열심히 실시한 프로그램을 쉽게 이해하고 실무에 적용할 수 있도록 중요한 사항을 놓치지 않고 정리하는 것이 중요하다고 하겠다.

chapter 6

1절

프로그램의 평가 개요

학습목표

- 평가의 개념을 설명할 수 있다.
- 평가의 유형을 분류할 수 있다.
- 평가의 내용을 구분할 수 있다.
- 평가지표의 범주와 요건을 구분할 수 있다.
- 평가 과정을 설명할 수 있다.

1. 평가의 정의 및 필요성

평가의 사전적 정의는 '사람이나 사물의 가치나 수준을 일정한 기준에 의해 따져 매김'이다.

미국 공중보건협회는 "평가란 설정된 목적이 어느 정도 성공적으로 달성되었는가를 판정하는 과정으로, 목적설정, 목적달성을 측정하는 평가기준의 설정, 성공 정도의 측정, 개선방안 제시의 4단계 과정으로 정의한다."라고 하였다.

디그난과 카알(Dignan & Carr, 1992)은 프로그램 평가에 대해 점차 그 중요성과 복잡성이 증가되고 있다고 전제하면서, 평가란 프로그램 수행에 대한 탐구과정으로 정의하였다.

또한 구체적으로 평가를 이해하는 데 다음의 기본적인 세 가지 개념을 제시하였다.

첫 번째, 평가는 탐구하는 것이다.

두 번째, 평가는 프로그램 수행을 사정하는 데 집중한다.

세 번째, 평가는 비교기준에 근거한다.

1) 목적

평가는 목적달성 정도를 파악하고 제한점을 확인하기 위해 실시한다. 공적 관련성이 있을 때 요구되고, 공적자본이 투입되는 경우에 주기적인 평가는 좋은 공공의 이미지를 유지하기 위해 또는 미래의 지원예산 조달을 확실하게 하기 위해 실시한다.

프로그램 평가는 업무담당자의 업무능력을 발전시키기 위한 방법이 될 수 있다. 담당자가 평가에 참여하게 되면 프로그램에 대한 이해가 향상된다. 명확한 목적이 수립되었으나 담당자가 충분히 인지하지 않고 프로그램을 수행하지 않게 되면 적절한 평가도 이루어질 수 없게 된다. 즉, 세세한 업무가 명확하게 구체화되지 않으면 결과를 기대하기 어렵고 평가도 적절하게 이루어질 수 없다.

2) 활용

평가의 주요 목표는 프로그램 계획의 수행결과를 확인하는 것이다. 프로그램의 총괄 담당자는 평가를 기획과정의 질을 검증하거나 프로그램을 수행한 직원의 수행상황을 나타내는 지표로 활용한다.

외부평가자의 관점에서 보면 평가는 민간이나 공공 재원에 의해 이루어진 투자의 질을 증명하는 활동이다. 기술자, 서비스 생산자, 소비자 측면에서 보면 더욱 개인적인 일이 되는데, 평가결과로 직업을 잃거나 승진에서 누락되거나 비생산적인 프로그램이라고 알려지게 되어 진행이 어려워지게 되기도 한다. 이러한 모든 상황에도 불구하고 기본적으로 다음의 몇 가지의 질문은 프로그램 평가에서 반드시 필요하다.

- 이 프로그램이 현재 상태의 형태로 계속되어야 하는가?
- 실무와 업무순서가 어떻게 향상될 수 있는가?
- 최상의 결과를 얻을 수 있는 방법이나 활동은 무엇인가?

- 이 프로그램을 다른 지역에서도 실행할 수 있는가?
- 이 프로그램에 소요되는 예산은 얼마나 되는가?
- 평가결과는 사업대상자의 효과적인 변화가 일차적으로 프로그램의 노력이었다는 것을 반박하거나 지지하는 것인가?

2. 평가의 유형

평가의 유형은 평가내용, 평가시기, 평가주체, 평가자료의 종류 및 분석방법, 평가자료 활용에 따라 분류할 수 있다.

1) 평가내용에 따른 분류

(1) 형성평가

보건프로그램의 수정 · 발전을 위해 보건프로그램 계획 및 시행단계에서 즉각적으로 프로그램에 환류한다. 이는 과정평가보다 포괄적인 것으로 소비자와 공급자로부터 보건프로그램에 대한 의견을 수렴하고 보건프로그램 수행 전과 후에 평가를 실시한다.

형성평가(formative evaluation)는 시간적인 기준에 따라 수행 도중에 집행전략이나 집행설계의 수정 · 보완을 위해 수행한다. 형성평가는 기관 내의 직원이 주대상이 되므로 자료의 활용도 조직 내에 국한된다. 귀납법을 활용하고, 과정 중심적이며 보건프로그램이 개발, 실행, 전달되는 과정 중에 실시할 수 있다는 점이 특징이다. 모니터링 방법을 활용하여 수시로 자료를 수집하고 환류가 이루어지기 때문에 융통성이 크다.

(2) 총괄평가

총괄평가(summative evaluation)는 보건프로그램의 성과를 분석하는 것으로, 보건프로그램 실시 후에 얼마나 많은 사람의 행동이 변화되고 목표달성 정도가 어느 정도인지 파악하기 위해 실시한다. 이는 연역적 논리에 바탕을 두고 보건프로그램의 목표 대비 달성 정도를 파악한다. 또한, 보건프로그램이 실행된 후에 당초에 의도했던 또는 의도하지 않았던 효과와 부작용, 현재뿐만 아니라 장래에 나타날 효과와 부작용 등을 포함한다.

대개 보건프로그램이 종결된 후에 수행되는 것으로, 대체로 기관 내의 자체 인력 또는 외부 전문인력이 기관 외의 이해당사자를 위해 또는 일단의 결정을 내리는 데 필요한 자료를 확보하기 위해 실시한다.

총괄평가의 유형은 다음과 같이 구분한다(이주열, 2011).

① 대상집단에 어떤 변화를 가져왔으며 그 크기는 어느 정도인지를 알아내고, 이러한 변화가 실행된 보건프로그램에 기인한 것인지를 밝히며, 이러한 변화가 투입된 비용과 비교하여 적정한 것인지를 알아보는 영향평가

② 기법 가운데 어느 것이 상대적으로 전체의 목적달성에 더 효과적이었는지를 검토하는 것으로, 보건프로그램을 구성하고 있는 전략이나 방법의 상대적 효과성에 대한 정보를 제공해주는 전략평가

③ 경제학적 관점의 비용 · 효과분석에 크게 의존하는 능률성 평가

④ 정책효과나 비용이 사회계층 또는 집단 간, 지역 간에 공평하게 배분되었는지를 평가하는 공평성 평가

총괄평가는 일반적으로 6단계로 구분하는데, 각 단계에서 다루는 세부 내용은 다음과 같다.

- **1단계: 이 기관의 사명(mission)은 무엇인가?**

① 이 기관이 개입해서 해결하고자 하는 지역사회의 문제는 분명하게 규명되어 있는가?

② 서비스의 표적집단은 규명되어 있는가?

③ 서비스가 달성하고자 하는 목표는 구체적으로 규명되었는가?

④ 서비스의 방법은 분명히 설명되었는가?

- **2단계: 보건프로그램의 목적(goal)은 무엇인가?**

① 이 기관이 운영하고자 하는 보건프로그램은 목적달성을 위한 업무활동, 표적집단, 소요 전문인력, 예산 등을 정확히 기술하고 있는가?

② 이 기관이 시행하고자 하는 보건프로그램의 목적은 표적집단에게 기대되

는 예상효과, 해결해야 할 문제, 서비스 전달의 방법을 구체적으로 명시하고 있는가?

■ 3단계: 보건프로그램의 목표(objectives)는 무엇인가?

① 각 보건프로그램은 측정 가능한 목표와 구체적으로 연결되어 있는가?

② 서비스가 어떻게 전달될 것이라는 과정 · 절차적 목표가 명시되어 있는가?

③ 표적집단 또는 서비스의 대상자들에게 나타날 서비스 파급효과의 목표가 구체적으로 명시되어 있는가?

■ 4단계: 보건프로그램의 목표달성 여부를 어떻게 결정하는가?

① 보건프로그램의 목표달성 여부를 측정하기 위해 어떤 척도를 사용할 것인가?

② 과정임무는 효과척도를 사용하였는가?

③ 직원들의 업무는 보건프로그램의 목표달성과 관련이 있는가?

■ 5단계: 서비스 이용자를 대상으로 한 목표는 달성되었는가?

① 서비스 이용자와 공동으로 합의를 보았던 특수한 서비스의 목표가 있었는가?

② 공동의 서비스 목표달성을 위해 특별히 채택된 방법이 있었는가?

③ 이러한 목표달성 여부를 확인하기 위한 정기적인 평가는 있었는가?

④ 서비스 전달의 효과성을 장기적으로 평가하는가?

■ 6단계: 평가자료를 어떻게 사용할 것인가?

① 평가자료는 보건프로그램의 목적과 목표의 달성수준을 점검할 수 있도록 체계적으로 정리하였는가?

② 평가자료가 해석의 과정을 거칠 수 있도록 충분한 시간을 할애하였는가?

③ 내적 혹은 외적 요인이 평가결과에 어느 정도나 영향을 미쳤는가?

④ 보건프로그램의 긍정적인 면과 부정적인 면을 고려할 때 어떤 변화를 시도해야 하는가?

⑤ 평가결과는 어떻게 활용할 것인가?

(3) 과정평가

과정평가(process evaluation)를 단순히 보건프로그램 수행 중에 실시한다는 평가시점으로 이해하는 것은 잘못된 것이다. 과정평가는 보건프로그램이 실행되는 과정 자체에 대한 분석으로 보건프로그램 수행에서 나타나는 문제, 즉 보건프로그램이 계획한 대로 실행되고 있는지, 보건프로그램이 실행되는 과정에서의 문제가 무엇인지, 보건프로그램 실행 방법에서 개선되어야 할 것은 무엇인지를 파악하는 것이다.

과정평가의 대표적인 유형은 모니터링(monitoring)이다. 보건프로그램이 의도했던 대로 대상자에게 전달되고 있는가? 보건프로그램이 대상자 모두에게 빠짐없이 전달되고 있는가? 하는 두 가지 질문이 모니터링의 중심적인 내용이다. 계획대로 잘 수행되고 있는가를 점검하고, 실행과 서비스 전달과정에서 나타날 수 있는 실수와 오류를 바로잡을 수 있다. 또한 참가자를 대상으로 만족도를 조사하여 대상집단이 실제로 기대하거나 원하는 것과 잘 맞는지를 확인하여 보건프로그램이 잘 전달되도록 하는 것이다.

과정평가를 형성평가로 간주하기도 하지만 엄밀한 의미에서 차이가 있다. 과정평가는 보건프로그램이 실행되는 과정에 실시되지만, 형성평가는 보건프로그램이 실행되는 과정과 실행이 종료된 후에도 실시된다. 결과평가 또는 총괄평가만으로는 보건프로그램의 운영을 충분히 설명하지 못하기 때문에 최근에는 과정평가에 대한 관심이 증가하고 있다. 과정평가의 핵심내용은 다음과 같다.

- 사업계획에 명시되었던 모든 활동이 이루어졌는가?
- 계획된 대로 자원이 사용되었는가?
- 당초 계획된 일정대로 추진되었는가?
- 보건프로그램이 원래 의도했던 집단을 대상으로 실시되었는가?
- 보건프로그램이 정해진 법률이나 규정을 준용하고 있는가?

(4) 영향평가

영향평가(impact evaluation)는 보건프로그램이 의도한 방향으로 어떤 변화가 있었는지 검토하는 것으로, 행위를 얼마나 변화시켰고 지식을 얼마나 전달했는가를 평가할 수 있다. 이는 보건프로그램의 즉각적인 효과를 측정하는 것이다.

영향평가를 위해 시계열 자료(time-series data)를 수집하는데, 어떤 활동이 개입되기 전과 개입된 후에는 결과적으로 어떻게 변화하였는가를 알아야 하기 때문이다. 그런데 이러한 개입의 효과는 자기중심적이고 이념적인 경향이 있어 영향평가의 결과에 대한 해석은 정치적 성격을 띠게 된다. 특정 개입에 찬성하는 사람은 특정 보건프로그램의 시행 이후에 나타난 긍정적인 요인은 모두 보건프로그램의 효과에 포함하려고 하고, 동시에 부정적인 결과에 대해서는 무시하거나 다른 원인으로 돌리곤 한다. 반면 그 보건프로그램에 반대하는 사람들은 그와 반대되는 행동을 하는 경향이 있다.

따라서 영향평가에는 정치적인 해석 경향의 문제를 제거하고 실질적인 인과관계를 분석하기 위해 다양한 비교 방법론이 도입되기도 한다. 또한 평가를 정당하게 수행할 수 있는 인력이 투입될 수 있도록 노력할 필요가 있으며, 방법론적으로 보장할 수 있도록 추진해야 한다.

(5) 성과평가

성과평가(outcome evaluation)는 보건프로그램이 의도한 변화가 발생하였는지를 확인하는 것으로 영향평가보다는 장기적 시간의 경과가 필요한 지표들을 측정한다. 성과평가 후에 보건사업을 지속하거나 확대할 것을 결정한다.

일반적으로 투입 · 과정 · 산출로 제시하는 마지막 단계의 산출지표 또는 결과지표 형태로 보고서에서 흔히 볼 수 있다. 지표의 형태는 건강수준, 삶의 질 등으로 변화수준을 제시하고 보건프로그램의 평가에 흔히 사용된다.

2) 평가시기에 따른 분류

평가가 실시되는 시기에 따라 설계 전, 실행 전, 실행 중, 실행 후의 평가로 분류할 수 있으며, 각 시기별로 평가의 방법, 목적, 내용 등이 달라질 수 있는데 문헌에 의하면 **표 6.1**과 같이 정리해 볼 수 있다.

(1) 보건프로그램 설계 이전

사전평가(proactive evaluation)는 보건프로그램이 실제로 설계되기 이전 단계에 수행되며, 보건프로그램을 기획하는 담당자에게 어떤 유형의 보건프로그램이 필요한지 결정할 수 있도록 한다. 기획단계 이전에 가장 적합한 보건프로그램을 개발하는 데 필요한 기초자료의 보급 및 확보에 그 목적이 있다. 따라서 평가자는 어떠한 형태의 보건프로그램이 필요하며 보다 더 효과적인 기관이 되기 위해 어떤 변화가 필요한지 등에 관한 조언을 할 수 있다. 사전평가에서 주로 활용하는 평가방법은 요구분석, 선행연구 검토, 모범사례 검토 등이 있고 특히 보건프로그램의 개발을 위해 기존의 연구자료를 보고, 개발될 보건프로그램의 기초적인 토대를 마련하고 개발할 보건프로그램의 대상자들의 특성과 조건을 고려하여 독창적인 프로그램을 완성하게 된다. 따라서 이러한 과정은 가장 기본적인 것이라 하겠다.

요구분석은 설계될 보건프로그램이 대상자의 요구를 얼마나 충족시킬 수 있는가를 포함한다. 선행연구 검토는 보건프로그램이 해결하고자 하는 문제의 본질에 대한 이해를 높인다. 선행연구에 대한 검토는 순수한 연구결과를 보건프로

표 6.1 평가시기별 평가의 목적 및 내용

<table>
<tr><th>시점</th><th>평가방법</th><th>목적</th><th>내용</th></tr>
<tr><td>설계 전</td><td>• 요구분석
• 선행연구 검토
• 모범사례 검토</td><td>• 기초자료의 보급 및 확보
• 의사결정권자에게 자료 제공</td><td>• 요구충족 정도
• 문제의 본질 이해
• 벤치마킹</td></tr>
<tr><td rowspan="3">실행 전</td><td>• 수행 가능성 평가</td><td rowspan="2">• 새로운 보건프로그램 시작 및 기존의 보건프로그램 확산에 대한 의사결정</td><td>• 결과/비용 예측</td></tr>
<tr><td>• 모델링/시뮬레이션</td><td>• 경제학적으로 결과/비용 예측</td></tr>
<tr><td>• 다특질 효용평가</td><td>• 대안선택</td><td></td></tr>
<tr><td>실행 중</td><td>• 업무량평가
• 형성평가
• 과정평가
• 수행평가</td><td>• 투입된 업무량 파악
• 개선/발전을 위한 정보 제공
• 계획된 활동의 실행정도 파악
• 계획된 대로 실행되는지 파악</td><td>• 투입한 시간 및 업무량
• 실시 중의 과정 및 결과
• 질관리 및 과정분석
• 감사</td></tr>
<tr><td>실행 후</td><td>• 성과평가
• 영향평가
• 결과평가</td><td>• 투입된 업무의 결과 파악
• 목표달성 여부 파악
• 목적달성 여부 파악</td><td>• 산출
• 단기결과
• 장기결과</td></tr>
</table>

출처: 이주열 외(2011). 보건프로그램 개발 및 평가.

그램에 응용할 수 있는 기회를 제공하며, 학문적 연구와 실무의 간격을 좁혀주는 역할을 한다. 모범사례 검토는 기획 중인 보건프로그램이 해결하고자 하는 문제와 관련된 모범적인 실무사례를 선택하여 검토한다. 흔히 벤치마킹으로 표현되는 이 방법은 최근 광범위하게 활용하고 있다. 단순한 활용이 아니라 그를 바탕으로 변화된 더 발전된 새로운 프로그램이 탄생할 수 있게 한다.

(2) 보건프로그램 실행 이전

보건프로그램이 실행되기 전에 진행되는 평가에는 수행 가능성 평가, 모델링 및 시뮬레이션, 다특질 효용평가 등이 있다. 수행 가능성 평가는 보건프로그램을 실행하기 전에 보건프로그램을 통해 얻게 되는 결과물이나 비용을 산출하는 평가 기법으로, 새로운 사업을 시작하거나 기존의 보건프로그램을 확산하고자 할 경우에 의사결정을 하는 데 도움이 된다. 모델링 및 시뮬레이션 기법은 경제학적인 평가를 대상으로 그 기법이 개발되었는데, 보건프로그램을 실행하기 전에 비용이나 그 결과에 대해 분석하는 방법이다. 다특질 효용평가는 주로 여러 가지 대안 중에서 한 가지 대안을 선택하는 상황에서 이용된다.

(3) 보건프로그램 실행 중간

보건프로그램을 실행하는 도중에 진행되는 평가로는 업무량평가, 형성평가, 수행평가, 과정평가 등이 있다.

업무량평가는 무엇을 어느 정도 충실히 했는가를 알아보기 위한 것으로 투입한 시간, 활동량 등이 평가대상이 된다. 이것은 보건프로그램에 실제로 투입된 노력의 양을 조사하는 것이므로 비교적 파악하기 쉽다고 볼 수 있다.

형성평가는 보건프로그램을 더 발전된 방향으로 수정하는 데 중요한 정보를 제공한다. 즉, 보건프로그램의 시작부터 종료되기 전까지 실시하고 문제점이 발생했는지, 문제점이 발생했다면 파급 정도가 얼마나 되는지, 해결방안이 무엇인지 살펴보기 위해 실시한다.

수행평가는 감사의 한 유형으로 보건프로그램이 계획한 대로 진행되고 있는지 평가하는 것으로 보통 보건프로그램이 시작된 후 분기별로 수행한다.

과정평가는 보건프로그램이 실행되는 방식을 기술하고 분석하는 것과 관련된다. 즉 보건프로그램이 실제로 어떻게 수행되고 있는가를 파악하는 것이다. 그러나 보건프로그램이 계획된 대로 실행되었는가를 측정하는 것 뿐만 아니라 필요한 경우에는 보건프로그램 실행의 양과 질을 측정하여 실무자들에게 즉각적으로 피드백하고 수행 중에 보건프로그램을 수정하도록 하는 것을 목적으로 한다. 이런 의미로 본다면 과정평가는 보건프로그램 수행 중에 이루어진 결과평가의 의미를 갖는다. 이러한 이유로 과정평가를 실행평가, 질 관리, 사업 유용성 측정, 과정분석 등의 용어로 표현하기도 한다.

(4) 보건프로그램 실행 이후

보건프로그램을 실행한 후에 진행하는 평가에는 성과평가, 영향평가, 결과평가 등이 있다. 성과평가는 투입된 노력의 대가로 무엇이 나타났는가를 측정하는 것으로 보건프로그램의 집행실적 평가에 중점을 둔다. 성과평가는 보건프로그램의 결과를 평가하기 어려운 경우에 가장 많이 사용되는 방법이다. 업무량평가의 결과는 좋았다고 해도 성과평가의 결과는 좋지 않다고 판정될 수도 있다. 예를 들어, 가정방문이나 집담회 등을 통한 계몽활동은 잘 되었지만 건강생활 실천율이 향상되지 않았다면 성과평가에서는 좋은 판정을 하기가 어렵게 된다.

영향평가와 결과평가는 일반적으로 보건프로그램이 종료된 후 수집된 자료와 보건프로그램 실행 전에 수집된 자료를 비교하여 해당 보건프로그램이 대상자 및 그를 포함하는 지역사회에 끼친 영향을 측정한다는 측면에서는 동일한 개념이다. 따라서 사전조사, 즉 사전평가를 통해 프로그램 대상자들의 요구를 확인한다. 변화가 필요한 부분의 현 상태를 나타내는 중요한 지표들이 문헌적 근거를 기반으로 선정되고 확인된다. 이후에 지표가 변화되도록 프로그램이 진행되는 것이고 이를 통해 지표의 변화를 확인할 수 있게 되는 것이다.

그러나 영향평가는 보건프로그램의 즉각적인 효과의 측정에 관계되고 일반적으로 보건프로그램의 목표에 상응하며, 결과평가는 장기간에 발생된 영향을 측정한다는 측면에서는 다소 차이를 보인다.

3) 평가주체에 따른 분류

평가를 실시하는 주체에 따라 내부평가(internal evaluation), 외부평가(external evaluation)로 구분하고 때로 참여평가(participant evaluation) 등으로 분류한다.

(1) 내부평가

내부평가는 실제 보건프로그램을 수행하고 있는 실무자에 의해 이루어지는 평가이다. 보건프로그램 수행자가 그 보건프로그램에 대해서 평가하기 때문에 기관의 특성이나 보건프로그램의 독특한 성격을 반영할 수 있다는 장점이 있다. 그러나 평가자 자신이 보건프로그램 관리와 관련되어 있으므로 객관적이고 공정한 평가 활동을 하기 어렵기 때문에 결과에 대한 신뢰성 문제가 제기될 수 있다. 따라서 실무자가 본인의 업무대상자들에게 직접 평가자료를 수집하지 않는 방법으로 보완할 수도 있다.

(2) 외부평가

외부평가는 내부평가로는 보건프로그램에 대해 객관적으로 평가할 수 없다는 가정 하에 주로 전문기관이나 전문가로 구성된 패널에 의해 실시된다. 보건프로그램에 대한 전문적인 지식을 가지고 객관적으로 평가할 수 있다는 장점이 있으나 시간과 비용이 많이 소요되고, 보건프로그램을 수행하는 기관이나 보건프로그램의 고유한 특성을 반영하기 어렵다는 단점이 있다. 따라서 기관이나 지역의 특성을 고려할 수 있도록 이해의 폭을 넓힐 수 있는 기관이나 조직원과의 면담, 자료수집 등을 통해 보완할 수 있다. 이는 양적 자료에만 의존하지 않고 다양한 자료와 방법을 모색하는 과정이 이루어지면 다소 보완될 수 있다.

(3) 참여평가

최근에는 내부평가와 외부평가를 절충한 참여평가의 개념이 널리 받아들여지고 있다. 참여평가는 보건프로그램 수행자와 전문가뿐만 아니라 보건프로그램의 결과에 영향을 줄 수 있는 지역사회 집단 등 보건프로그램의 수혜자와 대표자가 평가에 참여하는 것이다. 참여평가 기법을 사용하는 경우에는 평가위원회를 구성하고 이 위원회에는 보건프로그램 수행자, 전문가, 프로그램 참가자, 기타 지역사회 대표자 등이 참여한다.

4) 평가자료의 종류 및 분석방법에 따른 분류

평가에 사용되는 자료의 종류 및 분석방법에 따라 평가를 분류하여 보면 양적 평가(quantitative evaluation)와 질적 평가(qualitative evaluation)로 분류할 수 있다. 최근에는 양적 평가와 질적 평가를 동시에 사용하는 종합적이며 포괄적인 평가가 실시되기도 한다.

(1) 양적 평가

양적 평가는 고전적인 평가기법으로 보건프로그램의 목적에 적합하도록 가설을 설정하고 양적인 자료를 수집 및 분석하여 사업을 평가하는 것이다. 일반적으로 평가의 자료를 수집하는 경우 정량지표를 이용하는데 대상자에게 발생하는 변화를 도구로 측정하여 프로그램의 사전, 사후에 동일한 도구를 사용하여 수준을 비교하고 이를 통계적 방법을 적용하여 프로그램의 효과를 검증하게 된다. 연구진행이 아닌 사업의 효과성 분석이므로 이미 연구에서 검증된 내용을 프로그램으로 구성하고 운영하여 대상자의 변화에 초점을 맞추는 경우가 많다. 일반적으로는 동등성 대조군집단 사전 · 사후평가, 비동등성 대조군집단 사전 · 사후평가, 대조군 없는 사전 · 사후평가 등의 평가 설계에 적용하여 양적 자료의 수집이 이루어진다.

이러한 양적 평가는 양적 연구의 과정에 의해 이루어지는데, 양적 연구가 가지는 한계점을 알고 대상자에게 일어나는 변화를 도구화되어 있는 개념으로만 측정될 수 없다는 점에 주목해야 한다.

양적 연구의 제한점은 인간을 대상으로 한 복잡한 현상을 몇 개의 변수로만 설명하는데는 한계가 있고 변화에 영향을 미치는 변수들을 모두 확인하지 못한다는 점이다. 또한 측정이 불가능하거나 어려운 개념들이 영향을 미치는 것을 측정하지 못한다는 것이다. 예를 들어, 대상자들의 보건프로그램에 대한 생각이나 느낌, 과정에서의 어려움, 변화되어 가는 자신의 모습에 대한 부분들은 측정하는 틀이 있는 것이 아니기 때문에 다른 방식으로 평가가 이루어져야 한다.

(2) 질적 평가

질적 평가는 보건프로그램의 역동적인 모습과 보건프로그램 참여자들이 인식하는 영향과 결과에 대한 개인적인 정보 등을 얻기 위해 실시하는 것이다. 보건프로그램 실행 전에 설정한 목표가 달성되고 있는지를 평가하는 데 유용하게 사용된다. 또한, 평가방법의 실행 가능성에 대한 정보를 제공한다.

질적 평가방법에는 참여관찰법과 심층면접법이 있으며, 이러한 평가방법은 평가자에게 평가대상인 보건프로그램에 대해 직접적으로 알 수 있게 해준다. 특히, 질적 평가방법은 문제를 자세하고 깊이 있게 다루기 때문에 적은 수의 사례로도 풍부한 자료를 산출해낼 수 있다. 단, 질적 평가를 위한 조사자의 준비를 위해 질적 평가에 대한 이해를 높이는 노력과 전문가의 피드백이 반드시 필요하다.

보건프로그램의 사업계획과 평가에서 주로 양적 접근법이 사용되어 효과를 계량화하는 데 기여했다면, 계량화할 수 없는 보건프로그램 참여자들의 느낌이나 변화를 나타내는 이야기도 중요하며, 이것도 계획과 평가에 사용될 수 있다.

평가 주기 동안 자료를 수집하는 데 있어서 질적 평가방법은 선택이지만, 사정 단계 동안 인구집단의 직면한 요구, 문제, 장애요인, 이슈를 확인하는 것은 질적 평가방법이 적합하다. 사업 시작 전에는 질적 평가방법을 통해 프로그램 개발에 활용되기도 한다. 또한 프로그램 과정을 모니터링하는 단계에 사용되어 관찰

표 6.2 질적 방법을 계획과 평가에 사용 시 주요 혜택과 문제점

방법	주요 혜택	문제점
사례연구	프로그램 또는 참여자에게 영향을 미치는 내용을 이해할 수 있게 함	복잡함, 압도적인 양의 자료: 사례의 정의
관찰	원인과 효과의 순서를 확인할 수 있게 하며 새로운 행위 또는 사건을 확인하게 함	기록도구가 이용되지 않는다면 신뢰할만한 자료를 얻기 어려움, 표본추출틀이 성립되기 어려움
개별 심층면담	개인적 생각, 가치, 의미 및 속성에 대한 풍부한 견해를 제공함	개방하기를 원하는 개인을 확인해야 함
초점집단	자료수집의 양과 유형에 있어 비용이 저렴하고 개별 관점보다 집단적 관점을 얻을 수 있음	집단과정의 운영에 있어 훈련이 요구됨, 좋은 자료기록 방법이 요구됨
개방형 질문을 통한 설문	자료수집에 있어 가장 저렴한 방법임	좋지 않은 수기와 명확하지 않은 진술로 자료를 가치 없게 할 수 있음
서술적 설계	자료수집에 있어 가장 저렴한 방법임, 생각과 활동에 미치는 사회적이며 문화적인 영향에 대한 견해를 제공함	자료분석에 특별한 훈련이 요구됨, 이해관계자에게 신뢰감을 주지 못할 수 있음, 건강문제 또는 프로그램과 관련된 내용을 선택하기 어려움

출처: 이인숙 외(2014) 보건프로그램의 기획과 평가, 수정판, 현문사.

현장으로 넓히고 민감한 사업의 경우 양적 방법을 대신하기도 한다. 이러한 점은 새로운 유형의 정보를 얻게 하고 관찰현장을 넓히게 되며, 효과평가 단계에서 질적 자료가 평가자료의 설계와 자료의 설명력을 향상시킨다. 또한 과정과 개별사례에 대한 질적 자료는 결과가 발생한 이유와 방법에 대한 설명을 제공한다.

보건사업을 계획하고 평가하는 데 질적 평가방법을 사용하는 것이 유용한지를 질적 연구방법론을 비교하여 정리한 자료는 질적 자료를 수집하고 방법을 적용하는 데 필요하다. 질적 자료를 수집하는 방법을 프로그램을 계획하고 평가하는 데 사용할 때의 주요 혜택과 문제점을 비교해 본다(**표 6.2**).

(3) 질적 평가(정성평가) 사례

질적 평가방법을 적용한 우리나라 사례는 다음과 같다.

혼합설계방법을 사용한 한국 거주 외국인의 의료서비스 이용만족도 비교연구

- **면담 진행자:** 대학원과정에서 질적 연구 방법을 수료하였고, 포커스그룹 면담을 진행한 경험이 있으며 영어권 국가에서 10년 이상 거주한 간호학 전공자였다.
- **면담 진행:** 포커스그룹 면담을 통해 실시되고, 면담에 앞서 면담자들은 동일한 질문을 준비하여 그룹 간 최대한 동일한 방식과 흐름으로 면담이 진행될 수 있도록 계획하였다. 면담 후 해당 면담자는 면담 결과와 진행사항에 관해 추후 면담을 진행할 면담자에게 전달하여 면담의 기준점과 방향성을 제시하였다.

  면담은 주말에 대학 세미나실에서 90분가량 진행되었고 면담내용은 녹취되었다. 면담 시작 전, 연구자는 참여자에게 익명성과 사생활 보호, 연구 참여가 철회 가능함을 설명한 후 연구 참여에 대한 자발적인 서면 동의서를 받았다.
- **연구 질문:** 시작(인사, 자기소개), 도입, 전환, 주요, 마무리 질문으로 나누었고 설문 결과에 기초한 질문내용을 주요 질문에 포함시켰다. 사용된 질문내용은 다음과 같다.

  (1) 도입: 한국에서의 의료서비스 이용 경험은 어떠하였는가?
  (2) 전환: 자국의 의료서비스 경험과 비교했을 때 차이점은 무엇이었는가?
  (3) 주요: 의료서비스 이용 시, 만족스러운 점/불만족스러운 점/어려운 점은 무엇이었는가? 그 어려움을 어떻게 극복하였는가? 의사소통은 어떻게 이루어졌는가? 제공된 정보에 관한 생각은 어떠한가? 의료기관에 대한 선택이 어떻게 이루어졌는가?
  (4) 마무리: 한국에서의 의료서비스 이용과 관련해 더 이야기하고 싶은 것은?
- **면담 종료:** 면담 중 진행자는 토의된 내용들을 요약하고 이야기할 내용이 더 있는가를 확인한 후 다음 질문으로 진행하였고 참여자의 구술에서 새로운 내용이 나오지 않을 때까지 진행되었다. 해당 언어로의 소통이 가능한 연구 보조자는 모든 면담 내용을 녹음하고 면담 내용과 과정을 요약 · 기록하는 역할을 맡았다. 면담이 끝날 무렵 보조 연구자가 기록한 내용을 요약하여 말하는 시간을 가졌고, 이 내용에 대해 연구 참여자로부터 피드백을 받고 면담을 종료하였다.

질적자료 분석

자료분석 방법으로 내용 분석(content analysis) 방법을 사용하였다.

출처: 김금순, 안정원, 김진아, 김희정(2014). 혼합설계방법을 사용한 한국 거주 외국인의 의료서비스 이용만족도 비교연구, J Korean Acad Nurs. 44(1) 86–96.

(4) 질적 자료 분석의 예

앞선 사례에서 질적 자료를 분석한 과정을 기술한 부분이다. 분석의 과정에 대한 내용은 아래와 같다.

혼합설계방법을 사용한 한국 거주 외국인의 의료서비스 이용만족도 비교연구

'질적자료 분석'의 제목으로 기술된 순서 정리	자료정리 의미
녹취된 면담 자료는 자료의 신뢰성 확립을 위해 해당언어 진행자가 구술에 사용된 언어 그대로 필사하였으며, 이를 한국어로 번역하여 분석하였다.	• 녹취 • 필사
자료 분석 방법으로 내용 분석(content analysis) 방법을 사용하였다. 연구자는 필사내용을 집중해서 반복적으로 읽으며 전체적으로 이해하고, 주요 개념을 본문에 표시하며 단어를 단위로 읽고 단어들을 코드화하였다. 코드 간에 공통점이 있는 경우 하위범주로 묶고 그 의미와 특성의 유사성과 차이점에 따라 범주로 구성하였다. 다시 범주를 그 유사성과 차이점에 따라 대범주로 추상화하였다. 자료의 완전성 및 번역의 적합성 확보를 위해 연구보조자가 면담 중 필사한 자료를 참고하여 녹취자료의 내용을 보완하고 그 내용을 이메일과 전화통화를 통해 연구보조자와 참여자에게 확인하였다.	• 내용분석방법 과정 • 자료완전성 확보
연구자들은 반복적으로 수집된 자료를 읽으면서 도출된 주제를 합하고 분리하는 과정을 거쳐 범주의 명칭과 추상성의 정도에 대한 논의를 하였다. 이 과정에서 모든 그룹의 자료를 통합적으로 분석하고 다시, 그룹별로 분리해서 분석하는 과정을 거쳐 범주를 생성하고 그룹 간 유사점과 대조점을 비교하였다.	• 연구자 간 논의 및 합의 도출

출처: 김금순, 안정원, 김진아, 김희정(2014). 혼합설계방법을 사용한 한국 거주 외국인의 의료서비스 이용만족도 비교연구. J Korean Acad Nurs. 44(1) 86–96.

5) 평가자료의 활용에 따른 분류

(1) 메타평가

스크리븐(Scriven, 1991)은 메타평가(meta evaluation)를 '평가의 평가'로 정의하였는데, 메타평가는 특정 평가의 품질과 가치를 결정하는 평가라 할 수 있다. 데이비슨(Davidson, 2005)은 메타평가를 '평가주체가 실시한 1차적인 평가에 대해 평가 자체의 강점과 약점은 물론 그 평가의 전반적인 유용성, 정확성 및 타당성, 실현 가능성에 대한 비평적인 평가'로 정의하였다. 메타평가의 방식은 일반적인 평가의 기준 및 방식을 원용하여 특정 정책 및 보건프로그램의 성격에 맞춰 적용할 수 있다. 특정 평가 자체의 가치를 평가하는 것이기 때문에 평가의 구성요소인 평가의 주체, 대상, 기준 등에 대한 준거적인 틀을 메타평가의 요소로 구성하게 된다. 예를 들어, 특정 프로그램의 효과를 확인하기 위해 위의 평가 구성요소를 포함하여 특정 프로그램을 중심단어(key words)로 연구나 중재 문헌을 찾고 분석의 근거나 기준으로 활용할 수 있다. 최근에는 좀더 체계적으로 동질성을 가진 문헌을 분석하는 체계적 문헌고찰을 실무의 근거를 찾는 데 유용한 방법을 선호하고 있다.

다음은 보건프로그램에 대한 메타분석이 시행된 사례이다. 낙상위험요인을 감소시키는 데 효과적인 타이치 운동프로그램을 메타분석하여 실제에 적용할 수 있는 근거를 찾아낸 것으로, 낙상위험요인에 대한 타이치 운동 효과를 확인하기 위해 메타분석의 틀(**그림 6.1**)을 결정하는 첫 단계를 제시하였다. 그리고 낙상위험요인별로 타이치 운동 효과를 메타분석한 과정의 흐름을 제시하였다(**그림 6.2**). 그 하나로 균형감에 관한 문헌을 찾고 효과검증에 가장 강력한 원인결과를 주장할 수 있는 주제단어가 없거나 무작위 설계가 아닌 것을 제외하고 전문적인 자료가 있는 문헌을 선택하고 제외 기준에 의해 최종 분석자료를 선택하는 과정을 보여준다.

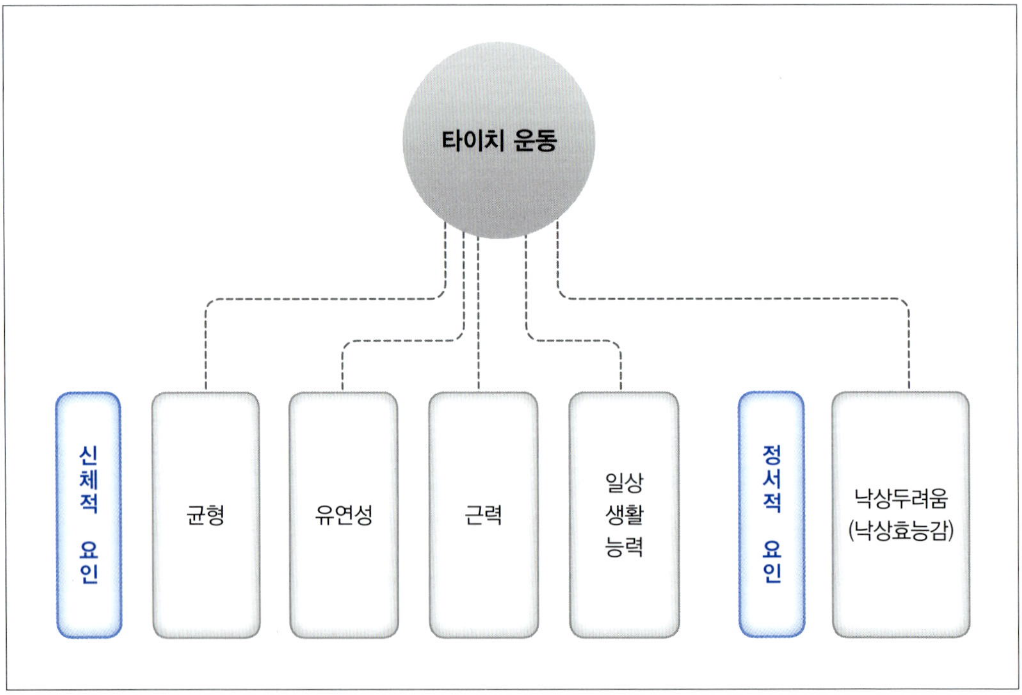

그림 6.1 낙상위험요인에 대한 타이치 운동 효과 메타분석의 틀

(2) 종합평가

종합평가(synthetic evaluation)는 평가의 종합을 의미한다. 특정 보건프로그램이나 정책의 실태에 관해 종합적이고 통합적인 정보를 적기에 제공하기 위한 집합적인 평가기술을 말한다. 즉 본질적으로 다른 여러 개의 평가연구 결과들을 체계적으로 구성하는 절차이다. 이는 주로 특정 보건프로그램이나 정책에 관한 평가보고의 시의성 문제를 극복하기 위해 기존의 평가들을 활용하는 것이다. 일차적인 자료수집을 하지 않고 보건프로그램에 관련된 문제들에 대한 해답을 구

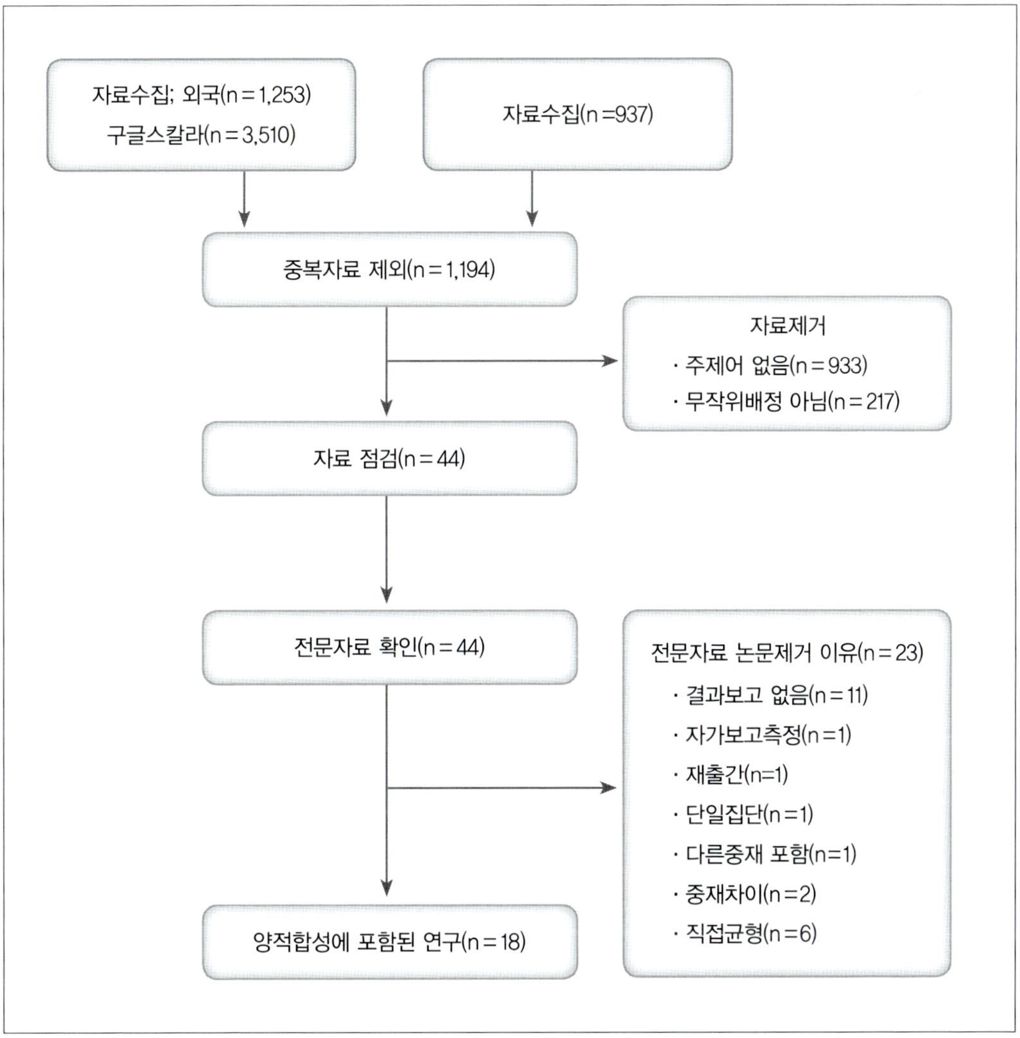

그림 6.2 균형감에 대한 타이치 운동 효과 메타분석 과정 흐름도

하고자 하는 평가방법이다.

종합평가는 여러 가지 방법으로 수행된 평가결과를 종합할 수 있어 각 평가에서 부족한 부분을 파악할 수 있다. 이러한 장점을 살리기 위해 종합평가 또는 평가의 종합은 다른 사람들에 의해 각각 다른 시기에 여러 가지 방법으로 수행된 평가보고서의 결과를 수집하여 전반적인 보건프로그램의 효과성 문제나 특정 사업이나 정책이 성공하거나 실패하게 된 이유를 밝히는 데 활용된다. 기존의 여러 가지 평가결과를 활용한다는 측면에서 메타평가를 종합평가 내지 평가의 종합으로 간주하기도 한다.

3. 평가내용

평가내용은 일반적으로 업무량(effort), 실적(performance), 적절성(appropriacy), 효율성(efficiency), 효과성(effectiveness), 효용성(utility), 적절성(adequacy), 지속 가능성(sustainability), 과정분석(process analysis) 등을 중심으로 구성한다.

업무량의 평가는 보건프로그램에 투입된 노력의 양을 조사하는 것이고, 실적 평가는 보건프로그램 실시 후 이루어진 결과 정도를 측정하는 것이다. 적절성 평가는 보건프로그램의 활동이 필요한 수요를 어느 정도 충족시켰는지를 평가하는 것이다.

효율성 평가는 인력, 비용, 시간 등 여러 가지 측면에서 각 대안을 비교하고 검토하는 방법으로써 투입된 인력, 예산, 시간 등을 고려할 때 투입 단위당 얻은 결과를 평가하는 것이다. 과정에 대한 평가는 보건프로그램 수행과정 중 목적달성의 성패에 미치는 영향을 평가하는 것이다.

이러한 각각의 평가과정은 각 내용에 맞는 평가기준을 개발하고, 이러한 기준을 목표량과 비교하는 것이라고 할 수 있는데, 이때 평가기준은 민감하고 타당도와 신뢰도가 높은 것이어야 한다. 따라서 문헌적 근거를 토대로 기준을 적용할 필요가 있다.

1) 업무량 Effort

무엇을 어느 정도 충실히 했는가에 대한 답을 얻기 위한 것으로 실제로 보건프로그램 활동에 투입된 노력의 양을 조사하는 것이다. 평가기준 중에서 제일 파악하기 쉽다. 보건프로그램에서 본다면 건강교실 운영횟수, 외래진료건수, 금연상담건수 등이 업무량에 속한다고 볼 수 있다.

2) 실적 Performence

투입된 노력의 결과로 무엇이 나타났는가를 측정하는 것이다. 단순한 예로는 환자발견건수, 예방접종건수, 결핵 이환율의 변화 등이 모두 여기에 속한다. 업무량 분석결과는 좋았다고 하더라도 실적이 좋지 않다면 매우 효율이 낮은 것이라고 할 수 있다.

3) 적절성 Appropriacy

적절성 평가는 보건프로그램 활동이 얼마나 요구를 충족시켰는가를 파악하는 것이다. 원래 설정된 목표량에 대한 업적량의 비율이 높을수록 적절성은 높다고 평가된다. 예를 들면, 고혈압관리사업을 통해 연간 발견하는 새로운 환자수가 전체 환자 발생건수에 비해 아주 적다면 그 사업의 적절성은 좋다고 볼 수 없다.

4) 효율성 Efficiency

효율성 분석은 여러 투입량(input)이 얼마나 경제적으로 사용되어 산출량(output)으로 전환되었는가를 파악한다. 즉 투입된 노력에 비해 업적이 과연 만족할 만한 것인가를 알아본다. 이를 수식으로 표현하면, '효율성 = 산출량/투입량'이다.

효율성 측정에서는 '동일한 산출물이나 결과가 보다 적은 투입을 통해 얻어질 수 있었겠는가?' 또는 '동일한 투입물로 보다 많은 산출물이나 결과가 얻어질 수 있었겠는가?'를 질문하게 된다. 이러한 질문에 답하기 위해서는 여러 가지 대안을 설정하여 이러한 대안과 현재의 프로그램을 비교해야 한다. 따라서 효율성을 파악하는 데 있어서는 적절한 비교대상을 찾는 일이 매우 중요하다.

5) 효과성 Effectiveness

보건프로그램의 영향(결과 또는 성과)이 그 보건프로그램의 목표를 달성하는 데 얼마나 기여했는가를 파악한다. 어떤 보건프로그램이 효율적으로 집행되었다고 하더라도 주어진 보건의료 부문의 문제를 해결하는 데 도움을 주지 못했을 수도 있다. 이러한 문제로 인해 보건프로그램의 효율성과 효과성은 별개라고 볼 수 있다. 보건프로그램의 효과성이 낮은 것은 보건프로그램 계획이 적절히 수립하지 못한 것에 기인하기 쉽다. 특히 목표가 가능하지 못하거나 분명하게 설정되지 못한 경우에는 그 효과성은 매우 낮을 수밖에 없다. 목표가 불분명하거나 일반적인 형태로 제시된 경우 평가 담당자는 이를 검증 가능한 형태로 바꾸어 평가를 실시해야 한다. 효과성을 판단함에 있어서는 보건프로그램의 긍정적인 기대효과만을 살펴보아서는 안 된다. 보건프로그램은 당초 기대하지 못했던 다른 종류의 긍정적 또는 부정적인 효과가 있을 수 있다. 보건프로그램의 평가자는 기대했던 또는 기대하지 못했던 긍정적 · 부정적 효과를 총체적으로 살펴보아야 한다.

6) 효용성Utility

효용성 분석은 보건프로그램의 영향과 당초의 수요를 비교한다. 보건프로그램이 대상집단의 수요를 만족시키고 변화가 있을 때 그 보건프로그램은 효용성을 갖는다고 말할 수 있다. 그러나 많은 경우 보건프로그램과 관련된 이해관계자가 매우 다양하고 이들의 수요 역시 다양하기 때문에 효용성을 판단하는 보편적 기준을 설정하기는 쉽지 않다.

7) 지속 가능성Sustainability

지속 가능성은 보건프로그램으로 인한 효과가 얼마나 오랫동안 지속되어 긍정적인 영향을 줄 수 있을 것인가를 파악하는 것이다. 보건프로그램의 지속 가능성은 효용성이 얼마나 오래 지속되는가에 대한 문제로 해석할 수 있다. 예를 들어, 급격한 출산율 감소로 몇 년 후 산모를 위한 보건교육의 수요가 감소할 것이라면 산모교실의 지속 가능성은 낮다고 할 수 있다.

8) 과정분석Process analysis

과정분석은 보건프로그램의 실행 중 프로그램의 목적달성에 영향을 미치는 요인을 평가하는 것이다. 즉 실적이 어떤 기전에 의해 또는 어떤 과정을 밟은 후에 나타났는가를 규명한다. 과정분석은 다음과 같은 네 가지 측면을 중심으로 실시한다.

(1) 보건프로그램의 속성분석

보건프로그램 성패의 원인을 보건프로그램 자체 내에서 찾으려는 과정이다. 이 과정에서 보건프로그램을 성분별로 세분한 다음에 어느 부분이 보건프로그램을 성공하게 한 원인이었고 어느 부분이 보건프로그램을 실패하게 한 원인이었는가를 밝혀내는 것이다.

(2) 보건프로그램의 대상인구분석

어느 계층의 대상자들이 보건프로그램의 영향을 많이 받았는지 그리고 어느 대상자층이 잘 응했고 어느 대상자층이 거부하는 경향을 나타냈는지 등을 분석하는 것이다. 이는 보건프로그램에 노출된 인구의 부분 집단 간의 상호관계 등을 파악함으로써 다음 기획에서 보건프로그램 대상자의 선정과 접근방법 등을 개선할 수 있는 정보를 얻으려는 데 목적이 있다.

(3) 보건프로그램의 여건에 대한 분석

보건프로그램에 영향을 줄 수 있는 여러 상황적 맥락에 대한 분석이다. 즉 장소, 시기, 운영자 등은 어떠했고, 그 영향력은 어느 정도인가를 알아보는 것이다. 만일 여건을 달리했을 경우 보건프로그램이 어떻게 될지를 확인하게 된다.

(4) 보건프로그램의 효과분석

최종 결과의 어떤 면을 판단의 기준으로 사용할 것인가에 대한 해답을 얻고자 한다. 보건프로그램의 효과내용을 구체적으로 분류하여 제시함으로써 어떤 내용을 판단의 기준으로 삼을 것인지를 명확히 보여주는 과정이다. 효과의 내용은 단일 또는 복합 효과, 기대하지 않았던 효과 또는 부작용 및 부산물, 지속기간별로 본 효과, 효과의 형태(지식, 태도, 행동 등의 변화를 일으킨 효과) 등으로 분류할 수 있다.

이주열(2015)은 각 이해집단별로 평가목적에는 차이가 있지만 평가를 통해 달성하고자 하는 내용을 다음과 같이 정리하였다.

첫 번째, 보건프로그램의 달성 정도, 산출, 결과, 효과 및 영향을 측정한다. 두 번째, 보건프로그램의 중지, 수정 및 개선, 향상 및 확장에 대한 의사결정을 위한 근거자료를 제공한다. 세 번째, 보건프로그램의 결과에 영향을 준 요소를 파악하여 향후 보건프로그램 기획에 있어 유용한 정보를 확인한다. 네 번째, 질 관리 기전을 확립한다. 다섯 번째, 보건프로그램의 실행자 및 평가자의 기획, 실행 및 평가의 기술을 향상시킨다. 여섯 번째, 지원기관이 요구사항에 부합하는 것이다.

보건프로그램 평가 시 일종의 중재에 대한 평가가 이루어지는 부분에서 평가와 연구가 모호할 수 있고 이해당사자의 생각에 차이가 있을 수 있다. 평가와 연구의 차이를 구분하면 이해당사자가 평가에 협조하는 데 의견을 구하고 직접 참여하는 경우에 오해를 방지할 수 있고 이로 인해 평가자료 수집과 분석의 전 과정이 원활하게 이루어질 수 있다. 연구는 지식을 생성하는 데 목적을 두고 사업에 대한 평가는 중재가 얼마나 효과적인지를 이해하고 좋은 사업을 수행해서 지식을 축적하는 데에도 도움이 된다.

평가와 연구의 차이를 구체적으로 비교한 자료를 인용하면 **표 6.3**과 같다.

4. 평가지표

1) 평가지표의 개념 및 요건

보건프로그램 평가 시의 기본은 이미 설정된 목표를 어느 정도 달성했는가에 대한 계량적 개념을 가지고 객관적으로 분석하는 것이다. 슈츠만(Suchman)은 목표달성의 질과 양 그리고 수준을 측정하는 데 있어 업무량, 성과, 충족도(적합성), 효율성, 과정 등 5개의 범주로 구분하였다.

설정된 평가기준의 달성 여부를 평가하기 위해 평가지표를 선정하는데, 평가지표가 기본적으로 갖추어야 할 요건은 측정 가능성, 개선 가능성, 관리 가능성(조절 가능성), 상대적 중요성, 충분성, 비교 가능성 등이다. 이를 구체적으로 설명하면 다음과 같다.

표 6.3 평가와 연구의 차이

특징	평가	연구
목적 또는 목표	사회적 책임감과 사업 또는 정책 의사결정	예측을 위한 새로운 지식 생성
해결해야 하는 질문	사업 목적 및 영향 목표에서 유도된 질문	과학자 자신의 질문
해결되어야 하는 문제의 특성	사업과 관련된 결과 및 영향	지식이 부족한 영역
지도이론	사업중재 및 이론평가의 근본적인 이론	가설검증을 위해 기본적으로 사용되는 이론
적절한 기술	문제에 적합한 연구기법	표본추출, 통계, 가설검증 등
현장	사업 수혜자와 비수혜자 대조군에 접근하여 평가가 이루어질 수 있는 현장	연구 질문에 적절한 장소
보급	사업 보고서와 과학저널에 국·내외적 발표	과학저널
기여 영역	자금원, 관련 정책, 학계	과학영역 학계

출처: 이인숙 외(2014). 보건프로그램의 기획과 평가에서 인용

① **측정 가능성(measurability)**

평가를 할 때 자의성을 배제하기 위해 가능한 한 계량화하며, 계량화가 불가능하거나 질적 측면에서 평가가 요청되는 경우에는 비계량 지수를 설정하여 객관성을 확보한다.

② **개선 가능성(improvability)**

개선 잠재력이 높은 분야를 자극할 수 있는 지표여야 한다.

③ **관리 가능성(조절 가능성, controllability)**

평가를 받는 기관에서 통제할 수 있고 납득할 수 있는 지표여야 한다.

④ **상대적 중요성(relative materiality)**

평가지표의 종류 및 적정성 여부는 평가목적, 대상 등에 따라 다르나 지표의 관리 및 평가의 목적성 측면에서 볼 때 중요도가 높은 지표중심으로 가급적 지표 수를 제한하는 것이 바람직하다.

⑤ **충분성(sufficiency)**

지표 내용이 불투명하거나 지표 간 구분이 모호하여 중복 평가되는 것을 배제하며, 동일한 사항이 상이한 지표에 의해 상충되지 않도록 한다.

⑥ **비교 가능성(comparability)**

원칙적으로 계속성을 유지하여 안전성을 확보함으로써 연도별 개선 정도를 비교할 수 있도록 한다.

2) 보건사업 평가지표의 예

보건사업의 효과성을 평가하는 데 사용되며 일반적으로 설정한 목표와 관련지어 사용된다. 보건사업은 보건프로그램의 운영이 포함되는 경우가 대부분인데, 대상자의 건강요구에 근거하여 개개인의 건강요구나 문제를 경감하기 위해 개인의 행위변화를 도모하고 환경을 조성하고 지지하기 위한 전략들로 구성하는 것이다.

(1) 구조지표

사업의 시작에 필요한 구조(structure) 혹은 투입의 양으로 나타내기도 하는데, 사업 진행의 배경이 되는 보건조직, 담당자의 특성(교육 등), 참여 정도와 같은 구조적 요인으로 사업의 진행에 필요한 능력과 잠재력 등을 포함하여 측정한다. 지표의 예로는 보건기관 및 시설의 적합성과 접근성, 보건프로그램과 서비스의 다양성과 체계성, 지원체계의 적절성, 수행인력의 특성 등이다.

(2) 과정지표

과정(process)지표는 보건프로그램의 진행 중에 활동의 내용들이 숫자로 산출되는 것이며, 내용으로는 대상자의 문제 정도, 문제해결을 위해 제공된 서비스의 종류나 양, 문제와 서비스의 관련성 정도이다. 지표의 구체적인 예로는 참여자 수, 참여율, 교실개최 수, 개발자료 수, 상담시간, 방문건수, 연계건수 등과 같이 도수나 율로 산출된다. 또는 결과지표에 관련된 지식, 태도 등도 변수로서 지표화 할 수 있다.

(3) 결과지표

결과(outcome)지표는 보건프로그램의 최종 목표에 도달한 상태를 나타내는 것으로 보건프로그램에 참여한 대상자들의 변화라고 할 수 있다. 예를 들어, 건강행위의 변화나 건강을 나타내는 생리적 변수, 심리적 상태 변수, 삶의 질 등이다. 결과지표는 보건프로그램의 완료 후 1차적인 산출물을 나타내는 산출로 표시하기도 하고, 이로 인한 궁극적인 보건프로그램이 포함된 사업의 효과를 결과라고 구분하여 표기하기도 한다. 우리나라의 통합건강증진사업에서 제시하고 있는 성과를 나타내는 지표에 대한 설명의 예는 **표 6.4**와 같다.

3) 질 평가지표

보건사업의 평가지표에 대한 중요성은 점차 증가하고 있고, 특히 질적인 평가에 대해서도 관심이 많아지고 있는데, 이는 서비스 대상자의 안위를 위한 덕목이기 때문이라고 할 수 있다. 보건의료의 가치증진을 위한 질을 측정하는 데 있어서 2002년에 시작된 OECD의 질 지표(Health Care Quality Indicators, HCQI) 프로젝트는 질과 관련해 필요한 정보를 제공하기 위한 개념적 틀과 방법론적 근거를 제공하는 데 큰 역할을 하고 있다.

보건의료체계를 향상시키기 위해 보건의료의 질에 초점이 맞춰지고 있고, 질을

표 6.4 성격이나 내용에 따른 성과지표의 분류

구분	투입지표	과정지표	산출지표	결과지표
정의	예산 · 인력 등 투입물의 양을 나타내는 지표	사업 진행과정에서 나타나는 산출물의 양을 나타내는 지표	사업완료 후 나타나는 1차적 산출물을 나타내는 지표	1차적 산출물을 통해 나타나는 궁극적인 사업의 효과, 정책이 미치는 영향력을 나타내는 지표
특성	예산집행과 사업 진행과정상의 문제점을 발견하는 데 도움	사업 진도 등 사업 추진 정도를 중간 점검하는 데 도움	투입에 비례하여 설정한 목표를 달성하였는가를 평가하는 데 도움	사업이 의도한 최종목표와 달성 정도에 따른 영향과 효과를 측정하는 데 도움

출처: 보건복지부 & 한국건강증진개발원(2017). 지역사회 통합건강증진사업 안내.

나타내는 지표들의 활용을 고민하고 있다. 자료들은 주로 보건의료의 질을 논의할 때 진료의 질을 중심으로 제시하고 있으며 국제적 지표생산과 지표를 비교하기 위한 생산의 가능성부터 활용에 이르기까지 지표별로 분석자료를 주기적으로 발표하였다.

OECD에서는 보건의료 질 지표 측정에 관해 다음의 네 가지 권고를 하고 있다.

- 개인정보와 자료보호문제의 측면과 다른 한편으로 질 위주의 거버넌스를 위한 신뢰할만 하고 타당한 정보의 필요성 사이의 균형을 맞춘 법률을 제정해야 한다.
- 진료의 질 측정을 위한 (국가)등록체계와 행정 데이터베이스의 잠재력을 충분히 활용해야 한다.
- 전자건강기록을 종합적으로 활용한다.
- 환자 경험에 대한 경시적 자료를 수집하기 위한 국가적 체계를 구축한다.

또한 보건의료의 질 지표를 적용할 때 OECD의 권고사항은 다음과 같다.

- 미시적, 중간, 거시적 수준에서의 질 향상을 고려할 때 공통된 질 지표를 사용하도록 한다.
- 보건의료체계의 투입(인력, 병원, 기술), 보건의료체계의 설계(질에 대한 책임 분배와 책무), 모니터링(표준지침, 정보기반), 보건의료체계의 향상(국가적 질과 안전 프로그램, 질 인센티브)에 대한 (국가적) 질 정책과 질 측정 노력 간 연계와 일관성을 보장해야 한다.
- 다른 국가의 우수한 질 향상 사례를 고찰하고, 그 교훈이 국내에서도 무엇에 대해 어떻게 적용될 수 있는지 파악해야 한다.

보건의료의 질 정보가 왜 필요한가라는 질문에 정책결정자들에게 있어서 의료의 질을 측정하고, 평가하고 비교해야 하는데 다음의 세 가지 이유를 제시한다. 보건의료 제공자의 책임성을 증진하고, 중점을 두고 있는 정책개발에 정보를 제공하며, 제공자와 이해관계자가 상호학습할 수 있도록 하기 위함이다(Veillard et al., 2010).

또한 오늘날 정책사업 중 진료의 질 향상을 추구하거나 질 측정에 의존하지 않는 것이 거의 없음을 강조하고 보건의료의 질 정보에 의존도가 높은 정책을 제시한다.

정책의 종류는 건강의 위험요인과 질병예방을 위한 효과적 중재에 대한 이해가 심화되고, 질 평가가 이루어지는 국가 암 검진 프로그램, 예방적 약물치료(예: 스타틴과 경구용 혈당강하제 사용), 건강한 생활습관을 촉진하는 (건강증진)정책, 공중보건 보호 등이 포함된다.

구체적으로 가용한 비교 지표로는 17개가 있고 그중 신체활동, 임신중절률, 임신 1기 첫 방문, 예방접종 가능질환, 청소년 예방접종률이 보건프로그램의 결과지표로 적용 가능하고 나머지 지표들은 임질 발생률을 제외하고 입원, 사망과 관련되어 있다.

이러한 국제적인 노력으로 질 지표를 개발하고 활용하는 부분이 확대된다면 보건의료의 질을 향상할 수 있는 결과를 기대할 수 있을 것으로 본다.

chapter 6

2절

프로그램 평가방법

학습목표

- 논리 모형의 구성요소를 기술할 수 있다.
- 보건프로그램의 평가에서 효과성 평가에서 적용할 수 있는 지표를 설명한다.
- 보건프로그램의 평가에서 경제성 평가의 방법을 설명한다.
- 보건프로그램의 평가에서 질적 평가의 방법을 설명한다.
- 평가결과의 보고와 활용하는 방법을 설명한다.
- 보건프로그램의 평가에서 적절한 평가항목을 확인한다.
- 보건프로그램의 평가결과를 활용하는 방법을 설명한다.
- 보건프로그램의 적절한 평가시기를 구별한다.

보건사업은 일반적으로 효과성(effectiveness), 효율성(efficiency), 형평성(equity)을 평가한다. 그러나 한정된 자원을 배분하기 위해 정책결정자는 형평성과 효율성에 입각한 판단 기준을 가지게 된다. 형평성은 주로 사회계층별 공평성을 의미하며, 효율적이라도 형평성을 잃은 정책은 이상적이라 할 수 없다. 반면 효율성 평가는 한정된 자원을 사회구성원에게 더 이상 만족을 증대시킬 수 없게 분배했는가를 평가하며, 분배적 효율성 평가와 최소 비용으로 최대 산출을 얻는 생산상의 효율인 기술적 효율성 평가로 대별할 수 있다. 경제성 평가는 대부분 효율성 평가로, 비용-최소화 분석(cost-minimization analysis), 비용-효과 분석(cost-effective analysis), 비용-편익 분석(cost-benefit analysis), 비용-효용 분석(cost-utility analysis) 등으로 분류한다. 또한 평가자료가 정형화된 항목이나 숫자로 표현하기 어려운 내용일 경우에는 질적 자료를 활용한 질적 평가 방법을 적용하기도 한다.

1. 논리 모형

1) 논리 모형의 개념

논리 모형(logic model)은 보건프로그램의 평가를 위해 프로그램 평가자나 관리자가 사용하고, 보건프로그램의 자원과 투입, 활동, 산출, 결과(성과/영향) 간의 관계를 논리적으로 연결한다.

논리 모형은 보건프로그램의 기획과 관리, 평가에서 성과관리를 위한 주요 모형으로 사용되고, 보건프로그램이 진행되는 과정을 나타내는 도식을 시각적으로 보여주어 전체적인 보건프로그램에 대한 이해를 증진시킨다. 논리 모형은 프로그램 내용 간의 원인관계를 찾아내고, 자원이 프로그램에 활용 가능하면 활동이 이행될 수 있게 하며, 활동이 성공적으로 이행되면 특정 결과가 기대될 수 있다. 프로그램의 평가에 가장 흔하게 사용되지만 기획과 이행 동안에도 사용한다.

2) 구성요소

(1) 현황 Situation

현황은 보건프로그램이 시작되기 전에 개입의 대상이 되는 대상자의 당면한 문제나 요구를 구체적으로 확인한다. 현황은 나머지 모든 요소에 영향을 크게 미치지만, 특히 성과에 일차적으로 영향을 준다. 지역사회에서 해결되어야 할 문제 또는 특정 인구집단의 어려움 등에 대해 구체적으로 현황을 기술한다. 이때는 구체적인 수치를 제시하는 것이 바람직하다.

(2) 투입 Input

투입은 보건프로그램이 목표달성을 위해 사용하는 자원을 말한다. 투입요소에는 대상자의 문제나 요구를 해결하기 위해 필요한 재원, 인적 · 물적자원 등이 포함된다.

(3) 활동 Activity

활동은 보건프로그램 제공자가 무엇을 하는지를 나타낸다. 활동요소는 보건프로그램 실행을 위한 자료의 개발, 서비스 제공 활동, 훈련활동 등을 포함한다.

(4) 산출 Output

산출은 투입과 활동에 의해 나타나는 일차적인 결과로, 주로 보건프로그램 대상에 나타나는 결과로 표시한다. 활동이 보건프로그램 제공자의 관점으로 표현되는 행동이라면, 산출은 보건프로그램 참가자의 관점에서 얻게 되는 결과로서, 제작자료의 수, 워크숍횟수, 상담횟수, 민원처리 건수 등으로 표시한다.

(5) 결과: 성과/영향 Outcomes/Impact

성과/영향은 보건프로그램 개입을 통해 얻으려고 하는 대상자의 상황 변화의 정도나 이익을 의미한다. 보건프로그램 참가자의 지식, 기술, 자신감의 변화가 오랜 기간 지속되는 결과로 제시할 수 있다.

추후에 더 진화된 논리 모형은 University Cooperative Extension Programs in the US에 의해 발전되었는데, Program Action Logic Model로 6단계이며, 프로그램 개입 전에 현황과 우선순위를 고려한다. 결과는 활동과 대상자와 결정권자의 참여, 활동과정에 어떻게 결속하도록 하는지에 대한 부분으로 세분화되었다. 성과/영향 부분의 단기적 변화는 학습에 관련된 것으로, 인식, 지식, 기술, 동기지표이고, 중기적 변화는 행동과 관련하여 행위, 실기, 결정, 정책이며, 장기적 변화는 지속성을 나타내는 사회, 경제, 환경적 변화 등을 말한다. 자원과 이행은 계획된 업무로, 결과는 성과/영향으로 구분되기도 하며 의도된 결과로 표현하기도 한다.

3) 논리 모형의 유용성

논리 모형은 보건프로그램의 기본 틀이 되며 전반적인 구조와 기능을 논리적으로 배열하여 도식화해서 나타내므로 보건프로그램 진행자는 지침이 되고 이해당사자의 이해를 돕는다.

이주열(2015)은 기획단계, 실행단계, 평가단계에서 논리 모형의 장점을 정리하였고, 논리 모형의 유용성을 다음과 같이 제시하였다.

① 기획단계

목적과 목표달성에 중재방법이 어떻게 기여하는지를 보여주고, 달성하지 못한 목표와 목표달성에 기여하지 못한 중재방법 등을 파악할 수 있도록 한다. 관련 당사자에게 보건프로그램을 이해시키는 데 도움이 되고, 보건프로그램의 각 구성요소가 어떻게 조화를 이루는지를 파악할 수 있도록 한다.

② 실행단계

보건프로그램이 처음 계획대로 진행되는가를 관리하는 기준이 되고, 이해관계자와의 의사소통에 활용할 수 있다.

③ 평가단계

평가를 설계할 때 방향을 제시하고, 각 구성요소는 평가지표를 결정할 때에 중요한 근거가 되며, 세부활동이 어떻게 목적과 목표달성에 기여하는지를 보여준다.

4) 논리 모형 적용시 유의사항

이러한 모형을 적용하여 프로그램을 진행할 때 유의할 점은 다음과 같다.

① 프로그램의 진행과정을 순서적으로 선형으로만 단순화하여 다양한 변수의 영향을 다 담아내지 못하고 있다는 것이고 역동적이고 상호적 관계를 나타내지 못한다는 것이다.

② 모형에서 보여주는 인과관계는 추론이고 원인과 결과관계를 나타내는 것이 아니라 가정이라는 것이고 프로그램의 효과를 증명한다는 것을 확정하는 것이 아니라는 것이다.

③ 사실 논리 모형은 기대되는 결과에 초점을 맞춘 것이므로 기대하지 않은 결과도 발생할 수 있다는 점이다.

④ 기획, 실행, 평가를 돕는 일련의 과정일뿐이고 실행을 위한 적절한 준비와 구성원들의 적극적 참여가 이루어져야 한다는 점이다.

⑤ 각 구성요소와 요소 간의 관계에 주의해 외부환경을 포함한 가능한 모든 연결과 관계를 고려해야 한다는 점이다. 따라서 논리 모형의 적용 시 이론의 장점을 살

릴 수 있는 세심한 주의가 필요하다.

다음은 지역사회 보건사업에 논리 모형을 적용한 사례이다. 보건사업을 운영할 때에는 요구에 맞는 프로그램이 몇 가지 진행되고 평가도 시행되는데, 기본적 틀로 논리 모형을 적용한 것이다. 우리나라 국민의 염분섭취가 비교적 높은 것으로 평가되고 이에 대한 대국민의 건강행위에 변화가 필요함에 따라 국민을 대상으로 한 보건소 중심의 보건프로그램의 개발과 적용을 목적으로 시도한 사업이다.

대국민 저염화사업 성과평가를 위한 지표개발 자료에 의하면 미시적 · 거시적 평가지표를 개발하고, 미시적 평가지표는 사업의 성과를 위한 실천적인 평가지표로 영양학적 평가지표를 구성하였다. 영양학적 평가지표는 일일 소금섭취량, 적정 소금섭취 인구비율, 싱겁게 먹는 인구비율 등이 제시되었고, 이를 투입, 산출, 결과 평가지표의 논리 모형으로 구체화하였다(**그림 6.3**).

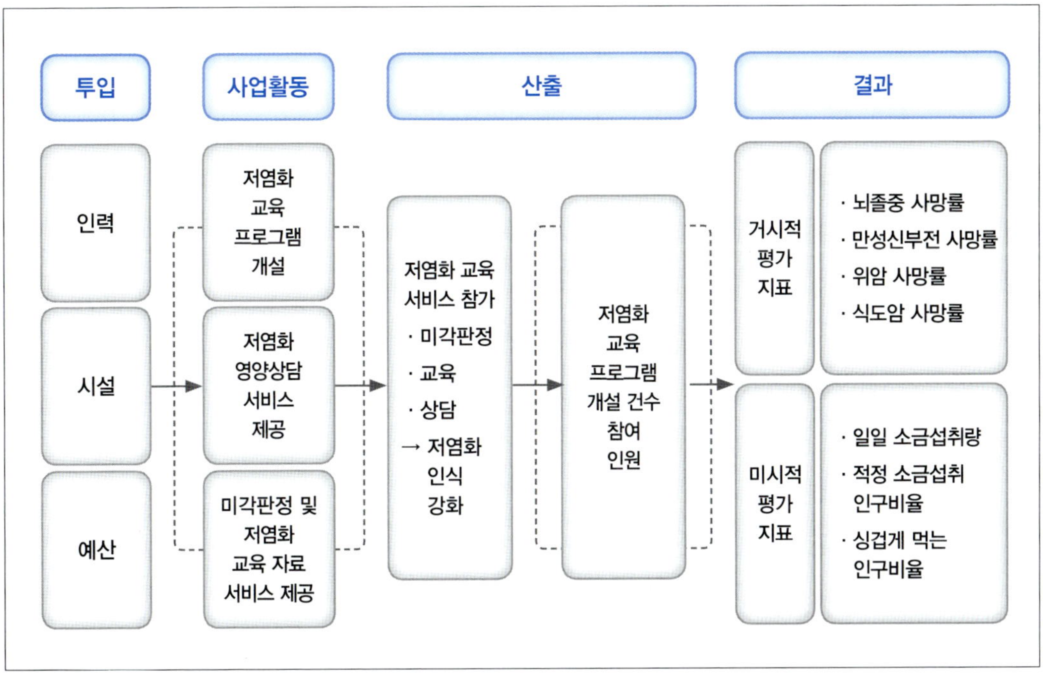

그림 6.3 **논리 모형을 이용한 저염화사업 평가지표**

출처: 이연경 외(2009). 대국민 저염화사업 성과평가를 위한 지표 개발. 보건복지부.

2. 효과성 평가

1) 개요

보건프로그램의 효과를 검증하기 위한 평가로 요구도 대비 변화 정도, 정상 상태로의 회귀, 건강지수나 과정적 변수들의 변화를 확인하는 것으로 설명할 수 있는데, 투입된 자원 대비 효과를 측정하여 경제적인 효과의 산출로 표현될 수 있는 기법을 활용하게 된다. 효과성 평가가 이루어진 사례를 보고 평가의 과정과 내용을 간략하게 이해할 수 있을 것이다.

2) 자료수집

보건프로그램의 효과를 확인하기 위해서는 건강요구도, 즉 건강지표의 변화가 있었음을 나타내야 하는데, 대체적으로 보면 궁극적인 목표의 변화를 나타내는 자료가 될 것이다.

건강증진사업별로 보면 신체활동 프로그램의 효과는 부위별 근력, 유연성, 균형 등이 될 수 있고, 영양프로그램의 효과는 체중, 혈중 지질, 혈당, 혈중 전해질이나 무기질량, 혈압 등, 그리고 금연사업은 금연율, 니코틴 농도, 흡연량 등, 절주프로그램은 알코올 섭취량 등이 제시될 수 있다.

또한 건강지표가 생산되는 과정에 변화를 알 수 있는 자가관리능력을 측정하는 지표나 자기효능감 등을 나타내는 지표가 효과를 입증하는 자료가 될 수 있다.

만성질환자를 위한 건강관리 프로그램은 질병의 증상 지표가 효과를 입증하는 지표가 될 수 있다. 각종 생리학적인 검사를 통해 산출할 수 있는 지표로 혈당, 당화혈색소, 각종 혈중지질 수치, 근력 등 질병의 진단지표가 치료나 관리 과정 중에 측정되어 효과를 검증하는 자료로 활용될 수 있다.

이러한 자료를 수집할 때는 프로그램의 전과 후에 동일한 자료를 정확한 방법으로 측정하여 오류를 최소화하고, 누적자료를 잘 정리하여 효과를 입증하는 자료로 사용해야 한다.

효과평가에서는 자료수집상 오류를 줄이는 것이 필요한데, 측정도구의 정확성, 수집자의 올바른 절차에 의한 정확한 측정, 기록, 보관, 처리가 이어져야 한다.

수집해야 하는 지표에 영향을 미치는 변수를 알고, 이에 대해 대상자를 측정 전에 잘 준비하도록 하는 것과 측정자의 훈련도 필요하다.

3) 효과성 평가와 효율성 평가의 예

만성질환예방관리사업의 효과성 평가와 경제성 평가 즉 효율성 평가가 이루어진 우리나라의 사례에서 보면, 대상자에게 나타날 수 있는 변화를 모두 포함하고 있다는 것을 알 수 있다. 이는 효과성을 측정한 사례이고, 투입된 비용을 산출하고 비용투입 대비 효과를 확인하는 효율성 또는 경제성 평가를 실시하여 국민 전체에 확대할 때의 편익을 산출하고 가능한 객관적인 지표를 산출하여 정책적 선택을 할 때 근거로 활용할 수 있음을 알 수 있다.

(1) 사업목적

만성질환예방관리사업에의 참여가 고혈압, 당뇨병 환자와 같은 만성질환자에서 자가관리 향상, 지속치료율 향상, 필수검사 수행률 향상에 기여하는지를 확인하고, 경제성 평가를 통해 의원기반 만성질환자등록관리사업의 효과를 평가하고자 한다.

(2) 사업목표

1. **"고혈압, 당뇨병 유병 환자 중 만성질환예방관리사업에 참여한 대상자와 그렇지 않은 대상자의 지속치료율, 필수검사수행률 등 관리 수준의 차이 파악"**
2. **"의원기반 만성질환자등록관리사업의 비용 대비 편익 파악"**

(3) 사업평가결과 요약

1-1. 사업참여 여부에 따른 생활습관력 차이

- 금연율 향상
- 금주율 변화 적음
- 규칙적 운동율 향상

1-2. 사업참여 여부에 따른 생활습관력 차이

- 체질량지수 변화가 통계적으로 유의하지 않음
- 허리둘레
- 고혈압 환자의 수축기혈압 수준이 낮아짐

- 당뇨 환자 수축기혈압의 통계적 유의성 없음
- 고혈압 환자의 이완기혈압 수준이 낮아짐
- 당뇨 환자 이완기혈압의 통계적 유의성 없음
- 공복 시 혈당은 고혈압/당뇨 환자 통계적 유의성 없음
- Total cholesterol 고혈압/당뇨 환자 통계적 유의성 없음
- HDL cholesterol 고혈압/당뇨 환자 통계적 유의성 없음
- TG 고혈압/당뇨 환자 통계적 유의성 없음

1-3. 만성질환관리 지식의 수준의 향상/당뇨병관련 지식수준의 향상

1-4. 지속치료율

- 외래 투약일수 증가

1-5. 입 · 내원일수 감소

- 종합병원의 등록 전후 외래방문일수 변화량은 고혈압과 고혈당에서 등록 여부, 등록 전후에서, 등록군의 긍정적 변화 확인

1-6. 평균진료비

- 고혈압과 당뇨에서 등록 여부, 등록 전후에서 등록군의 감소 확인

1-7. 의료기관 방문행태 변화

- 고혈압과 고혈당에서 등록 여부에 따른 등록 전후, 의료기관 방문형태에서 등록군이 더 많이 감소하는 긍정적 변화 확인

(4) 만성질환자등록관리사업의 비용분석

만성질환자등록관리사업과 관련된 비용 항목을 종합하여 총비용을 산출해보면 연간 총비용이 약 89억 3천3백만 원이고, 이 중에서 추가 발생 직 · 간접 의료비가 78억 2천6백만 원으로 가장 높은 비중임을 알 수 있다(**표 6.5**).

사업의 비용편익을 산출하기 위해 프로그램으로 인한 효과로 간접진료비가 절감되는 항목으로 문헌에서 제시되었던 외래이용 시간비용, 입원이용 시간비용, 내원교통비와 직접진료비의 절감 부분은 국민건강보험공단의 진료비 관련 자료에 근거하였는데, 사업으로 인해 추가 발생하는 편익을 계산하기 위해 사업이 종료되는 시점의 익년부터 편익이 발생하여 10년간 편익이 평균적으로 발생한다고 가정하고, 편익이 발생하는 기준 연도는 2013년으로 가정하였으며, 10년간 발생한 편익은 연간 5.5%의 할인율이 적용되어 감소된다고 가정하였다. 만성질환자등록관리사업의 편익은 질환의 조기 발견 및 관리를 통한 의료비 절감이라고 가정하고, 본 사업이 의료비 감소에 기여하는 정도를 산출하기 위해 기존의 관련

표 6.5 만성질환자등록관리사업 관련 총비용(원)

대항목	소항목	총비용(2009~2011)
운영비	안건비	671,063,890
	교통비	48,976,940
	사업비	44,273,310
	교육비	67,757,740
	기타사업비	3,381,189
	소계	835,453,069
의료비		7,826,334,455
교통비		158,794,351
생산성 손실비용		112,755,756
계		8,933,337,631

문헌에서 제시한 기여도를 가상적으로 적용하였는데, 미국에서 수행된 고혈압 환자, 당뇨 환자 발견 사업 결과 5년 후 사망률이 15~25% 감소되었다는 보고에 근거하였다.

또한 민감도 분석의 일환으로 보수적 편익 추정을 위해 미국의 Framingham Heart Study와 유럽의 MONICA project 등의 결과를 이용하였는데 질병예방을 통해 10년간 매년 사망률 6.5%의 감소를 가져왔다는 보고에 근거하여, 이러한 사망률 감소치를 만성질환자등록관리사업의 인구기여위험도(PARp)의 하한값으로 적용하여 편익을 계산하였음을 밝히고 있다(**표 6.6**).

만성질환자등록관리사업이 의료비에 미치는 인구기여위험도를 6.5%라고 가정할 경우 약 220억 9천1백만 원의 총편익이 발생되는 것으로 계산되었고, 인구기여위험도를 증가시킬수록 총편익의 크기는 증가하는데, 15%로 가정할 경우 약 241억 81백만 원, 25%로 가정할 경우 약 488억 7천3백만 원의 총편익이 발생한 것으로 계산된 것이다.

마지막으로 앞에서 계산된 만성질환자등록관리사업의 총편익과 총비용을 정리하고, 사업이 의료비에 미치는 인구기여위험도를 6.5%로 보수적으로 가정할

표 6.6 만성질환자등록관리사업 관련 총편익(원)

항목	총편익의 현재가치		
	PAR-6.5%	PAR-15%	PAR-25%
간접진료비 절감			
외래이용 시간비용	259,636,609	279,557,650	465,929,422
입원이용 시간비용	3,009,466,424	3,540,038,472	12,409,401,790
내원 교통비	953,497,430	1,121,599,381	3,931,704,529
소계	4,222,600,463	4,941,193,503	16,807,035,741
직접진료비 절감	17,868,722,784	19,239,729,540	32,066,215,905
계	22,091,323,247	24,180,923,043	48,873,251,646

경우 총편익에서 총비용을 제한 순편익은 연간 약 137억 1천4백만 원, 총편익 대 총비용의 비는 약 2.64로 산출된다. 인구기여위험도를 15%로 가정할 경우 순편익은 약 158억 4백만 원, 총편익 대 총비용의 비는 약 2.89, 인구기여위험도를 25%까지 증가하여 가정할 경우 순편익은 약 404억 9천7백만 원, 총편익 대 총비용의 비는 약 5.83까지 증가하는 것으로 확인할 수 있다(**표 6.7**).

표 6.7 만성질환자등록관리사업 관련 편익 대 비용(원)

항목	총편익의 현재가치		
	PAR=6.5%	PAR=15%	PAR=25%
편익	22,091,323,247	24,180,923,043	48,873,251,646
비용	8,376,368,918	8,376,368,918	8,376,368,918
편익-비용	13,741,954,329	15,804,554,125	40,496,882,728
편익/비용	2.64	2.89	5.83

3. 경제성 평가

프로그램의 효과를 확인하는 과정은 대상자에게 기대하는 변화를 찾아 이미 목표에 제시되었던 지표의 변화를 측정해 통계적 의의를 갖게 되는 경우에 효과적이었다고 표현하고 있다. 사실 프로그램은 실제의 적용이므로 실험실 상황처럼 기대했던 결과가 모든 대상자에게 나타날 수는 없다. 다만, 통계적 의미가 있는 결과지표를 산출하여 의미 있는 활동이 없음을 증명하는 것이다. 그러나 실무에서 적용을 고민할 때는 효과적인 프로그램 그 이상을 원하게 되는 것이 사실이다. 따라서 한정된 자원, 인력, 예산으로 효율적인 프로그램임을 확신하고 적용하기를 원하게 된다.

이러한 측면에서 지출의 경제성을 생각하게 되는 것은 공공재원의 사용에서는 특히 필요한 부분이다. 자원의 사용을 최소화하면서 목표달성 정도를 최대화하고자 하는 바람을 가지고, 투입과 산출의 결과를 분석한다. 질병별 건강상태 개선에 집중하거나 개별 투입에 의한 세부분석이 이루어지고 체계 전체(국가, 지방 단위의 자료)의 분석 또한 후속될 수 있고 프로그램의 선택 근거로 한정되어 있는 예산의 배분이 적절하게 이루어질 수 있는 근거가 된다.

1) 비용효과분석

투입과 산출을 각각 비용과 효과단위로 측정, 평가하는 것으로 목표달성을 위한 대안 중에서 투입된 비용에 비해 더 많은 효과를 내는 보건프로그램을 선정하는 근거를 산출하는 것이다. 그러나 영역이 다른 두 개의 보건프로그램의 효과를 비교하기에는 적절하지 못하고, 많은 다른 척도를 사용한 다차원적인 성과를 해석하는 데에는 제한적이다. 비용이 적게 드는 것을 산출해낼 수 있지만 근본적인 가치에 대한 근거를 알려주지는 못하고 산출이 두 가지 이상일 경우에는 적용하기가 어렵다는 것이 단점이다.

2) 비용편익분석

비용편익분석의 기본적인 분석단계는 일반적으로 다음과 같은 과정으로 이루어진다. 첫 번째, 어떤 사업에 드는 비용과 편익을 세분화한다. 두 번째, 세분화된 비용과 편익을 금액으로 환산하여 각각의 항목별로 계량화한다. 세 번째, 계량화한 비용과 편익에 할인율(discount rate, r)을 적용하여 그들의 현재가치(present value, PV)를 비교한다. 네 번째, 계산된 비용과 편익의 현재가치를 비교하여 경제적 효율성을 평가하며, 혹은 여러 대안에서 편익비용의 비율이 가장 높은 대안을 선택한다. 다섯 번째, 이 비교된 결과를 의사결정에 이용한다.

측정방법은 인적자본접근법(human capital approach)과 지불용의 접근법(willingness to pay approach)이 있다.

첫 번째, 인적자본접근법은 인간 생명의 가치 및 질병으로 인한 비용을 측정하는 데 가장 많이 이용되는 방법이다. 이 방법은 인간을 생산성을 가진 생산요소로 간주하여 질병의 예방, 진단, 치료와 재활에 지출된 비용을 나타내는 직접비용과 질병, 장애, 사망으로 인한 미래 생산 가치의 손실을 그 사람의 평균 임금을 사용하여 계측하는 간접비용이 포함된다. 이 방법은 비용을 측정하는 데 필요한 자료를 수집하기가 비교적 용이하고 개념상 단순하기 때문에 사용하기 편리하며, 순편익의 증가를 유도하여 후생증진을 도모할 수 있다는 장점이 있어 경제성을 평가하는 데 선호되고 있으나, 순수한 노동생산에 의한 소득만이 고려되기 때문에 생산활동에는 참가하지만 임금을 받지 않는 사람의 생산성 손실이 과소평가되는 단점이 있다.

두 번째, 지불용의 접근법은 여러 가지 논리상의 결함을 가지고 있는 인적자본접근법의 단점을 보완하기 위한 대안으로, 경제적 후생기준의 관점에서 보았을 때 대상자가 그 질병에 걸리거나 그로 인한 초기사망의 위험에서 벗어나기 위해서는 얼마만큼 지불해도 좋다고 생각하는 주관적인 비용을 생명가치로 환산하는 방법이다. 즉 어떤 질병의 비용을 보건의료서비스로 인해 질병에 걸릴 확률의 감소에 대해 지불할 용의가 있는 금액을 기준으로 계산하는 방법이다. 이 방법은 생산성의 손실뿐만 아니라 고통과 통증에 의한 손실액까지 측정할 수 있으므로 보건의료서비스 결과, 개인의 정신적 안녕에 조금이라도 기여할 수 있는 경우가 발생 가능할 때 개인이 느끼는 사적편익의 가치를 직접 계측하는 방법을 사용해야 한다.

여러 가지 이론상의 제한점에도 불구하고 인적자본접근법이 널리 이용되는 이유는 비용을 측정하는 데 필요한 자료를 수집하기가 비교적 쉽고 또한 질병의 예방, 진단, 치료 및 재활에 직접 지출된 비용과 질병으로 인한 생산손실량의 가치 또는 기준 시점의 소득 수준에 의거한 미래소득의 감소액 등을 수치로 명백하게 나타낼 수 있어 논란의 여지를 줄일 수 있기 때문이다.

비용은 직접비용(인력, 행정, 장비, 시설, 운영 등에 소요되는 비용), 간접비용(참가자의 교통비, 시간상의 손실에 대한 기회비용 등)을 수집한다. 편익은 보건프로그램으로 인한 질병예방 및 치료비의 절감과 같은 직접편익의 증가나 생명연장, 통증감소 및 보건프로그램의 실시로 느끼게 되는 정서적 안정감 등 정신적 편익과 같은 간접편익이 있다. 보건프로그램의 편익은 질병의 감소, 사망률 저하, 경제적 생산성 향상 등이 될 수 있다. 또한 질병과 관련된 가치를 측정할 필요가 있는데 해독함수 접근법에 의해 측정해낼 수 있다.

(1) 신혼부부 건강관리 프로그램의 비용 및 편익 추정 사례

일 보건소에서 지역사회의 신혼부부를 대상으로 건강검진 및 건강교육을 실시한 후 모아의 건강에 영향을 미치는 효과변수의 경제적 효율성을 분석하였는데 순편익(net benefit)은 신혼부부 한 쌍에 대해 다음의 식을 적용하여 산출하였다.

- net benefit = [B1+B2+B3]−[C1+C2]
- net benefit: 신혼부부 대상자에 대한 순편익
- B1: 신혼부부 대상자에 대한 직접 편익
- B2: 신혼부부 대상자에 대한 간접 편익
- B3: 신혼부부 대상자에 대한 무형편익(본 연구에서 편익을 산출하는 데 제외하였다)
- C1: 프로그램 진행으로 보건소에서 대상자를 위해 소요된 직 · 간접비용
- C2: 프로그램 참여를 위해 대상자가 소요한 직 · 간접비용

① 비용 추정

보건소에서 프로그램 운영으로 대상자 1인에 소요되는 비용으로 직접비용은 혈액검사비, 풍진항체 검사비, 인건비, 홍보자료비, 기타 용역비가 포함되었고, 간접비용은 프로그램 진행에 사용된 전기, 전화 및 광열비를 산출하였다.

대상자가 프로그램 참여를 위해 소요된 비용은 직접비용이 교통비, 간접비용이 참여에 소요된 시간을 평균임금 수준으로 계상하여 포함하였다.

② 편익 추정

프로그램의 결과로 발생하는 무형의 편익은 분석에 포함시키지 않았고, 프로그램의 효과가 장기간에 걸쳐 발생하므로 미래의 가치를 현재가치로 환산하였다. 수유 자체에 대한 분석으로 모유수유에 따른 편익은 인공수유시의 분유구매 비용, 시간소요비용과 의료비 지급을 산출하여 추정하였다. 또한 풍진항체 보유, B형간염항체 보유, 자연분만과 피임 실천에 따른 비용 감소에 따른 편익도 산출하여 계상하였고, 전국의 신혼부부에게 프로그램을 확대 실시할 경우 할인율 5%를 적용하여 비용편익도 추계하여 총비용은 약 537억 원, 총편익은 약 1,260억 원, 비용편익비는 1:2.35, 순편익은 약 723억 원이었다(**표 6.8**). 또한 적용된 가정이나 가치평가가 변하여도 연구결과가 안정성을 갖는지를 평가한 민감도 분석 결과 안정성을 확보한 것으로 확인되었다.

표 6.8 우리나라 신혼부부 건강관리 프로그램 참여 1인당 비용편익

비용			Item	편익			
항목	비용			직접편익		간접편익	
	1인당	전국 신혼부부		1인당	전국 신혼부부	1인당	전국 신혼부부
직접비용			6개월 모유수유로 인한 비용 감소	56,432	175	74,420	231
검사비용	34,000	105	풍진항체 보유로 인한 예방	1,270	4	2,161	7
행정비용	84,624	263	B형간염항체 보유로 인한 예방	20,634	64	9,232	29
공공요금	27,940	87					
이동비용	3,760	12	자연분만에 의한 비용 감소	119,561	372	85,572	266
간접비용							
사무실 기본비용	2,600	8	피임 실천에 따른 비용 감소	13,650	42	22,690	70
시간소비에 대한 기회비용	20,034	62					
총계	152,924	537		211,548	657	194,076	603
총비용-총편익비			1인당 1:2.3	전국 신혼부부 1:2.35			
순편익			232,664	723			

4. 질적 평가

1) 개요

질적 평가는 질적 조사방법을 사용하여 평가하는 방법이다. 보건프로그램의 평가과정에서 평가자료의 수집을 수치화하여 통계적 분석을 하고, 그 결과를 통해 효과를 확인해내는 일련의 활동으로 파악할 수 없는 것, 즉 대상자들의 만족, 경험, 성과 등을 대상자나 기관 담당자, 지역주민의 반응을 알기 위해 실시하는 질적 자료의 수집, 분석, 평가를 의미한다.

앞서 제시된 효과성 · 경제성 평가에서는 양적 방법에 의해 분석이 이루어지는데, 연역적 가설을 세우고 이에 대한 검증을 해나가는 양적 연구방법은 일반적으로 측정할 수 있을 정도로 이미 검토되어 있는 상태의 구체적인 현상을 탐구하는 것이다. 질적 연구방법은 알려지지 않았으나 양적 방법으로는 확인할 수 없었던 것을 귀납적인 방법으로 알아내는 것이라 할 수 있다.

보건프로그램의 평가에 활용되는 질적 접근법은 전체적인 것에 관심을 가지고 프로그램에 참여한 대상자들의 경험, 삶을 이해하는 목적을 갖는다. 이를 통해 프로그램과 관련한 삶에 대해 풍부한 자료가 기록으로 표현될 수 있고, 좀 더 적절한 대상자의 이해가 가능해진다.

보건프로그램의 제공은 궁극적으로 대상자가 프로그램을 통해 자신의 삶에 대해 의미를 찾고 더욱 만족하고, 구체적으로 보면 건강상태의 변화에 기여하는 것이므로, 단순한 정형화된 틀에 의해 평가를 제한하는 것은 보건프로그램의 효과를 평가절하하게 될 수도 있어서 평가의 제한성을 감소시킬 수 있는 방법이 될 수 있다.

2) 자료수집

질적 평가에서 자료수집을 하는 담당자는 질적 자료에 민감성을 갖춘 준비를 해야 하는데, 심층면접의 경험과 수집된 자료를 동시에 분석할 수 있는 민감성을 갖추어야 한다. 자료수집의 대상자에게서 찾아내고자 했던 내용이 충분히 수집되었는지, 즉 적절한 대상자가 참여하고(보건프로그램 참여자), 충분한 대상자가 참여하였는지 점검하는 것도 중요한 부분이다.

수집자료는 문헌, 인터뷰(면담), 관찰에 의해 수집될 수 있는데, 필기 기록, 녹음자료, 사진, 발간자료 등 대상자의 변화를 나타낼 수 있는 것이 되며, 인터뷰를 하는 경우에는 개방형 질문목록, 반구조화된 인터뷰가 이루어질 수 있고, 참여관찰의 방법도 적용될 수 있다. 인터뷰는 일방향적인 아닌 상호작용이 이루어질 수 있는 비구조화된 형식이 좋은 자료를 수집할 수 있다. 보건프로그램의 평가에는 이와 관련된 부분에 집중해야 하므로 포괄적인 질문이나 탐색과 함께 반구조화된 프로그램과 관련한 인터뷰가 효과적일 수 있다.

인터뷰의 내용은 개방형 질문과 조사 과정에 사람들의 경험, 인지, 의견, 느낌 등을 맥락을 고려하여 서술적으로 인용한다. 관찰은 활동, 행동, 행태, 대화, 개인 간 상호작용, 조직, 또는 공동체 과정, 관찰가능한 인간의 경험에 대해 구체적으로 묘사하도록 한다.

인터뷰 시 질문은 대상자의 경험과 행태에 대해 구체적으로 질문하여 명확하게 알아내고, 대상자가 인지하고 해석하는 과정을 이해하기 위해 어떻게 생각하는지를 질문한다. 특정 이슈에 대해 본인의 느낌과 감정, 실질적인 정보에 대한 지식의 수준, 대상자가 경험하였던 자극을 묘사하도록 하여 감각적인 부분을 확인하고, 대상자 자신의 기본적인 배경인 나이, 교육, 직업 등을 질문하여 개방형 질문에 대한 응답으로 자신을 범주화하는지를 확인하게 된다. 이를 통해 대상자가 그들이 처한 상황이나 배경에 대해 어떻게 인식하는지, 구체적인 보건프로그램에 대한 본인의 경험, 느낌, 의견, 지식 상태 등을 파악하여 평가자료로 활용할 수 있는 것이다.

질적 자료의 분석과정에는 이해, 종합(탈맥락화), 이론화, 맥락화의 인지과정이 통합된다고 하며, 자료수집과 동시에 분석이 이루어지고 기록되며, 컴퓨터에도 입력하여 자료를 보존한다. 내용을 분석하는 데는 선택에 따라 내용분석방법의 다르나, 개념화하고 범주와 주제를 도출해내는 과정은 공통적이다. 보건프로그램의 평가를 한 가지의 방법론으로 실시하는 제한성, 인간에 대한 제한성을 둔 상태로 성과를 확인하게 되는 명백히 제한적인 평가가 아닌, 가능성을 찾아내는 더 나은 프로그램의 개발과 발전을 위해 인간에 대한 존엄성을 바탕으로 한 활동이 될 수 있도록 하는 것이 질적 평가라고 할 수 있다.

3) 질적 평가 시 고려사항

- 6하 원칙(누가, 무엇을, 언제, 어디서, 어떻게, 왜)에 근거하여 관찰한다.
- 대상자가 편안하게 참여하는 것도 중요하다.
- 면담의 방식을 구조적 · 비구조적 · 반구조적 면담방식 중에 선택한다. 면담장소와 시간도 면담자와 평가자의 상황을 고려하여 결정하는 것이 좋다.
- 면담자료를 기입할 때 현장노트에 관찰 · 면담 시의 상황, 분위기 등도 자세히 기록한다. 그러나 기록 시 본인의 이차적인 해석이 들어가지 않도록 주의한다.
- 자료의 수집과 관련하여 메모, 자료수집자의 개인적 방법 기록 등도 잘 정리하여 활용한다.
- 수집된 질적 자료의 분석일지를 작성하여 전 과정을 요약하여 누락되는 일이 없도록 한다.

5. 평가결과의 보고와 활용

1) 평가결과의 발표

최근에는 공공기관에서 정보공개와 활용을 위해 우수한 사례나 진행활동을 실시간으로 발표하거나 공개하는 경우도 많다. 원론적으로 활동에 대한 기록은 반드시 실시되어야 하는 것이며, 평가과정을 통해 이루어진다.

평가가 진행된 후에 자체적으로 평가의 활용에 대해 평가주체가 의견을 제시하게 되는데, 원론적인 활용은 프로그램의 설계, 실시상황, 경과에 대해 검토하여 다음 프로그램 활용에 대한 방향을 제시하는 데 있다. 평가과정 중에 대상자에 대한 인식의 향상 기회를 제공하기도 하며, 프로그램의 지속을 위해 담당자의 평가가 가능하게 되고 관리감독자, 경영자에 대한 설명자료로의 활용이 가능하다. 또한 프로그램의 수행과정이 목적을 달성하기 위해, 즉 대상자들에게 바람직한 변화를 기대하기 위함이므로 이에 대한 과학적인 평가가 이루어져야 하는데, 이를 연구과정의 진행이라고 할 수 있다. 물론 연구를 위한 활동이 주요 목적이 아니라 실제적인 활동에 대한 과학적 근거를 토대로 시행한 프로그램을 입증하는 데 활용될 수 있다는 것이다.

프로그램을 실시한 기관이나 담당자를 통해 다른 유사한 기관이나 담당자에게 교육을 할 수 있는 기본자료로도 활용 가능하다. 이를 위해 평가결과를 잘 기술할 필요성이 있는데, 핵심적이고 중요한 내용을 간결하게 작성해야 하며, 논리적이면서도 시간순으로 배열하여 결과를 이해하는 데 도움을 줄 수 있어야 한다.

프로그램에 대한 강점과 약점을 자세하게 기술하고 개선을 위한 제언과 변화가 필요한 내용도 기술되어야 한다. 평가결과가 신뢰를 가질 수 있는 것은 과정에서 적용된 내용에 대한 근거가 과학적임을 설명하는 자료도 함께 기술될 필요가 있고, 전 과정을 결과보고서를 통해 이해할 수 있도록 가능한 명확한 표현을 하도록 해야 한다.

또한 평가의 전 과정에 걸쳐 고민해야 하는 요소들을 건강증진사업 평가의 딜레마로 기술된 자료를 보고 향후 보건프로그램의 평가에 활용할 수 있을 것으로 본다(**표 6.9**, **사례 2**).

표 6.9 보건프로그램의 평가결과에 대한 활용방안 제시사례 1

1. 대국민 저염화사업을 적극적으로 확산시키는 데 활용	저염화사업의 경우 다른 건강증진사업과는 달리 사업의 진행을 위한 표준화된 지침이 없으며, 프로그램 또한 각 보건소별로 여건에 따라 운영하고 있는 실정이다. 본 연구에서 제시된 저염화사업을 적극적으로 실행하고 있는 보건소의 사례와 평가도구는 향후 저염화사업의 실시하고자 하는 보건소에게 사업추진 전략에 도움을 주어 전국 보건소에 저염화사업을 적극적으로 확산시키는 데 활용할 수 있을 것이다.
2. 저비용, 체험 교육적인 평가도구로의 활용	저염화사업의 평가지표로서 소금섭취량(FFQ, 24h-recall)과 나트륨 배설량 등이 있지만 개인별 평가의 변이성이 높거나 집단평가 시 고비용 등을 고려하면 이 모두를 충족할 수 있는 미각 판정도구를 활용한 「싱겁게 먹는 인구비율」을 지표로 개발하는 것이 기존의 지표들이 가지지 못하는 개인별 변이성을 줄이면서 체험 교육 효과를 동시에 가질 수 있어 비용효과적이다.
3. 보건소 저염화사업의 자체 평가도구로의 활용	현재 저염화사업은 각 보건소별로 영양부분으로 추진되고 있으나 사업의 방향이 목표를 향해 제대로 나아가고 있는지, 사업의 결과가 어느 수준인지 알 수 있는 평가지표가 없는 실정이다. 따라서 본 연구에서 개발한 성과평가표는 일선 보건소의 사업담당자들이 자체적으로 사업을 평가하고 지속적인 개선활동을 수행하는 데 도움을 줄 수 있을 것이다.
4. 저염화사업의 시계열적인 효과 평가에 활용	저염화사업을 지속적인 운영에서 「싱겁게 먹는 인구비율」의 평가지표는 저염화 사업의 시계열적인 효과 평가로 저염화사업 자체의 타당성 및 지속적인 사업으로 인한 효과 검증에 사용될 것으로 기대된다.

출처: 이연경 외(2009). 대국민 저염화사업 성과평가를 위한 지표개발.

미국 질병관리본부의 평가서 작성지침에 따르면 평가서에 포함되어야 하는 요소는 다음과 같다.

- 요약문
- 평가의 배경 및 목적
- 프로그램의 배경
- 평가의 근거
- 이해관계자의 식별 및 참여
- 프로그램 기술 서술 설명
- 주요 평가 질문 및 초점
- 평가방법
- 설계
- 대상자 선정절차
- 측정 또는 지표
- 자료수집절차
- 지표처리절차
- 분석
- 제한점
- 결과
- 논의 및 제언

또한 분석 시에는 평가내용에 대한 구체적인 분석방법, 목표에 대한 결과자료의 기술, 도표와 그래프 산출자료 제시, 결과해석, 평가지표의 종합결과분석을 구체적으로 하는 것이 중요하다. 특히 미국 평가협회에 따르면 이러한 평가를 수행하는 평가자의 덕목으로 다섯 가지를 제안하고 있는데, 체계적인 탐구활동을 할 것과 지속적으로 평가능력을 향상시키기 위해 노력함은 물론 대상자나 이해관계자와 소통하는 노력이 필요하다. 평가 전 과정에 걸쳐 정직함과 통합성을 유지해야 하며, 프로그램에 참여하게 되는 가능한 한 모든 사람의 자기가치와 안전, 존엄성을 소중하게 생각해야 한다. 궁극적으로 일반과 공공의 복지를 위해 의무감을 가지고 활동해야 할 것이다.

사례 2.

특정 보건사업을 실시하기 전에 이론적 근거를 확립하는 것이 선행되어야 하는데, 현재 우리나라와 같이 특정사업에 대한 지침을 업무담당자들에게 제공하는 경우에는 비교적 수월하게 평가의 기본틀을 가지고 사업계획을 수립하고 프로그램을 진행한다. 그러나 세분화된 업무를 수행하는 데 있어서는 문헌이나 기존 결과보고서, 연구결과들을 토대로 지역 주민에게 적합한 프로그램을 구상하게 되고 이때에 이론적인 근거를 확립해야 한다는 것이다.

건강증진사업 평가에서의 딜레마에 대해 기술된 것을 보면 다음과 같다.

① 특정 사업의 효과를 평가하기 위해 무엇을 측정할 것인가?

기획과정에서 설정된 목표를 중심으로 선정해야 한다. 학문적으로 문헌에서 제시되고 있고 프로그램 진행활동이 명확한 근거를 가지고 진행되어야만 한다. 지역의 건강문제의 원인이 되는 요소를 해결해 나가는 업무가 이루어질 것이므로 원인요소를 측정하여 변화를 확인해야 할 것이다.

② 결과가 특정 보건사업에 의한 것이라고 어떻게 확신할 것인가?

대개의 보건사업이 장기적인 사업의 성격을 가지므로 지식, 태도, 행태는 프로그램과 무관하게 계속 변화하고 있을 수 있다는 것이다. 이는 사업을 진행하는 과정을 잘 고안된 설계(유사실험설계방법)를 통해 업무가 이루어지고 그 결과를 통해 평가할 수 있게 하는 것으로 확신의 근거를 제공하도록 할 수 있다.

③ 언제 평가할 것인가?

예를 들면 관상동맥질환 예방관리 프로그램의 효과와 측정시기를 보면 **표 6.10**과 같다. 문제는 가장 적절한 평가시기를 담당자가 결정하고 수행해야 한다는 것이다.

④ 성공의 요소는 무엇인가?

과정과 결과를 모두 고려하여 성공의 요소를 규명해내는 것이 중요한데, 양적, 질적 방법을 동원하여 다면적으로 동시적 변화를 알아낼 수 있는 민감성이 필요하다.

표 6.10 프로그램의 효과와 적정 측정시기

효과	적정 측정시기
관상동맥질환의 위험요인에 대한 지식 수준을 높인다.	실시 직후
더 많은 사람이 집단검진 클리닉에 방문하도록 설득한다.	3개월 후
매체가 관상동맥질환을 더 많이 다루도록 한다.	3개월 후
다양한 조직이 관상동맥질환을 포함한 건강정책을 채택하도록 장려한다.	6개월 후
음식점과 간이식당에서 건강에 좋은 음식을 제공하도록 설득한다.	6개월 후, 그 이상
관상동맥질환으로 인한 조기 사망률을 줄인다.	5년 후, 그 이상

출처: 지역보건연구회 역(2001). 건강증진: 이론과 실제.

⑤ 평가에 대한 노력은 가치가 있는 일인가?

이전에 입증된 효과나 효율성에 근거하여 수행하고 있는 일상적인 업무를 철저히 평가한다는 것은 그다지 가치 있는 일이 아닐 수 있으므로 새로운 사업이나 프로그램에 대한 평가는 철저하게 시행되어야 한다. 또한 평가를 얼마나 잘 할 수 있는지도 중요한데, 사업이나 프로그램활동에 참여한 다른 여러 집단의 협조가 잘 이루어질 때 가치 있는 일이 될 수 있다.

2) 보고

미국 질병관리본부에서는 평가보고서 작성은 청중을 위한 보고서로 작성하고 보고서를 읽을 대상자에 따라 다른 버전으로도 작성할 필요가 있으며 다음을 권고하고 있다.

- 간결하고 명확하게 작성할 것
- 이해관계자의 역할과 참여를 요약할 것
- 평가의 초점과 제한사항을 설명할 것
- 평가의 계획과 과정을 요약할 것
- 평가의 강점과 약점을 나열할 것
- 권고할 사항의 장점과 단점을 나열할 것

- 보고서가 정확하고 편견이 없다는 것을 입증할 것
- 기술적인 전문용어가 없도록 할 것
- 사례 제시, 그래픽, 삽화, 이야기 전개를 사용할 것
- 제한시간 내에 보고서를 작성하고 배포할 것
- 가능한 한 많은 이해관계자에게 보고서를 배포할 것

이를 통해 지역사회 주민을 위한 노력의 결실을 정확하게 전달하여 향후 보건프로그램의 확대가 이루어지고 국민건강의 긍정적 변화를 가능하게 하는 최종의 단계를 잘 마무리해야 할 것이다.

chapter 7

보건프로그램 개발 적용 사례

학습개요

본 장은 1부와 2부에서 이론적으로 습득한 프로그램의 기본 개념과 관련이론, 행위변화방법, 요구도 조사, 프로그램 기획 및 평가방법 등 보건프로그램 개발 및 평가의 이해를 돕기 위해 다양한 지역사회 현장에서 대상자의 건강증진을 위해 보건프로그램을 개발하여 적용한 사례를 제시하였다.

chapter 7

1절

절주교육 프로그램

학습목표

- 사례를 통해 보건프로그램 개발 및 평가과정을 이해할 수 있다.
- 사례를 통해 범이론 모형(Transtheoretical Model)을 적용하는 방법을 습득할 수 있다.

대학생 절주교육 프로그램(과음 없는 캠퍼스 만들기) 개발: Intervention Mapping과 Transtheoretical Model의 적용

다음의 사례는 대학가에서 음주로 인해 대학 및 지역사회에까지 좋지 않은 영향을 미치고 있어 이를 예방하기 위해 Intervention Mapping과 Transtheoretical Model을 적용하여 과음 없는 건전한 캠퍼스를 만들기 위해 과음에 따르는 문제분석, 요구도 조사에서 프로그램 평가방법까지 프로그램 개발단계에 맞춰 적용한 사례를 요약 · 정리한 내용이다.

1. 문제분석

1) 현황파악

① 과도한 음주는 각종 질병 발생의 위험요인일 뿐만 아니라, 교통사고, 신생아 결함 및 사망, 자연 유산, 정신장애, 성범죄 등과 높은 관련을 가지고 있다.

② 최근 대학생의 음주로 인한 폐해는 음주자에게 한정되는 것이 아니라 그 심각성이 더해지고 대학 전체 및 지역사회에까지 영향을 미치고 있다.

③ 우리나라 대학생 중 남학생은 81.4%, 여학생은 57.0%에서 폭음의 패턴을 보여 음주의 심각성을 보여준다.

2) 원인분석

① 대학생의 위험 음주행동의 원인은 과중한 입시준비와 스트레스로부터의 해방이나 일탈을 위해 또는 사회적인 모임을 즐기거나 모임을 만들기 위해 다양한 형태의 음주행동이 이루어지고 있다.

② 그 중 대표적인 것은 신입생 환영회나 M.T 등이며 본인이 원해서 마시는 경우도 있지만 선배의 강요에 의해 폭음을 경험하는 경우가 빈번하게 나타난다.

3) 기존 서비스 분석

① 국내 대학에서 이루어지고 있는 절주교육은 대부분 특강, 절주 캠페인 등으로 정보 전달이나 1회성 행사 형식으로 이루어지고 있다.

② 음주행태의 변화를 유도하기 위한 효과적이고 체계적인 절주교육이 학교 현장에서 이루어지지 않고 있다.

2. 대상자 및 요구도 조사

대학생들의 절주교육에 대한 요구도를 파악하기 위해 2006년 10~12월까지 수도권 지역에 위치하고 있는 6개 대학의 남녀 대학생 1,137명을 대상으로 음주에 대한 설문조사를 실시하였다.

미국 Rhode Island 대학 부설 암예방센터(Cancer Prevention Research Center)에서 제시한 설문도구를 번안, 수정하여 사용하였다.

- 절주실천 행동변화단계 및 행동변화단계에 영향을 미치는 요인: 변화과정, 의사결정균형, 자기효능감에 관련된 항목으로 구성
- 사회적 영향요인: 가족 및 친구의 음주 여부, 음주압력과 절주시도 경험으로 구성

3. 목적 및 목표설정

요구도 진단 결과를 바탕으로 개인적·환경적 결정요인별로 중단기목표인 절주교육 프로그램의 영향목표(impact objectives)와 학습목표(learning objectives)를 설정하였고 영향목표와 학습목표의 성취를 통해 장기적으로 달성하고자 하는 성과는 프로그램 목표(program objectives)로 설정하였다.

- **영향목표**: 교육을 통해 대학생의 음주관련 행동에 예상되는 변화로 절주 실천 및 타인의 절주지원, 음주압력에 대한 극복, 스트레스 관리의 실천으로 목표를 설정하였다.
- **프로그램 목표**: 음주관련 사고 및 건강문제 발생률의 감소, 음주빈도와 음주량의 감소, 음주운전 경험률과 차량 동승률의 감소 및 학생들의 스트레스 수준과 학업성취도 향상을 포함하여 목표를 설정하였다.

4. 프로그램 설계

1) 이론적 기틀

대학생 절주교육 프로그램을 바솔로뮤(Bartholomew, 2011) 등이 제시한 Intervention mapping의 단계에 따라 프로그램 개발과정을 본 연구에서 시행하였다. **표 7.1**은 Intervention mapping의 단계에 따라 평가체계와 평가내용을 제시한 것을 정

표 7.1 Intervention mapping의 단계에 따른 평가체계와 평가내용 예시(대학생 절주교육 프로그램)

평가	단계	내용
평가	1단계 요구사정	• 대학음주와 관련된 건강과 사회문제 인식 • 행위와 환경 결정요인 인식 • 교육요구 인식 • 프로그램 목표설정
	2단계 매트릭스	• 프로그램목표 • 행위목표 • 중요하고 변화하기 쉬운 결정요인 선택 • 학습목표
	3단계 이론방법과 전략	• 프로그램 아이디어 생성 • 이론방법 확인 • 프로그램 방법 선택 • 프로그램 개발 전략
	4단계 중재프로그램	• 프로그램 테마 범위, 순서 및 자료 목록 작성 • 가능한 프로그램 및 자료 검토 • 프로그램 내용 개발 • 교육자료 개발(CD-Rom, Workbook 등) • 자료 사전조사와 생산
	5단계 채택과 실행	• 잠재적인 사용자와 구현자 인식 • 채택 및 실행을 위한 성과 목표 • 채택 및 실행을 위한 특수 결정요인 • 방법과 전략 선택
	6단계 평가계획	• 프로그램 논리 모형 검토 • 효과와 과정 평가를 위한 평가질문 기술 • 지표 및 척도 개발
	실행	

출처: 김명 외(2011). 대학생 절주교육 프로그램(과음 없는 캠퍼스 만들기)개발-Intervention Mapping과 Transtheoretical Model의 적용'. 보건교육 · 건강증진학회 28(5), 145-160.

리한 내용이다.

2) 전략설정

본 연구에서는 절주를 위한 프로그램에 범이론 모형을 적용하였다. 범이론 모형에 근거하여 절주실천에 대한 준비도에 따라 대학생들의 절주실천 변화단계를 구분하였고, **표 7.2**는 각 단계에 맞는 맞춤형 방법과 전략을 개발한 예시이다.

- **계획전단계**: 계획전단계에는 인지적 변화과정을 경험할 수 있도록 기회를 제공하는 것이 필요하여 인식 제고, 자아재평가, 사회적 해방의 개념을 적용한 교육방법과 전략을 개발하였다.
- **계획단계와 준비단계**: 계획단계와 준비단계에 있는 학생들은 절주를 결심하고 절주실천을 촉구할 수 있도록 의사결정균형의 개념을 적용하여 음주의 단점에 대한 인식이 장점에 대한 인식보다 강하게 인식될 수 있도록 하였고, 절주실천에 구체적인 도움이 될 수 있도록 실용적인 지식(예, 절주의 의미)과 기술 습득을 강조하여 음주유혹에 대처하는 방법 등을 학습하도록 하였다.
- **절주 실천단계**: 절주실천을 시작한 단계에 있는 학생들에게는 음주행동 모니터링 기술, 과음 및 폭음 위험상황에 대한 대처기술, 스트레스 및 감정관리 기술, 강화기술 등 절주지속을 위한 기술훈련 중심 전략을 개발하였다.
- **절주 유지단계**: 절주 유지단계에 있는 학생들의 절주지속을 위해 타인의 역할모델로서 다른 학생의 절주를 지원할 수 있도록 하는 전략을 포함하였다.

3) 프로그램 설계

- 절주를 위해 범이론 모형에 근거하여 개발된 3단계 계획된 방법과 전략을 통합하여 프로그램을 구성하였다. 1단계 절주의 필요성 인식하기, 2단계 절주 준비하기, 3단계 절주 실천하기로 교육과정이 이루어졌다.
- **교육내용**: 대학생 음주사고 사례, 문제음주실태조사 결과 제시, 적절한 음주량 제시, 술거절 방법, 과음의 부정적 결과 등에서는 재미있는 동영상과 실제사례로 구성하였다.

표 7.2 Transtheoretical Model의 적용하여 각 단계별 맞춤형 방법과 전략을 개발한 예시(대학생 절주교육 프로그램)

단계	영향목표	방법	전략	프로그램 내용 관련성
계획전 단계	절주의도 증가시키기	• 인식 제고 • 자아 재평가 • 사회적 해방 • 모델링	• 알콜과 음주의 정보 제공 • 대학생중에 음주관련 문제의 새로운 논문과 통계자료 제공 • 의미 있는 다른 사람의 폭음 습관에 대한 잠재적 영향 이야기 제공 • 대학생활 동안 절주의 중요성에 대한 정보 • CASE를 통한 자신의 음주형태 사정 • 폭음의 부정적 결과를 보여주는 동료모델 제공	1 강의 절주의 중요성 인식하기
계획단계 & 준비단계	절주를 위해 결정하고 실천계획 세우기	• 자아 재평가 • 의사결정 균형 • 정보와 기술방법 • 자기효능감 • 자기해방 • 모델링	• 폭음하는 자신의 이미지 평가 • 폭음의 부정적 결과에 대한 정보 제공 • 절주의 유익성에 대한 정보 제공 • 음주에 대한 자신의 장단점 사정 • 위험상황을 예측하고 대처전략 준비 • 건강한 음주 습관과 절주의 개념에 대한 정보 제공 • 음주 행동 모니터링, 사회적 압박에 대한 저항, 유혹 극복, 스트레스 조절 등의 방법에 대한 기술 습득 • 절주 계약서 작성과 다른 사람에게 공표하기 • 절주 결정에 도움을 주는 모델 제공	2 강의 절주에 대한 준비
실천단계 & 유지단계	절주를 시작하고 유지하기	• 정보와 기술방법 • 역조건 형성 • 조력관계 • 강화관리 • 자극제어 • 자기효능감 • 재배치 • 모델링	• 음주일기쓰기 • 동료압력에 대항할 수 있는 기술습득 • 스트레스와 감정조절에 대한 기술습득 • 음주에 대한 강한 느낌을 받을 때 건강한 행동을 배울 것을 독려 • 친구들과 지지적 네트워크 형성 • 절주에 대한 노력의 대가 제공 • 폭주와 관련된 일반적인 사람과 장소 회피 • 절주를 위한 다른 사람의 노력 지지 • 재발은 궁극적으로 성공하기 위한 일시적 현상임을 지지 • 절주의 유지 강화를 위한 적절한 동료 모델 제공 • 역할 모델 되기	3 강의 절주의 시작과 유지

출처: 김명 외(2011). 대학생 절주교육 프로그램(과음 없는 캠퍼스 만들기)개발-Intervention Mapping과 Transtheoretical Model의 적용'. 보건교육 · 건강증진학회 28(5), 145–160.

5. 프로그램 실행 및 마케팅

효과가 있는 절주 프로그램을 개발하고 성공적인 프로그램의 채택(확산)을 위한 방안을 모색한 내용은 다음과 같다.

- Drink Smart 프로그램이 대학생들의 요구에 맞는지를 확인
- 대학 관계자들의 Drink Smart에 대한 긍정적인 인식 여부 확인
- 채택을 촉진시키는 구체적 전략: 정보 제공, 설득, 보상, 계약 등의 방법을 적용하여 마케팅, 학술대회에서의 과학적 연구논문 발표, 워크숍 개최, 뉴스레터 발생, 프로그램 확산 네트워크 형성 등 구체적인 전략을 설정하였음
- 교수와 강사를 대상으로 워크숍을 개최하고, 뉴스레터 발행을 통해 모범적 사례를 소개하며 필요한 기술적 · 사회적 정보를 제공하였음
- 프로그램 활용의 우수사례(교수, 강사 또는 대학)를 시상, 수행평가제를 도입

6. 프로그램 평가

1) 평가의 이론적 기틀

- 평가를 위해 프로그램 활동과 프로그램의 단기 · 중기 · 장기적 성과 간 원인-결과의 관련성을 로직 모형(Logic Model)으로 작성하였다.
- 프로그램의 평가계획을 RE-AIM의 틀을 기반으로 참여현황(reach), 효과성(efficacy/effectiveness), 채택현황(adoption), 수행과정(implementation), 유지(maintenance)의 영역으로 평가를 시행하였다.

2) 평가내용

프로그램의 평가계획에 따른 RE-AIM의 틀을 적용하여 참여현황 평가, 효과성 평가, 채택현황 평가, 수행과정 평가, 유지 평가의 평가방법으로 정리한 것은 **표 7.3**과 같다.

표 7.3 보건프로그램의 평가방법 및 내용 예시 (대학생 절주교육 프로그램)

평가방법	내용
참여현황 평가	• 절주교육을 받은 대학생의 비율이나 이들의 위험요인 관련 특성을 평가 • 대학별, 지역별 총 대학생 중 Smart Drink 교육프로그램에 참여한 학생의 수를 바탕으로 교육수혜자의 비율을 산출하여 평가 • 교육 참여자의 특성에 대하여 평가를 통해 교육을 받은 학생들이 전체 대학생들의 대표성을 평가
효과성 평가	• 영향평가: 프로그램의 즉각적인 관찰 가능한 효과를 측정하는 것[절주에 관한 인식, 지식, 태도, 기술의 변화(학습목표), 그리고 절주실천 및 절주실천을 지지하는 환경조성 여부(영향목표)를 측정] • 성과평가: 프로그램 목표의 달성 여부를 측정하는 것(학생의 건강상태 또는 학업성취도의 향상을 나타내는 음주관련 사고발생률, 음주관련 건강문제의 유병률, 숙취관련 증상과 징후 발생빈도, 학업성적 등의 변화를 측정)
채택현황 평가	절주교육 프로그램을 채택한 장(setting)의 비율을 평가–본 프로그램의 참여대학교의 수와 비율평가
수행과정 평가	교육프로그램이 계획한 대로 진행되었는지를 평가 • 개인차원에서는 교육을 받은 대학생들의 교육받은 지식 및 기술의 활용 정도를 평가 • 조직차원에서는 각 대학의 교육담당자들이 교육지침에 따라 교육을 진행하였는가를 평가
유지 평가	• 개인 차원에서는 대학생의 절주실천이 6개월 이상 장기적으로 유지되는가를 평가 • 조직의 차원에서는 대학생 절주교육이 정규화되고, 정착이 된 정도를 평가

출처: 김명 외(2011). 대학생 절주교육 프로그램(과음 없는 캠퍼스 만들기)개발–Intervention Mapping과 Transtheoretical Model의 적용'. 보건교육 · 건강증진학회 28(5), 145–160.

chapter 7

2절

금연프로그램

학습목표

- 공공보건의료기관에서 대상자의 건강증진을 위한 프로그램 개발과정을 이해할 수 있다.
- 공공보건의료기관에서 대상자의 건강증진을 위한 프로그램 평가방법을 이해할 수 있다.

금 대리는 금연 중(금연 quit, 업무 quick)

다음의 사례는 공공보건의료기관에서 지역사회 주민의 금연 실천을 확산시키기 위해 직장인 생활터를 중심으로 보건소 중심 사업, 사업장 중심활동 및 지역사회 연계를 통해 금연프로그램을 개발하여 운영한 사례이다.

1. 문제분석(사업추진배경)

사업지역인 D구의 흡연현황 및 인식에 대한 인식에 대한 내용은 다음과 같다.

- D구의 금연관련 건강지표 중 현재 흡연자의 금연시도율과 1개월 내 금연계획률은 전국 대비 각각 9.2%, 5.8% 낮다.
- 시 전체 공업지역 면적의 65%가 D구에 위치하고 있으며, 건강관리에 취약한 소규모 사업장 내 근로자의 건강관리 필요성이 대두된다.
- 사업장 중심의 지속가능한 맞춤형 건강증진사업 프로그램 개발이 필요하다.
- 사업장 스스로 흡연으로 인한 화재 및 건강손실을 예방 · 관리하는 주체적 역할에 대한 인식이 부재하다.
- 가족의 건강을 위한 가장들의 건강생활실천을 위해 직장인 생활터를 중심으로 체계적이고 통합적인 건강서비스 제공이 필요하다.

표 7.4는 D구인 사업지역의 흡연율을 사업지역이 속한 시와 전국의 흡연율을 비교하여 나타낸 것이다.

표 7.4 금연관련 건강지표 및 사업계획 배경 예시 [금 대리는 금연 중(금연 quit, 업무 quick)]

(단위: %, 표준화율)

구분	D구	D시	전국
현재흡연율	20.8	22.1	24.0
남성흡연율	40.3	41.0	45.3
현재 비흡연자의 직장내 간접흡연 노출률	19.1(조율)	–	–
현재 흡연자의 금연시도율	16.3	23.8	25.5
현재 흡연자의 1개월 내 금연계획률	2.0	7.5	7.8

출처: 2014년 지역사회건강조사(재인용).

2. 프로그램 내용 및 전략

1) 수행체계

D구에서는 '건강한 근로자 행복한 가족'이라는 비전을 이루기 위해 사업장 근로자의 흡연율 감소와 건강수준 향상을 목표로 한 프로그램 수행체계를 **그림 7.1**에 나타내었다.

2) 프로그램 목표 및 내용

본 프로그램의 목표 및 내용은 다음과 같다.

① 주요사업목표

금연관련 프로그램의 주요사업목표는 **표 7.5**와 같다.

② 내용

프로그램 추진내용은 **그림 7.2**와 같다.

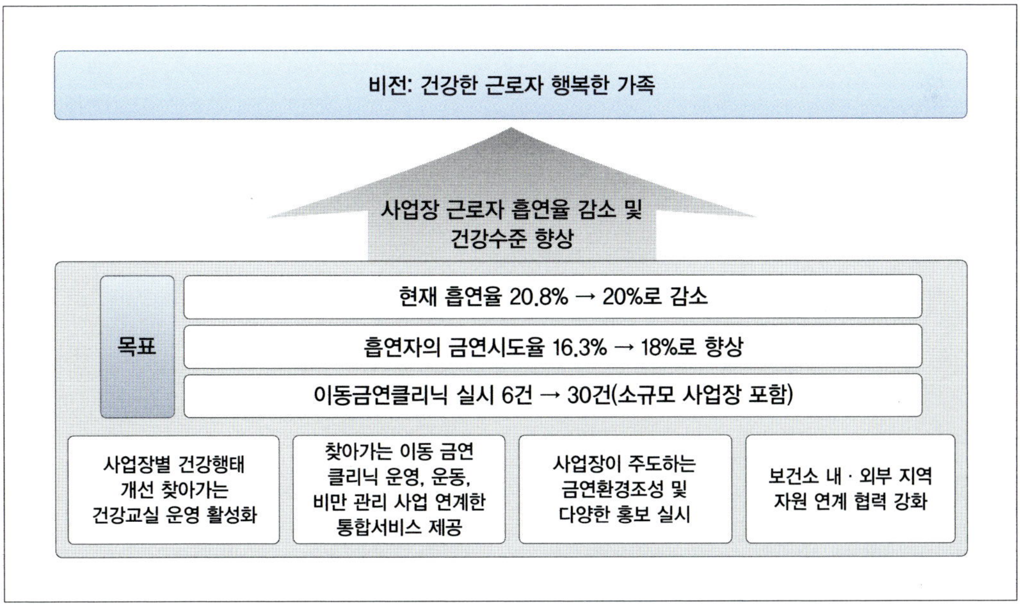

그림 7.1 금연프로그램 수행체계 예시[금 대리는 금연 중(금연 quit, 업무 quick)]

출처: 2015년 지역사회 통합건강증진사업 우수사례집(2016). 한국건강증진개발원.

표 7.5 금연관련 주요사업목표 예시 [금 대리는 금연 중(금연 quit, 업무 quick)]

구분	지표명	목표치	비고
결과 평가	현재 흡연율	20.8% → 20%로 감소	2014년 지역사회건강조사결과
과정 평가	흡연자의 금연시도율	16.3% → 18%로 향상	2014년 지역사회건강조사결과
	이동금연클리닉 실시건수	30건	
	6개월 금연성공률	62% 이상	보건소 금연정보 시스템
	참여자 만족도	95% 이상	자체 만족도 조사결과

출처: 2015년 지역사회 통합건강증진사업 우수사례집(2016). 한국건강증진개발원.

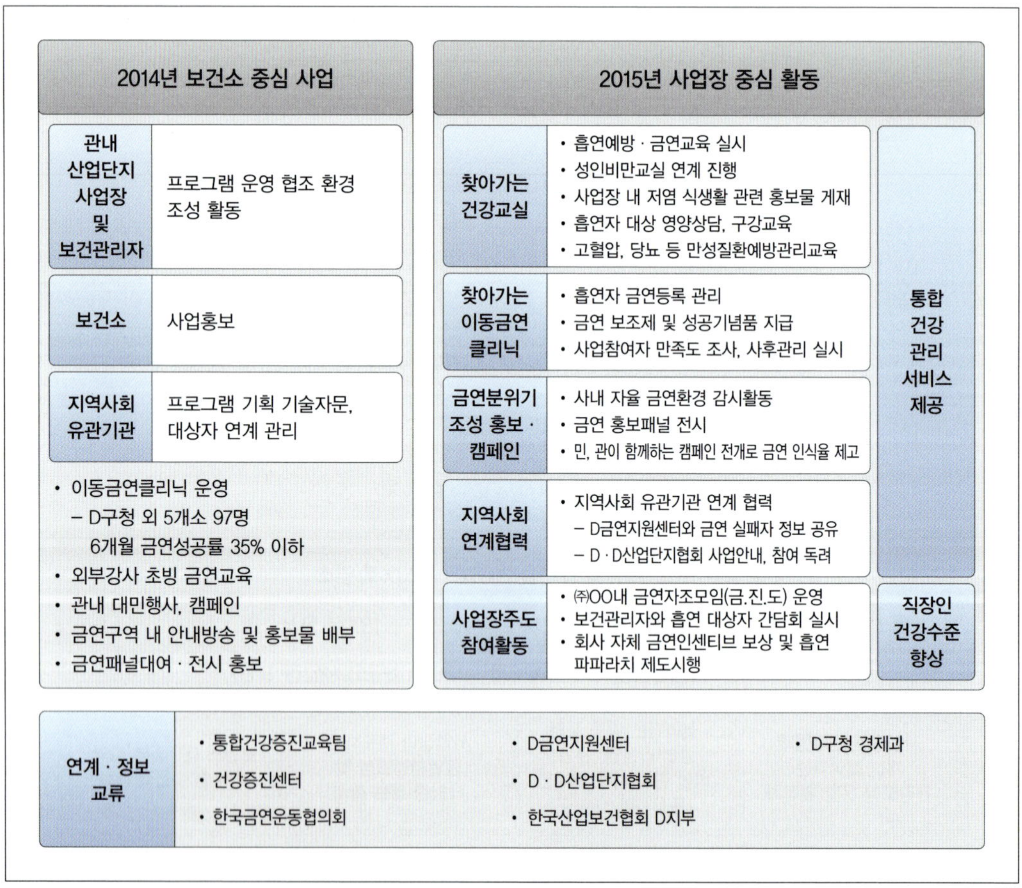

그림 7.2 프로그램 추진내용 예시[금 대리는 금연 중(금연 quit, 업무 quick)]

출처: 2015년 지역사회 통합건강증진사업 우수사례집(2016). 한국건강증진개발원.

3. 프로그램 대상자

관내 사업장 및 근로자를 프로그램의 대상자로 한다.

4. 프로그램 수행 평가

본 프로그램을 적용한 사업장별 흡연율 및 금연성공률을 비교한 것은 **그림 7.3**, **그림 7.4**와 같다.

사업장별 흡연율 및 금연성공률 비교

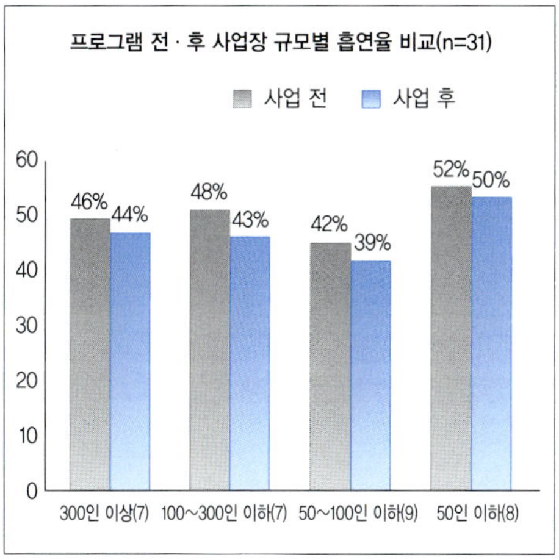

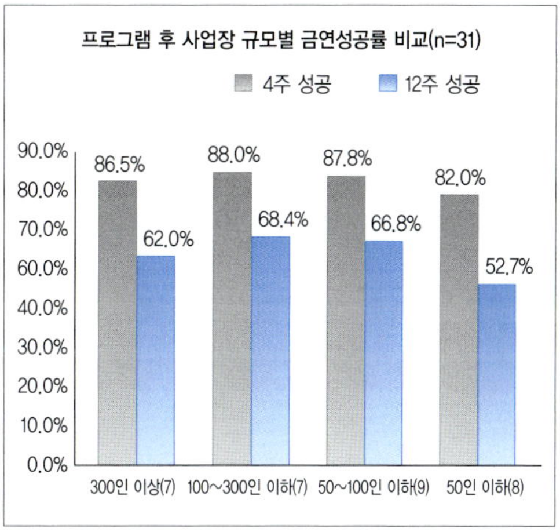

- 참여사업장의 평균 흡연율은 사업 전 47%였으며, 사업 후 44%로 흡연율이 평균 약 3% 감소하였으며, 규모별(4주, 12주) 금연성공률을 비교하면, 각각 평균 86%, 62.4%로 100~300인 이하 사업장의 성공률이 가장 높았으며, 50인 이하 사업장이 제일 낮게 나타났음
- 이유는 50인 이하 사업장에서는 열악한 근무환경에서 금연을 유지하기가 어렵고, 보건관리자의 부재로 체계적인 건강관리가 되지 않아 성공률이 떨어지는 것으로 분석됨. 따라서 보건관리자가 상주하지 않는 사업장은 공공보건에서 적극적인 관심을 가지고 지속적으로 보건서비스를 제공해야 할 대상임을 알 수 있음
- 300인 이상 사업장은 사업에 강제 참여하여 성공률이 다소 떨어지는 반면, 100~300인 이하 사업장은 사업주의 관심이 높고, 적극적인 인사담당자와 보건관리자의 주체적인 역할이 흡연율 감소와 금연성공률 향상에 큰 영향을 끼쳐 사업주의 인식과 보건관리자의 역할수행이 중요함을 알 수 있음

금연 대상자 영역별 비교(혈압)

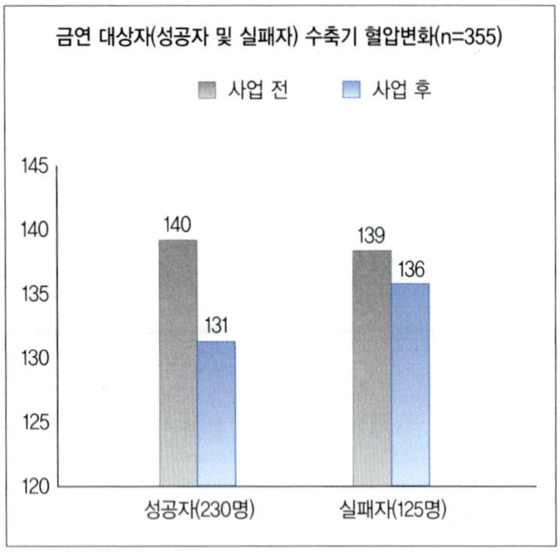

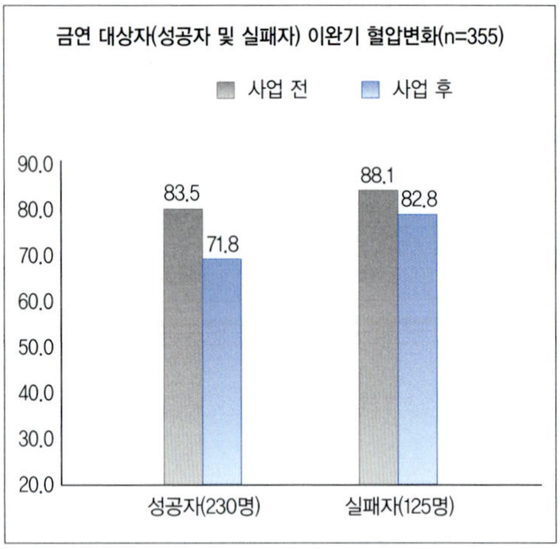

- 금연 성공자와 실패자의 혈압비교에서는 사업 후 평균 수축기 혈압이 131로 9mmHg의 감소를 보였으며, 실패자의 경우 136으로 3mmHg의 감소가 나타났음
- 또한 이완기 혈압도 성공자에게서 11.7mmHg 감소하고, 실패자는 5.3mmHg로 감소폭이 성공자가 더 큼을 알 수 있었음
- 이로써 금연을 시도하는 것이 하지 않는 것보다 혈압 감소에 도움이 되며, 금연사업과 함께 만성질환 관리를 위한 지속적인 프로그램을 병행한 결과 혈압이 감소하는 긍정적인 결과가 나타났음

그림 7.3 프로그램 수행결과 예시[금 대리는 금연 중(금연 quit, 업무 quick)]

출처: 2015년 지역사회 통합건강증진사업 우수사례집(2016). 한국건강증진개발원.

금연 대상자 영역별 비교(운동, 비만)

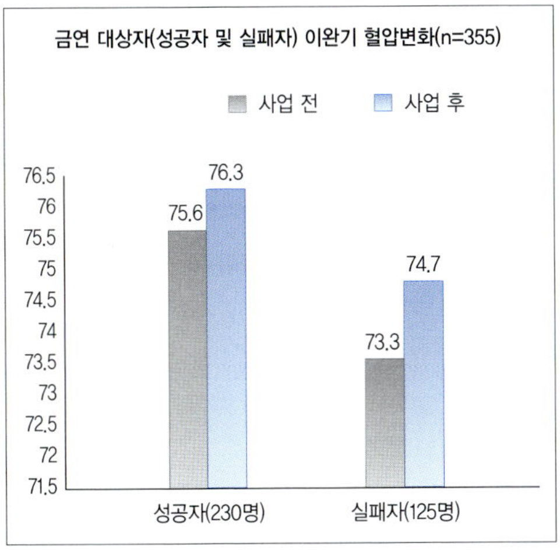

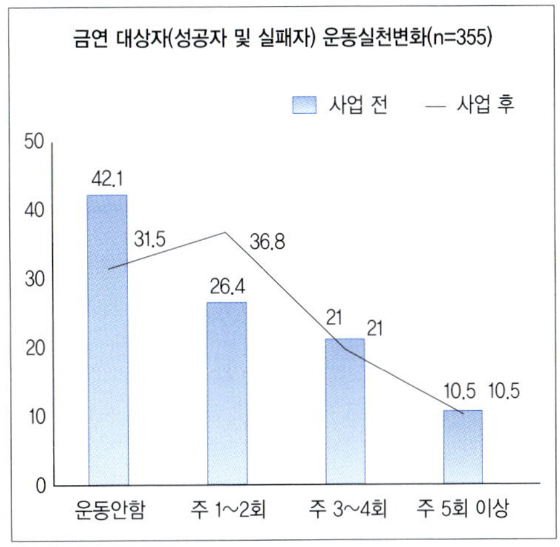

- 금연 후 체중이 증가하는 부작용을 관리하기 위해 운동, 비만 교육을 실시한 결과, 성공자의 경우 사업 전보다 평균 0.7kg 증가하고, 실패자의 경우 평균 1.4kg 증가하였으며, 운동실천양상은 운동을 안 하는 대상자가 사업 전과 비교했을 때 10.6% 감소하였으며, 주 1~2회 운동한다는 대상자는 사업 후 10.4% 증가하는 긍정적인 결과가 나타남
- 그러나 주 3~4회와 주 5회 이상 운동실천으로의 변화양상이 보이지 않고, 1회성의 교육만으로 체중증가를 관리하기 어려워, 차후 지식교육과 함께 체계적인 체중관리 프로그램과 영양상담을 병행하여 시너지효과를 낼 수 있는 체계적인 통합프로그램을 구축하여 지속관리할 예정임

금연사업 만족도 조사

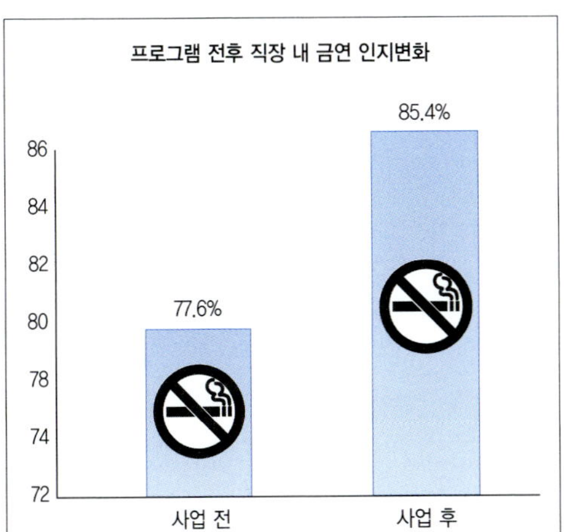

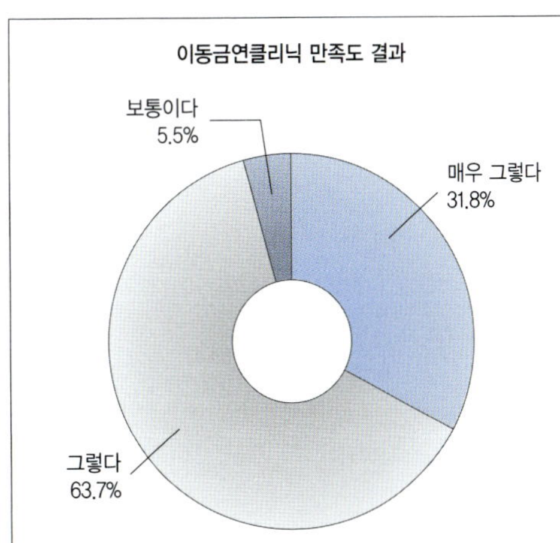

프로그램 후 직장 내 금연의 중요성과 금연문화에 대한 인지도가 85.4%로 향상되었으며, 이동금연클리닉에 대한 참여자 만족도는 95%가 만족한다고 답하였으나, 일부 불만족하다는 의견으로는 상담시간이 1~2시간으로 짧고, 집단상담의 불편함, 방문횟수(3회→5회) 증가 등으로 향후 사업운영에 반영하여 개선해야 할 부분임

그림 7.4 프로그램 수행결과 예시[금 대리는 금연 중(금연 quit, 업무 quick)]

출처: 2015년 지역사회 통합건강증진사업 우수사례집(2016). 한국건강증진개발원.

chapter 7

3절

학교 정신건강교육 프로그램

학습목표

- 사례를 통해 PRECEDE-PROCEED 모형의 단계를 확인할 수 있다.
- 사례를 바탕으로 PRECEDE-PROCEED 모형을 적용한 프로그램을 개발할 수 있다.

페루 도시빈곤지역 학교 정신건강교육 프로그램 효과 평가: 자살시도를 중심으로

다음의 사례는 우리나라 공적개발원조(ODA) 중점협력국 중 하나인 페루 도시빈곤지역 청소년의 정신건강증진을 위해 개발한 학교 정신건강교육 프로그램을 대상자에게 적용한 후 그 효과를 평가하기 위해 사회적 사정, 역학적 사정, 행위적 · 환경적 사정, 교육학적 · 생태학적 사정, 행정적 · 정책적 사정을 하고 대상자에게 학교 정신건강교육 프로그램을 적용한 후 그 효과를 검증하기 위해 PRECEDE-PROCEED(Predisposing, Reinforcing, Enabling, Causes in, Educational Diagnosis and Evaluation-Policy, Regulatory, Organizational Constructs in Educational and Environmental Development) 모형을 이용한 사례이다.

1. PRECEDE 단계 분석

이 연구의 PRECEDE 단계에서는 사회적, 역학적, 행위적 · 환경적, 교육학적 · 생태학적 사정으로 연구대상 청소년의 정신건강 관련 현황을 WHO의 글로벌 학교기반 학생 건강조사(Global School-based Student Health Survey, GSHS)의 결과와 비교하였다. 행정적 · 정책적 사정은 학교 개요 및 인력 구성, 프로그램 실시 장소, 프로그램 예산 분석을 통해 행정적 사정을 하였고, 페루의 학교보건 정책과 교육부 정규 교과목 조사를 통해 정책적 사정을 실시하였다.

- **1단계 사회적 사정:** 연구 대상 청소년들이 경험한 자살시도 현황을 파악
- **2단계 역학적 사정:** 청소년 정신건강상태를 파악하기 위해 자살 생각, 우울감 경험, 주관적 건강, 주관적 행복도 수준을 사정
- **3단계 행위적 · 환경적 사정:** 건강위해행위(흡연 경험, 음주 경험, 약물사용 경험, 성경험, 폭력사용 경험)와 환경요인(신체적 학대 경험, 모욕감 경험, 부모 간의 신체적 · 언어적 폭력목격 경험)을 사정
- **4단계 교육학적 · 생태학적 사정:** 소인요인으로 건강위해행위에 대한 행동변화의도 정도를 파악하고, 강화요인으로 친한 친구 수, 부모의 이해 정도, 부모와 함께 보내는 시간, 부모의 애정표현 정도, 촉진요인으로 건강위해행위에 대한 정보습득 여부에 대해 사정
- **5단계 행정적 · 정책적 사정:** 대상 학교의 개요 및 인력 구성, 학교 정신건강교육 프로그램 실시 장소, 프로그램 예산, 페루의 학교보건 정책과 교육부 정규 교과목 현황에 대해 사정

2. PROCEED 단계 분석

이 연구의 PROCEED 단계에서는 과정평가, 영향평가, 결과평가를 통해 학교 정신건강교육 프로그램의 효과를 평가하였다.

- **6단계 프로그램 수행:** KOICA의 학교정신건강교육 프로그램의 개입을 의미

- **7단계 과정평가:** 학교정신건강교육 프로그램의 건강지식에 대한 효과를 비교, 프로그램 만족 여부가 건강위해행위, 정신건강상태 및 자살시도에 미치는 영향을 분석
- **8단계 영향평가:** 학교정신건강교육 프로그램의 소인 · 촉진 · 강화요인, 건강위해행위, 환경요인, 정신건강상태에 대해 분석
- **9단계 결과평가:** 학교 정신건강교육 프로그램의 자살시도에 대한 효과를 분석

다음은 위의 단계에 따라 페루 도시빈곤지역 학교 정신건강교육 프로그램 효과에 대한 평가를 PRECEDE-PROCEED의 모형을 적용하여 프로그램을 개발하고 평가한 결과를 정리하였다.

PRECEDE-PROCEED의 모형은 총 9단계에서 2005년에 8단계로 수정되었으며, 예시는 9단계를 적용한 사례이다.

3. PRECEDE 분석 결과

PRECEDE 단계에 따른 내용은 다음과 같다.

1) 사회적 사정

페루 리마 및 까야오 지역 청소년의 12개월 동안 자살시도 경험과 2회 이상 반복된 자살시도 경험을 조사하여 페루 전체를 대상으로 조사한 WHO의 자료와 비교하였다. 자살경험을 조사한 결과 자살시도 경험은 15.8%, 2회 이상 반복된 자살시도 경험은 6.3%이었고, WHO 조사결과 자살시도 경험은 17.4%, 반복된 자살시도 경험은 5.9%로, 사업지역이 2회 이상 반복된 자살시도 경험이 더 높게 나타났다.

2) 역학적 사정

페루 리마 및 까야오 지역 청소년을 대상으로 자살생각 경험, 주관적 건강상태, 주관적 행복도, 우울감 경험에 대한 사전조사 결과, 최근 12개월 동안 자살생각 경험이 25.7%로 WHO 조사결과인 20.5%보다 높게 나타났다.

페루 청소년의 주관적 건강상태는 '보통' 71.5%, '건강함' 26.7% 순으로 나타났

고, 주관적 행복도는 '행복함' 66.7%, '보통' 24.0% 순으로 나타났다. 또한 최근 12개월 동안 우울감 경험이 있는 청소년은 58.3%로 나타났다.

3) 행위적 · 환경적 사정

① 행위적 사정

페루청소년을 대상으로 행위적 사정에서 평생 흡연 경험, 현재 흡연 여부, 평생 음주 경험, 현재 음주 여부, 마약 경험, 성 경험, 폭력 빈도를 조사한 결과는 다음과 같다.

- 평생 흡연 경험은 29.8%, 현재 흡연자는 7.4%, 평생 음주 경험은 47.4%, 현재 음주자는 25.7%로 4개의 항목은 WHO 조사결과보다 낮게 나타났음
- 마약 경험은 11.5%로 나타나 WHO 조사결과인 5.5%보다 높게 나타남
- 성 경험은 21.0%로 WHO 조사결과인 19.7%보다 높게 나타났음
- 최근 12개월 동안의 폭력 빈도는 4회 이상이 8.6%, 1~3회가 26.3%로 나타났음

② 환경적 사정

페루청소년을 대상으로 환경적 사정에서 최근 12개월 동안 신체적 학대 경험, 모욕감 경험, 부모 간 신체적 · 언어적 폭력 목격 경험의 빈도를 조사한 결과는 다음과 같다.

- 신체적 학대를 당한 경험은 28.4%로 WHO 조사결과보다 낮게 나타났음
- 1~2회 모욕을 당한 경험은 31.5%로 WHO 조사결과보다 낮게 나타났음
- 부모 간 신체적 · 언어적 폭력 목격 경험에 대한 조사 결과, 아버지가 어머니에게 신체적 폭력을 가한 경우가 17.8%, 어머니가 아버지에게 신체적 폭력을 가한 경우가 10.0%, 아버지가 어머니에게 언어적 폭력을 가한 경우가 17.8%, 어머니가 아버지에게 언어적 폭력을 가한 경우가 12.1%로 나타났음

4) 교육학적 · 생태학적 사정

① 소인요인

흡연, 음주, 마약, 피임 경험에 대한 행동변화단계를 조사하였다.

- 흡연 경험이 있는 229명 중 금연을 위한 행동변화 단계로 실행단계 42.8%, 준비단계 27.1%, 자각단계 17.5%, 자각이전단계 12.7%로 나타났음

- 음주 경험이 있는 364명 중 금주를 위한 행동변화단계로 실행단계 41.5%, 준비단계 14.6%, 자각단계 15.7%, 자각이전단계 28.3%로 나타났음
- 마약 경험이 있는 88명의 마약 중단에 대한 행동변화단계로 실행단계 50.0%, 준비단계 30.7%, 자각단계 4.5%, 자각이전단계 14.8%로 나타났음
- 성관계 경험이 있는 161명 중 피임에 대한 행동변화단계로 실행단계 49.7%, 준비단계 3.7%, 자각단계 31.7%, 자각이전단계 14.9%로 나타났음

② 강화요인

친한 친구 수, 최근 한 달간 부모가 고민에 대해 이해해주는 정도, 부모와 함께 보내는 시간 정도, 부모의 애정표현 정도에 대해 조사하였다.

- 친한 친구 수가 4명 이상으로 답한 학생이 71.1%로 가장 많았음
- 최근 30일 동안 부모가 고민에 대해 이해해주는 정도는 '거의 없음/전혀 없음'이 42.7%로 가장 높았고 WHO 조사 자료에서 '거의 없음/전혀 없음'은 40.8%로 나타났음
- 부모와 함께 보내는 시간 정도와 부모의 애정표현 정도는 '항상/대부분'이 50.8%, 59.0%로 가장 높았음

③ 촉진요인

흡연, 음주, 마약, 성관계에 대한 정보습득 경험을 조사한 결과 정보습득 경험이 없는 학생이 있는 학생에 비해 많았다.

5) 행정적 · 정책적 사정

① 행정적 사정

- 학교 및 인력구성: 페루 리마 북부(Laura Rodrigues Dulanto 및 Santa Luzmila II 보건소 관할)지역 및 까야오(Bellavista 및 Pachacutec 보건소 관할)지역 소재의 4개의 국 · 공립 중 · 고등학교 중 1개는 여학교, 나머지는 남녀공학으로 이루어져 있다. 총 학생수는 2,144명이고 학교선생님은 학생 16.4명당 1인으로 구성되어 있다.
- 장소: 학교 기반의 정신건강교육 프로그램 운영시 각 학교 내 교실 및 강당을 주로 활용한다.

- 예산: 2015년도 학교 건강증진 프로그램으로만 할당된 예산은 총 52,231,681원(KOICA ODA 사업)이다.

② **정책적 사정**

- 페루 학교보건 정책: 페루 정부에서 학교 건강증진을 위해 학교건강관리 가이드라인 및 관련법을 제정하여 운영하고 있음
- 교육부정규 교과목: 페루 교육부에서 발간한 '학교 교육 발전을 위한 표준 및 지침'에 '보건' 과목은 포함되어 있지 않다. 학급별 보건교육(학교정신건강교육 프로그램)은 사전에 학교장 및 교사와 일정을 협의한 후, 담임교사 재량활동 시간을 이용하여 운영한다.

4. PROCEED 분석 결과

PRECEDE 단계에 따른 내용은 다음과 같다.

1) 과정평가

① **건강지식**

교육 후 실험군의 영역별 건강지식 변화를 비교하기 위해 건강지식평가영역(구성: 정신건강교육이 10개, 흡연 · 음주 · 마약예방교육 2개, 성교육 3개, 총 15개 주제)을 조사한 결과 건강지식평가영역 모두에서 건강지식 평균점수가 유의하게 향상되었다.

② **프로그램 만족도**

- 정신건강교육, 흡연 · 음주 · 마약 예방교육, 성교육을 받은 실험군을 대상으로 각 교육프로그램에 대해 전반적으로 느낀 학습만족도를 매우 불만족(0)에서 매우 만족(5)까지 측정한 프로그램 영역별 만족도 평가 결과는 흡연 · 음주 · 마약 예방교육, 성교육, 정신건강교육 순으로 나타났다.
- 프로그램 만족 여부가 건강위해행위, 정신건강상태 및 자살시도에 미치는 영향을 분석한 결과 프로그램 만족 여부에 따라 청소년의 폭력사용 경험, 주관적 행복도, 자살시도 경험에 유의한 영향을 미쳤고 만족하지 않을수록 폭력사

용 경험이 있고, 주관적 행복도가 낮고, 자살시도 경험이 있었다.

2) 영향평가

① 소인요인

정신건강교육 프로그램 참여 여부에 따른 소인요인 특성을 비교한 결과 흡연, 음주, 피임에 대한 행동변화단계에서 행동을 실천하는 실행단계가 유의하게 높아지고 인식하지 못한 자각이전단계가 유의하게 낮아졌다.

② 강화요인

정신건강교육 프로그램 참여 여부에 따른 강화요인 특성을 비교한 결과 친한 친구 수, 부모의 이해 정도, 부모의 애정표현 정도가 실험군에서 유의하게 높았다.

③ 촉진요인

정신건강교육 프로그램 참여 여부에 따른 촉진요인 특성을 비교한 결과 흡연, 음주, 마약, 성관계에 대한 정보습득 경험이 실험군에서 유의하게 높았다.

④ 건강위해행위

정신건강교육 프로그램 참여 여부에 따른 건강위해행위 특성을 비교한 결과 흡연 경험, 현재 흡연 여부, 마약 경험, 성경험이 실험군에서 유의하게 낮았다.

⑤ 환경요인

건강증진교육 프로그램 참여 여부에 따른 환경 요인 특성을 비교한 결과 모욕당한 경험이 실험군에서 유의하게 낮았다.

⑥ 정신건강상태

정신건강교육 프로그램 참여 여부에 따른 정신건강상태 특성을 비교한 결과 우울감, 주관적 건강상태, 주관적 행복도가 실험군에서 유의하게 낮았다.

3) 결과평가

정신건강교육 프로그램 참여 여부에 따른 자살시도 여부와 자살위험집단 특성을 비교한 결과 자살시도와 자살위험집단 비율이 실험군에서 낮았다.

참고문헌

가천대학교, 한국건강증진재단(2008). 고혈압, 당뇨병 환자를 대상으로 한 의원 기반 만성질환등록관리사업의 효과평가. 보건복지부.

공은숙 외(2010). 보건교육학. 훈민사.

곽숙영, 오인환 역(2011). 지속가능한 의료시스템을 찾아서-OECD의 보건의료시스템; 효율성과 정책세팅. OECD/Korea Policy Centre.

김금순, 안정원, 김진아, 김희정(2014). 혼합설계방법을 사용한 한국 거주 외국인의 의료서비스 이용만족도 비교연구, J Korean Acad Nurs. 44(1) 86-96.

김명 외(2011). 대학생 절주교육 프로그램(과음 없는 캠퍼스 만들기)개발-Intervention Mapping과 Transtheoretical Model의 적용'. 보건교육 · 건강증진학회.

김문실 외(2011). 알기 쉬운 간호연구방법론. 정담미디어.

김순옥(2011). 범이론 모형을 적용한 고혈압 환자 약물 순응 중재 프로그램 개발 및 적용효과. 이화여자대학교 대학원 간호학과 박사학위논문.

김신복(2000). 발전기획론. 박영사.

김이순, 권영채, 김봉임, 김은하 외(2015). 보건프로그램 개발 및 평가. 정담미디어.

김하윤(2016). 페루 도시빈곤지역 학교 정신건강교육 프로그램 효과 평가: 자살시도를 중심으로. 연세대학교 대학원 보건행정학과. 박사학위논문.

김혜숙, 신경림 역(1999). 간호교육과정 구축. 현문사.

김화중, 김영임(2000). 지역사회 간호학, 한국방송통신대학교 출판부.

남철현, 박용억, 최연희, 손병국(2010). 보건프로그램 개발 및 평가. 계축문화사.

박노예(2003). 보건교육. 수문사.

박동준 역(1997). 전략경영실천원리. 소프트전략경영연구원.

박문경(2011). 낙상위험요인에 대한 타이치 운동 효과의 메타분석. 충남대학교 대학원 박사학위논문.

박연옥(2011). OECD 보건정책연구, 보건의료의 가치증진 질 측정. OECD/Korea Policy Center. 건강보험심사평가원.

박영임, 유재순, 김인자, 이인숙(2006). 건강증진과 건강교육. 수문사.

박인혜 외(2011). 보건교육. 정문각

배상수(2012). 제2판 보건사업기획. 계축문화사.

배상수(2015). 보건사업기획 제3판. 계축문화사.

보건복지부 & 한국건강증진개발원(2017). 지역사회 통합건강증진사업 안내. pp. 36

보건복지부(2014). Health 2020 Plan. 보건복지부.

보건복지부/질병관리본부(2004). 순환기질환 등 주요만성질환 국가중점관리를 위한 중장기 전략목표 수립 및 사업체계 개발(Development of Strategy and Action Plans for Major Chronic Dieases Prevention and Control).

보건복지부/질병관리본부(2004). 효과적인 건강증진정책 수립을 위한 보건지표 생산 및 조사통계체계 개발에 관한 연구(A Study of Health Inde and Development of Health Statistics System).

보건복지부/질병관리본부(2005). 지역단위 건강조사 생산체계 개발(Development of Regional Health Survey System).

성동구 보건소(2011). 제5기 지역보건의료계획.

성동구 보건소(2014). 제6기 지역보건의료계획서.

소애영, 유호신, 박정모, 김은주 외(2020). 지역사회간호학 I 수문사

신경림 역(1995). 질적간호연구방법, 이화여자대학교 출판부.

안옥희 외(2009). 보건교육학. 메디컬코리아.

안옥희 외(2010). 보건프로그램 개발 및 평가. 메디컬코리아.

안옥희, 정운숙, 최희정, 최혜정 외(2010), 보건프로그램 개발 및 평가. 메디컬 코리아.

양경희 외(2012). 학교보건. 현문사.

양순옥, 양숙자, 김정선, 함옥경 외(2011). 보건교육사를 위한 필수 수험서. 현문사.

오복창(2002). 청소년의 금연행위변화단계별 관련요인. 서울대학교 대학원 석사학위 논문.

우원미(1994). 중년남성의 건강증진 생활양식에 영향을 미치는 결정요인에 관한 연구. 이화여자대학교 대학원 건강교육과 석사학위논문.

원주시 보건소. 연세대학교 원주의과대학(2019). 2018 강원도 원주시 지역사회 건강통계

유광수, 공은숙, 김현리, 오미성 외(2014). 보건프로그램 개발 및 평가. 정담미디어.

유승흠(1995). 보건기획과 관리. 수문사.

유태균, 유혜라(2009). 건강행동과 건강교육. 군자출판사.

유호신, 소애영, 박정모, 김은주 외(2017), 지역사회간호학. 수문사.

윤순녕 외(2014). 보건프로그램 개발 및 평가. 수문사.

윤순녕, 고영, 김숙영, 김순례 외(2014). 보건프로그램 개발 및 평가 제2판. 수문사.

이갑순(1998). 개정판 건강교육. 현문사.

이연경 외(2009). 대국민 저염화사업 성과평가를 위한 지표 개발. 보건복지부.

이은옥, 임난명, 박현야, 이인숙 외(2009). 간호연구와 통계분석, 수문사.

이인숙, 최경원, 전경숙, 장숙랑, 진영란, 이효영, 고영, 현혜순, 이지우(2014). 보건프로그램의 기획과 평가, 수정판, 현문사.

이장우(1997). 경영학원론. 법문사.

이주열(2015). 제3판 보건프로그램 개발 및 평가. 계축문화사.

임재란(2008). 신혼부부 건강관리 프로그램 비용편익분석. 충남대학교 대학원 박사학위논문.

전국대학보건관리학 교육협의회(2013). 보건교육사를 위한 보건프로그램 개발 및 평가. 한미의학.

장성옥, 박창승, 민인선(2000). 중년흡연남성의 금연 변화단계에 따른 의사결정균형에 대한 연구. 기본간호학회지. 7(2):164-176.

전라남도(광주)(2000). 21세기 전남문화사업육성을 위한 남도음식문화의 상품화계획.

조유향 외(2014). 지역사회간호학 총론/분야별(7판). 현문사.

지역보건연구회 역(2001). 건강증진 이론과 실제. 계축문화사.

차규정(2014). 비만 관리 프로그램이 여고생의 체중, 체질량지수 및 생리지표에 미치는 효과. 대한간호학회지

최신융(2001). 행정기획론. 박영사.

최정실, 박미정(2013). 골다공증 노인여성의 지속적인 운동이행 의도에 영향을 미치는 요인. 한국노년학, 33(4), 821-834.

한국건강증진개발원(2016). 2015년 지역사회 통합건강증진사업 우수사례집.

한미의학(2013). 보건교육사를 위한 보건프로그램 개발 및 평가. 한미의학.

홍영상(1998). 중년여성의 건강추구행위 모형구축. 중앙대학교 대학원 박사 학위논문.

홍천군 보건소(2019). 제7기 지역보건의료계획서.

황보선 외(1994). 보건교육의 이론과 실제. 수문사.

황은희, 정여숙(2008). 운동 자기효능감과 운동유익성 및 장애성이 노인대상자의 운동수행에 미치는 효과. 대한간호학회지, 38(3), 428-436.

간호학대사전(1996). http://terms.naver.com/entry.nhn

국민건강증진법(2016). 법제처.

국민건강증진법 시행규칙(2017). 법제처.

국민건강증진법 시행령(2016). 법제처.

금연길라잡이(2010). http://nosmokeguide.or.kr

마케팅전략수립과정: 마케팅조사/3c분석/swot분석/stp분석/4p전략마케팅믹스.

빈폴: 마케팅전략-3C, SWOT, STP, 4P Mix분석

휴넷 MBA Online 전략경영(v.4.0)-SWOT 및 3C 분석. MBA.

Bradshaw, J.(1972). The concept of social need. *New Society, 30*(3), 640–643.

Effect of an Obesity Management Program on Body Weight, Body Mass Index and Physiological Index of High School Girl Students, Journal of Korean Academy of Nursing, 34(7), pp.1362-1371

EuroQol group. EuroQol(1990). a new facility for the measurement of health-related quality of life. The EuroQol Group. *Health Policy 16*(3):1999–2008.

Frances A. Maurer & Claudia M. Smith(2005). *Community Public Health Nursing Practice*, 3rd. 382–389. ELSEVIER SAUNDERS.

Glanz, K., Rimer, B., Viswansath, K. (2008). *Health Behavior and Health Education*. Jossey-Bass.

Green L.W. & Kreuter M.W. (1991). *Health Promotion Planning–An Educational and Environmental approach*. Mayfield Publishing Company.

Joohee Chang, Ronald L. Jacobs(2012). *Determinants and Outcomes of Employee Participation in a Strategic Community of Practice: A Mixed-Method Approach, HUMAN RESOURCE DEVELOPMENT QUARTERLY*, vol. 23, no. 3, Fall 2012 DOI: 10.1002/hrdq.21141

Kasl.S.V.& Cobb.S. (1966). Health behavior, illness behavior, and sick role behavior. *Archives of Environmental Health.12*, 246–266.

Kim HR. (2009). *Implication of health behaviors in socioeconomic health inequalities and policy directions*. Health-welfare Policy Forum. 37–47.

Korea Institute for Health and Social Affairs(2006). *Determinants of Health in Korea*, Seoul. 1–298.

Lusk, S. L., Ronis, D. L., & Hogan, M. M. (1997). Test of the health promotion model as a causal model of construction workers' use of hearing protection. *Res in Nurs & Health, 20*, 183–194.

M.B. Dignan & P.A. Carr(1992) *Program planning for health education and promotion*, 2nd ed. LWW

McKenzie, J. F.(2008). *Planning, Implementing and Evaluating Health Promotion Program*, 5ed. Washington: Addison-Wesley.

Miller, W. R., & Rollnick, S. (2002). *Motivational interviewing: preparing people for change*. New York: The Guilford Press.

Monitoring the building blocks of health systems: a handbook of indicators and their measurement strategies.

Nutt, P. C.(1984). *Planning Methods for Health and Related Organizations*, New York: Wiley.

Pickett, G., & Hanlon, J.(1990). *Public health administration and practice*(9th ed). St. Louis, MO: Time Mirror. Mosby.

Pender, N, J, (1982). *Health promotion in nursing practice*, Norwalk, Conn: Appleton & Lange.

Pender, N, J., & Pender, A, R. (1987). *Health promotion in nursing practice*. 2nd Edition, Appleton & Lange.

Pender, N. (1996). *Health Promotion in Nursing Practice*(3rd. ed.). Appletton & Lange. Timmereck, T. C.(2002). Planning, Program Development and Evaluation, Massachusetts, 2ed. Jones and Bartlett Publishers.

Prochaska J.O., DiClemente C.C .(1983). Stages and process of self-change in smoking: Towards an integrative model of change. *J Consult Clin Psychol. 51*:390−395.

Schroeder S.A. (2007). *We can do better-improving the health of the american people*. N Eng Med. 1221−1228.

Stretcher PZ, Brackbill R.M., Health G.W. (1995). The epidemiology of walking for exercise: implications for promoting activity among sedentary groups. *Am J Public Health. 85*(5):706−710.

Szende A and Williams A (Eds)(2004). *Measuring Self-Reported Population Healt: An International Perspective based on EQ−5D*.

W.K. Kellogg Foundation(2004). *Logic Model Development Guide*.

Weitzel M.H. (1989). A testofthe health promotion model with blue collar workers. *Nurs.Res. 38*(2):99−104.

참고 웹 사이트

- 국가통계포털(KOSIS): https://kosis.kr/search/search.do

  https://khealth.or.kr/hpl/hplIdx/detailView.do?menuId=MENU00834&menuNm=typeCodeList
- 국민건강증진종합계획: https://www.healthcapusa.com/blog/root-cause-analysis/
- https://www.qimacros.com/lean-six-sigma-blog/covid-19-root-cause-analysis-and-countermeasures/
- https://likesocialwelfare.tistory.com/92
- http://charmvitpartners.com

INDEX

찾아보기

I

L

M

N

O

P

Q

R

S